肝病中医诊疗规律研究

焦宏官　丁　然　吕冰清　主编

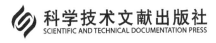
科学技术文献出版社
SCIENTIFIC AND TECHNICAL DOCUMENTATION PRESS

·北京·

图书在版编目（CIP）数据

肝病中医诊疗规律研究 / 焦宏官，丁然，吕冰清主编. —北京：科学技术文献出版社，2022.7

ISBN 978-7-5189-8871-6

Ⅰ.①肝…　Ⅱ.①焦…　②丁…　③吕…　Ⅲ.①肝病（中医）—中医治疗法　Ⅳ.① R256.4

中国版本图书馆 CIP 数据核字（2021）第 273950 号

肝病中医诊疗规律研究

策划编辑：薛士滨　　责任编辑：郭　蓉　　责任校对：张吲哚　　责任出版：张志平

出　版　者	科学技术文献出版社
地　　　址	北京市复兴路15号　　邮编 100038
编　务　部	（010）58882938，58882087（传真）
发　行　部	（010）58882868，58882870（传真）
邮　购　部	（010）58882873
官 方 网 址	www.stdp.com.cn
发　行　者	科学技术文献出版社发行　全国各地新华书店经销
印　刷　者	北京虎彩文化传播有限公司
版　　　次	2022 年 7 月第 1 版　2022 年 7 月第 1 次印刷
开　　　本	710×1000　1/16
字　　　数	300千
印　　　张	16
书　　　号	ISBN 978-7-5189-8871-6
定　　　价	58.00元

编 委 会

前　言

　　中医肝系疾病包括胁痛、黄疸、积聚、鼓胀、眩晕、头痛、中风、颤证、肝著等。本书在上篇部分对以上各类肝系疾病的概念、源流、病因病机、诊断依据、常见临床类型、诊治方法及相关名家医案进行了介绍；中篇阐述了肝病常见证型的证治规律；下篇总结了临床常见疾病病毒性肝炎的中医诊疗规律。

　　本书对常见肝系疾病及其常见证型的中医诊疗规律进行探讨，尤其对常见疾病病毒性肝炎中医诊疗规律进行全面论述。本书还结合中医名家的诊疗经验，在理论和临床方面都具有很好的参考意义，内容极具有临床实用性。

　　本书的出版得到贵州中医药大学博士启动基金项目"基于现代文献的重型肝炎证素分布特点及常见证候与症状对应关系的探讨"的大力支持，在此一并致谢。

　　由于时间和水平有限，本书难免存在不足之处，恳请广大读者批评指正，提出宝贵意见，以便再版时进一步提高完善。

焦宏官

目　录

上篇　肝系病证各论

中篇 肝病证治规律

上篇

肝系病证各论

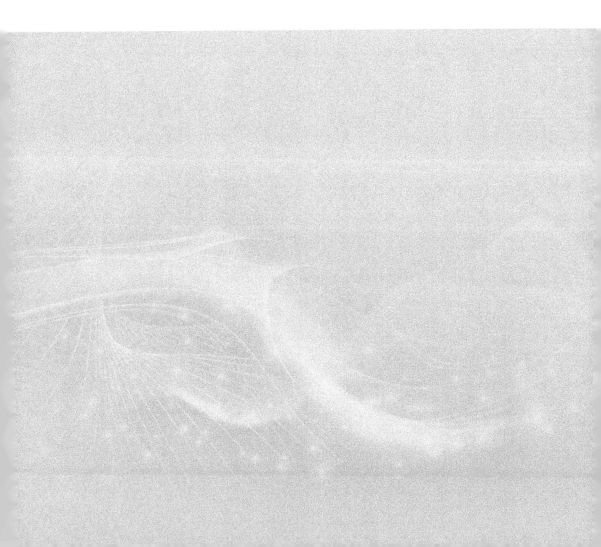

第一章 胁 痛

一、概念

胁痛是以胁肋部疼痛为主要表现的一种肝胆病证。胁，指侧胸部，为腋以下至第 12 肋骨部位的统称。其常因气滞、血瘀、湿热及肝之阴阳不调导致的肝络不畅、气血失养而成。

二、源流

胁痛，早在《黄帝内经》（简称《内经》）中多次出现了"胁痛""胁下痛""胸胁痛""心胁痛"等相近的称谓。如《素问·缪刺论》云："邪客于足少阳之络，令人胁痛不得息。"《素问·热论》曰："三日少阳受之，少阳主胆，其脉循胁络于耳，故胸胁痛而耳聋。"汉唐医家沿用了《内经》的术语，如张仲景《伤寒论》中称其为"胁痛""胁下痛""胁下及心"；《金匮要略》中称其为"胁下偏痛"；西晋皇甫谧《针灸甲乙经》"胸胁满痛"节中，首次将胁痛症状列为专论；东晋葛洪《肘后备急方》设"腰胁痛"专节；隋代巢元方《诸病源候论》"腰背病"一节中有"胁痛候"，"心腹痛病"一节中有"胸胁痛候"；唐代孙思邈《备急千金要方》《千金翼方》中称其为"胁痛""胸胁痛""胁满痛"等，而无胁痛病证专论；《外台秘要》中"胸胁痛""胁肋痛"仿《诸病源候论》，将胁痛症状列为专论。《诸病源候论》把胁痛归于身体前后不同部位的病证，显然只是将其作为症状。自朱丹溪的《丹溪心法》后，关于"胁痛"病证的论述产生了重大变化，"胁痛"才作为病证名称被广泛使用。

《内经》认为凡是疼痛，主要病因是"寒气"："经脉流行不止，环周不休，寒气入经而稽迟，泣而不行，客于脉外则血少，客于脉中则气不通，故卒然而痛。"对于胁痛，《内经》同样认为寒邪是其主要病因："寒气客于厥阴之脉，厥阴之脉者，络阴器系于肝，寒气客于脉中，则血泣脉急，故胁肋与少腹相引痛矣。"寒邪引起厥阴之脉血气不通畅是胁痛的病机。此外，《素问·玉机真脏论》认为风寒侵犯人体失治可导致肝痹，主要表现为胁痛、呕吐；《素问·热论》认为伤寒三日传至少阳也会出现胁痛；《灵枢·胀论》认为肝胀、胆胀均可以导致胁痛，而胀病的形成也与寒邪有关："厥气在下，营卫留止，寒气逆上，真邪相攻，两气相搏，乃合为胀也。"

虽然《内经》还谈论到由热引起的胁痛，《素问·刺热论》谓："肝热病者，小便先黄……胁满痛。"但"今夫热病者，皆伤寒之类也……人之伤于寒也，则为病热"，可知其病因仍是寒邪，热只是外在的表现。张仲景对于发热并作胁痛也做了论述，并明确提出病因为寒："胁下偏痛，发热，其脉紧弦，此寒也，以温药下之，宜大黄附子汤。"尤在泾注云："胁下偏痛而脉紧弦，阴寒成聚，偏着一处，虽有发热，亦是阳气被郁所致。"此对发热的病机做了较好的解释。

其后，历代医家对胁痛病因的认识在《内经》的基础上逐步有了发展。仲景除明确了阳虚是胁痛病因外，还将痰饮作为胁痛的病因："太阳中风，下利呕逆，表解者，乃可攻之……头痛，心下痞硬满，引胁下痛，干呕短气，汗出不恶寒者，此表解里未和也。十枣汤主之。"《金匮要略》痰饮咳嗽病篇较多地论述了痰饮导致的胁痛，"饮后水流在胁下，咳唾引痛，谓之悬饮""水在肝，胁下支满，嚏而痛""留饮者，胁下痛引缺盆"。后世医家不断对理法方药补充衍变，也称悬饮胁痛、停饮胁痛。

《素问·脏气法时论》云："肝病者，两胁下痛引少腹，令人善怒。"《针灸甲乙经》卷中"肝受病及卫气留积发胸胁满痛第四"，将《内经》关于"肝受病"及"卫气留积"的内容融为一体，用来论述胸胁满痛的病因病机。《备急千金要方》中，橘皮被多次应用于治疗胁痛相关病证，可见汉唐时期医家虽未能明确提出气滞是导致胁痛的因素，但已经注意到气滞在胁痛发生中的作用。宋代严用和《严氏济生方》中云："夫胁痛之病……肝脏既伤，积气攻注，攻于左，则左胁痛；攻于右，则右胁痛；移逆两胁，则两胁俱痛。"此提及左胁痛、右胁痛，但未明确说明二者病因之分。关于病因，严氏认为主要为情志所伤。

治疗上，严用和认为胁痛主要应疏肝解郁，用枳芎散、推气散等治之，而后世主要用柴胡疏肝散和香附汤治疗。肝火湿热胁痛除当归龙荟丸外，《医方集解》中有龙胆泻肝汤治疗。《续名医类案》以一贯煎治疗肝阴虚胁痛。《证治准绳》治疗肝肾二经气血亏损胁胀作痛时，投以补肝汤。以上皆是对于胁痛的基本病位在肝胆，而肝胆布两胁，故胁痛之病主要责之肝胆，因此治法以治肝胆为主的发展与继承。金代张子和《儒门事亲》中用"两胁刺痛"描述。张景岳在《景岳全书》中提出当分"外感胁痛"和"内伤胁痛"。《周慎斋遗书》有左右胁痛不同的治法，其言左胁属肝主升属血，右胁属肺主降属气。而左胁痛为肝气有余，火郁血凝，以小柴胡泄肝气，四物汤和肝血；右胁痛为肺气不降，气滞血凝，以乌药、青皮、陈皮调气，芍药、肉桂和血。又说左胁痛治疗宜升提，"枳实、川芎各五钱，炙甘草二钱，共末，酒调下"。右胁痛治疗宜降气，"枳壳、桂心各四钱，姜黄四钱，炙甘草二钱，共末，姜、枣汤下"。《医宗金鉴》论胁痛也分左为瘀留血，治宜枳芍散等；右为痰气饮，疗以枳橘散等。《临证指南医案·胁痛》对胁痛之属久病入络者，善用辛香通络、甘缓补虚、辛泄祛瘀等法，立方遣药，颇为实用，对后世医家影响较大。《类证治裁·胁痛》在叶氏的基础上将胁痛分为肝郁、肝瘀、痰饮、食积、肝虚诸类，对胁痛的分类与辨证论治做出了一定的贡献。

三、病因病机

胁痛主要责之于肝胆。因为肝位居于胁下，其经脉循行两胁，胆附于肝，与肝呈表里关系，其脉亦循于两胁。肝为刚脏，主疏泄，性喜条达；主藏血，体阴而用阳。若情志不舒，饮食不节，久病耗伤，劳倦过度，或外感湿热等病因，累及于肝胆，导致气滞、血瘀、湿热蕴结，肝胆疏泄不利，或肝阴不足，络脉失养，即可引起胁痛。其具体病因病机分述如下。

（一）病因

1. 肝气郁结

若情志不舒，或抑郁，或暴怒气逆，均可导致肝脉不畅，肝气郁结，气机阻滞，不通则痛，发为胁痛。如《金匮翼·胁痛统论》说："肝郁胁痛者，悲哀恼怒，郁伤肝气。"肝气郁结胁痛，日久有化火、伤阴、瘀血之变。故《杂病源流犀烛·肝病源流》又说："气郁，由大怒气逆，或谋虑不决，皆令肝火动甚，以致胠胁肋痛。"

2. 瘀血阻络

气行则血行，气滞则血瘀。肝郁气滞日久可以及血，引起血行不畅而瘀血停留，或因外伤负重、跌仆闪挫，致胁肋受伤，恶血不化，瘀血阻滞胁络，不通则痛，而成胁痛。故《临证指南医案·胁痛》曰："久病在络，气血皆窒。"《类证治裁·胁痛》谓："血瘀者，跌仆闪挫，恶血停留，按之痛甚。"

3. 湿热蕴结

外感湿热之邪，侵袭肝胆，或嗜食肥甘醇酒辛辣，损伤脾胃，脾失健运，生湿蕴热，内外之湿热，均可蕴结于肝胆，导致肝胆疏泄不利，气机阻滞，不通则痛，而成胁痛。《素问·刺热论》说："肝热病者……胁满痛。"《证治汇补·胁痛》也曾谓胁痛"至于湿热郁火，劳役房色而病者，间亦有之"。

4. 劳倦内伤

素体肾虚，或久病耗伤，或劳欲过度，均可使精血亏损，导致水不涵木，肝阴不足，络脉失养，不荣则痛，而成胁痛。正如《金匮翼·胁痛统论》所说："肝虚者，肝阴虚也，阴虚则脉细急，肝之脉贯膈布胁肋，阴虚血燥则经脉失养而痛。"

（二）病机

1. 发病

胁痛实证者，发病急骤且疼痛较重，如感受外邪、外伤或砂石（虫体）进而浊实之邪阻滞胆道所致胁痛。胁痛虚证者，发病缓慢而疼痛较轻，如劳欲过度，情志所伤继而精血亏虚，胁络失养所致胁痛。

2. 病位

胁痛主要责之于肝胆，且与脾、胃、肾相关。

3. 病性

有虚有实，或虚实并见。但疼痛在于气血不行，不通则痛，故临床以实证或虚实夹杂为多见。实证以气滞、血瘀、湿热等浊邪为主，虚证多为阴血不足、肝肾亏虚或阴阳俱亏。

4. 病势

病之初期多以气滞或湿热为多见，而后出现气滞血瘀，气郁化火，灼伤阴津之变；或出现湿热化火、气津两伤，湿热未尽、肝肾阴亏，甚至湿痰瘀阻、脾肾不足之变。气血阴阳演化之中，由肝胆而及脾胃，进而及肝肾、脾肾。

5. 病机转化

胁痛病机转化表现在邪实积聚、正气耗损两方面，病机转化较为复杂。邪实的积聚，一是由气及血，即肝气郁结，日久不解，致肝郁气滞，进而可致血行不畅，瘀血内停，肝血瘀阻，甚则形成癥积；一是由湿热蕴积肝胆，化火生毒，熏灼机体，炼液为痰，致痰火毒瘀内蕴之胁痛重证或湿热久羁，脏腑失和，湿浊痰毒内生，进而致痰湿毒瘀迁延肝胆之杂证。正气耗损，即由实转虚之变。肝胆湿热、肝胆实火或肝郁化火，火热灼伤阴液，以及肝血瘀阻，瘀血不去，新血不生，均可致肝阴亏虚；火热灼津耗，或肝郁乘脾，日久可致脾气虚弱，肝阴亏耗久竭肾精，致肝肾阴虚，又气阴两伤，或阴损及阳，则可成肝阳虚或肝、脾、肾阳虚之证。

四、中医诊断依据

（一）临床表现

本病以胁肋部疼痛为主要特征。其痛或发于一侧，或同时发于两胁。疼痛性质可表现为胀痛、窜痛、刺痛、隐痛，多为拒按，间有喜按者。常反复发作，一般初起疼痛较重，久之则胁肋部隐痛时发。

（二）诊断

（1）以胁肋部疼痛为主要特征。
（2）疼痛性质可表现为胀痛、窜痛、刺痛、隐痛，多为拒按，间有喜按者。
（3）具有反复发作的病史。
（4）血常规、肝功能、胆囊造影、B超等实验室检查，有助于诊断。

五、常见临床证型及治法

（一）辨证要点

1. 辨外感内伤

外感胁痛，起病急骤，多是由湿热外邪侵袭肝胆，肝胆失于疏泄条达而致，多伴有恶寒、发热等表证，同时可伴有恶心呕吐、目睛发黄、舌红苔黄腻等肝胆湿热症状。内伤胁痛，则由肝郁气滞，瘀血内阻，或肝阴不足引起，不伴恶寒、发热等表证，且起病较缓慢，病程较长。

2. 辨在气在血

一般说来，气滞以胀痛为主，且游走不定，时轻时重，症状的轻重每与情绪变化有关；血瘀以刺痛为主，且痛处固定不移，疼痛持续不已，局部拒按，入夜尤甚，或胁下有积块。

3. 辨虚实

实证为肝郁气滞，瘀血阻络，外感湿热之邪所致，起病急，病程短，疼痛剧烈而拒按，脉实有力；虚证由肝阴不足，络脉失养所引起，常因劳累而诱发，起病缓，病程长，疼痛隐隐，绵绵不休而喜按，脉虚无力。

（二）治疗原则

胁痛的治疗着眼于肝胆，分虚实而治。实证宜理气、活血通络、清热祛湿；虚证宜滋阴养血柔肝，使气血条达，经脉得养。临床上还应据"痛则不通""通则不痛"的理论，以及肝胆疏泄不利的基本病机，在各证中适当配伍疏肝理气、利胆通络之品。

（三）分证论治

1. 肝气郁结

症状：胁肋胀痛，走窜不定，甚则连及胸肩背，且情志不舒则痛增，胸闷，善太息，得嗳气则舒，饮食减少，脘腹胀满，舌苔薄白，脉弦。

病机：忧郁、恼怒伤肝，肝失疏泄，肝气失于条达，肝气郁滞，胁络受阻则症见胁肋胀痛；气属无形，时聚时散，故疼痛走窜不定；情志变化直接影响气机条达，故疼痛随情志变化而增减；气郁气滞则症见胸闷太息；肝气郁结，横逆乘脾犯胃则症见脘痞腹胀，食少嗳气；脉弦为肝郁之象。

治法：疏肝解郁，理气止痛。

方药：柴胡疏肝散加减。药用柴胡、香附、陈皮、枳壳、川芎、白芍、甘草等。

方中柴胡疏肝解郁，香附、枳壳、陈皮理气除胀，川芎活血行气通络，白芍、甘草缓急止痛，全方共奏疏肝理气止痛之功。

加减：气滞及血瘀，胁痛重者，酌加郁金、川楝子、延胡索、青皮以增强理气活血止痛之功；若兼见心烦急躁，口干口苦，尿黄便干，舌红苔黄，脉弦数等气郁化火之象，酌加栀子、黄芩、龙胆草等清肝之品；伴胁痛、肠鸣、腹泻者，为肝气横逆、脾失健运之证，酌加白术、茯苓、泽泻、薏苡仁以健脾止泻；若伴有恶心呕吐，是为肝胃不和，胃失和降，酌加半夏、陈皮、藿香、生姜等以和胃降逆止呕。

2. 瘀血阻络

症状：胁肋刺痛，痛处固定而拒按，疼痛持续不已，入夜尤甚，或胁下有积块，或面色晦暗，舌质紫暗，脉沉弦。

病机：气郁日久，气滞血瘀，或跌仆损伤强力负重，致瘀血停着，痹阻脉络，故胁痛如刺，痛处固定不移，入夜疼痛更甚；瘀血停滞，积久不散，则渐成癥块；舌质紫暗，或见瘀点、瘀斑，脉沉弦涩，均属瘀血内停之征。

治法：活血化瘀，理气通络。

方药：血府逐瘀汤加减。药用柴胡、川芎、当归、生地黄、桃仁、红花、赤芍等。

方中桃仁、红花、当归、生地黄、川芎、赤芍活血化瘀而养血，柴胡行气疏肝，桔梗开肺气，枳壳行气宽中，牛膝通利血脉，引血下行。

加减：瘀血严重，有明显外伤史者，应以逐瘀为主，方选复元活血汤。方以大黄、桃仁、红花、穿山甲活血祛瘀，散结止痛，当归养血祛瘀，柴胡疏肝理气，天花粉消肿化痰，甘草缓急止痛，调和诸药。还可加三七粉另服，以助祛瘀生新之效。

3. 湿热蕴结

症状：胁肋胀痛，触痛明显而拒按，或引及肩背，伴有脘闷纳呆，恶心呕吐，厌食油腻，口干口苦，腹胀尿少，或有黄疸，舌苔黄腻，脉弦滑。

病机：感受湿热疫疠之气或过食肥甘，嗜酒浆，酿湿生热，熏蒸肝胆，以致肝脉闭阻，胆道不畅，故右胁胀痛、灼痛，触之痛剧；木郁克土，脾胃受纳运化失常则纳差厌油，脘痞腹胀；若湿热蕴结肝胆，胆汁外溢则可见面目身黄，小便黄赤；舌苔黄腻，脉弦数或滑数，为肝胆湿热之征。

治法：清热利湿，理气通络。

方药：龙胆泻肝汤加减。药用龙胆草、栀子、黄芩、柴胡、木通、泽泻等。

方中龙胆草、栀子、黄芩清肝泻火，柴胡疏肝理气，木通、泽泻、车前子清热利湿，生地、当归养血清热益肝。

加减：可酌加郁金、半夏、青皮、川楝子以疏肝和胃，理气止痛。便秘，腹胀满者为热重于湿，肠中津液耗伤，可加大黄、芒硝以泄热通便存阴。白睛发黄，尿黄，发热口渴者，可加茵陈、黄柏、金钱草以清热除湿，利胆退黄。久延不愈者，可加三棱、莪术、丹参、当归尾等活血化瘀。对于湿热蕴结的胁痛，祛邪务必要早，除邪务尽，以防湿热胶固，酿成热毒，导致治疗的困难。

4. 肝阴不足

症状：胁肋隐痛，绵绵不已，遇劳加重，口干咽燥，两目干涩，心中烦热，头晕目眩，舌红少苔，脉弦细数。

病机：湿热或实火久羁，气滞血瘀，日久化热，过用辛香温燥、渗湿利尿之品，劳欲过度或失血过多致精血亏损，或素体阴血亏损，均可导致肝肾阴亏，肝血不足，血虚、阴虚不能养肝、柔肝之体，肝之脉络失养则胁肋隐痛，绵绵不休；精血亏虚不能上荣则头晕目眩，两目干涩；阴虚生内热，故口干咽燥，五心烦热，午后潮热；舌脉亦为阴虚兼内热之象。

治法：养阴柔肝，佐以理气通络。

方药：一贯煎加减，药用川楝子、沙参、枸杞子、麦冬、生地黄、当归等。

本方为柔肝的著名方剂。组方原则宗叶氏"肝为刚脏，非柔润不能调和"之意，在滋阴补血以养肝的基础上少佐疏调气机、通络止痛之品，用于肝阴不足，肝络不荣的胁肋作痛。方中生地黄、枸杞子滋养肝肾，沙参、麦冬、当归滋阴养血柔肝，川楝子疏肝理气止痛。

加减：若两目干涩，视物昏花，可加草决明、女贞子；头晕目眩甚者，可加钩藤、天麻、菊花；心中烦热，口苦甚者，可加栀子、丹参。肝阴不足所致胁痛，除久病体虚、失血等原因外，尚有因使用香燥理气之品太过所致者。一般说来，气滞胀痛，病者苦于疼痛胀急，但求一时之快，医者不察病起于虚，急于获效，以致香燥理气太过而伤肝阴，失治误治，应引以为戒。

5. 肝阳虚证

症状：胁肋隐痛或胀痛，绵绵不休，劳则加重，神疲乏力，胆怯忧郁，或惊恐不安，面淡不华或面色晦滞，畏寒肢冷或兼有少腹冷痛，小便清长，舌淡苔白，脉沉迟少力。

病机：肝肾阴虚，阴损及阳；误用或过用寒凉攻伐之品，阳气受挫；年老体弱，真阳渐衰；素体阳虚，阳气不能温煦推动，肝经气血凝滞闭阻，均可致胁肋隐痛，或胀痛绵绵；肝经行于少腹、阴囊，肝阳虚衰，气血不能温煦经脉、四肢，则见四肢、少腹冷痛，阴囊湿冷；肝阳不足，肝魂不振则惊恐不安、胆怯；疏泄不及则气郁，忧郁，神疲短气；舌脉为气虚衰弱之象。

治法：温补肝阳，养血和肝。

方药：暖肝煎加减。药用肉桂、小茴香、枸杞子、当归、乌药、沉香、茯苓、生姜。

方中以肉桂、小茴香温阳散寒暖肝温肾，行气痛，用为君药；当归、枸杞子补血养肝滋肾，柔肝补肝以助肝用，使肝之筋脉柔和，共用为臣药；乌药、沉香顺气降逆，温经散寒止痛，茯苓、生姜散寒除湿以助阳气温运，共用为佐。诸药相伍，温补肝肾治其本，行气逐寒治其标，使下元得温，寒凝气滞得散，则胁痛自止。方中尚有阴阳同补，以使温阳而不伤阴，补阴而不凝滞，可谓相得益彰。

加减：神疲乏力者，加人参或党参、黄芪；阳虚甚者，加吴茱萸、鹿角、巴戟天、山萸肉、木瓜等。肝体阴而用阳，肝阴肝血常易耗损，故附子、肉桂等大辛大热之品应慎用，临证宜先以小剂量试用为妥，或选用温而不燥之仙灵脾、菟丝子、肉苁蓉、巴戟天，并佐以山萸肉、酸枣仁、木瓜、枸杞子、女贞子、旱莲草以阴阳双补，体用两助，肝之升发赖脾土以温升，若土虚木郁，阳用衰微，可选用人参或党参、黄芪、白术，以健脾运脾。

（四）其他疗法

1. 中成药

（1）舒肝丸：每服1丸，每日2次。适用于胁痛属肝气郁滞者。

（2）加味逍遥丸：每服1袋，每日3次。适用于胁痛属肝郁脾虚者。

（3）龙胆泻肝丸：每服1袋，每日2次。适用于胁痛属肝胆湿热者。

（4）复方灵芝冲剂：每次5 g，每日2次。适用于慢性肝炎、慢性迁延性肝炎之胁痛等症。

（5）复方丹参注射液：本品20～30 mL，加入5%葡萄糖注射液中静脉滴注，每日1次。用于瘀血型胁痛。

（6）清开灵注射液：本品20～60 mL加入5%葡萄糖注射液中静脉滴注，每日1～2次。用于湿热型胁痛。

（7）生脉饮注射液：以20～60 mL加入250～50 mL 5%葡萄糖注射液中静脉滴注。治气阴不足型胁痛。

2. 单验方

（1）舒肝片：香附 300 g，川木香、十大功劳叶、虎杖、田基黄各 150 g，金钱草、红孩儿各 175 g，淀粉适量，硬脂酸镁适量。将上药制成片，每次 8 片，每日 3 次，3 个月为 1 个疗程。用于慢性肝炎之胁痛、脘胀等症。

（2）太子参 100 g，三七 100 g，郁金 150 g，五味子 60 g，共研细末，水泛为丸，每日 5 g，每日服 2 次。用于脾虚肝郁之胁痛。

（3）土茯苓、白花蛇舌草、薏苡仁、茵陈、半枝莲、蒲公英、板蓝根各适量，水煎服，每日 2 次。用于湿热中阻之胁痛。

（4）藿香、酒黄芩、杏仁、橘红、旋覆花、代赭石、人参、焦白术、草豆蔻各适量。用于慢性迁延型乙型肝炎，胃失和降之证。

3. 食疗方

（1）生地、枸杞子、黑芝麻、山楂、玫瑰花、佛手适量，煎汤做羹饮。用于阴虚肝郁之胁痛。

（2）山药、茯苓、生薏苡仁、杏仁、香橼、橘红，各适量入粥。用于脾虚肝郁胁痛。

4. 针灸疗法

取至阳、肝俞、胆俞、期门、足三里、太冲、丘墟等，每次选其中 3 ~ 5 穴。肝脾大者加刺痞根（第 1 腰椎棘突下旁开三寸半，肝大针右侧，脾大针左侧）、肝俞、脾俞，每次选其中 1 ~ 2 穴。

（五）护理与调摄

胁痛的转归及预后与证型有关。肝气郁结证，一般症情较轻，多可治愈。肝郁化火，耗伤阴液，可致心阴、肝阴虚证。木郁克土可致肝胃不和、肝郁脾虚，若肝郁气滞致血行不畅，气滞血瘀，则可转为肝血瘀阻证，且气滞可致津停成痰，痰气互结或痰瘀内阻，则病证较为复杂，缠绵难愈。肝血瘀阻证，初期病情较轻者，经治病可痊愈，较重者经合理调治，病情可控制、稳定。部分因痰瘀互结或瘀血经久不消，正气渐衰可转为癥积、鼓胀。肝胆实火证，砂石难消，部分需转外科治疗。肝胆湿热者，经妥善调治大多可愈。肝阴虚、肝阳虚证，耐心精心调养用药，多可向愈。胁痛一般预后较好。部分可因正虚邪毒滞留或因失治、误治而渐转为癥积、鼓胀，则预后不佳。

对胁痛患者首先要注意观察患者有无发热，有无黄疸，腹部有无触痛及肿物，胁痛性质如何等，并注意大小便情况。其次，要对患者予以安慰、鼓励，解释并消除疑虑，使患者情绪稳定、乐观。此外，饮食护理亦很重要，实证患者宜食清淡易消化之食品，虚证者宜食富于营养的滋补之品，胁痛属热者忌食辛辣肥甘，属寒者忌食生冷。

调摄方面主要应使患者注意调养心神，调节劳逸寒温适宜，调节饮食，切忌过食膏粱厚味或饮食辛辣、酒浆之品。

针对原发病因，预防胁痛可从以下几方面着手：精神内守，减少不良的精神刺激和过度的情志活动；起居有常，防止过度劳累；饮食有节，勿过食肥甘之品，勿嗜饮酒浆；适当进行体育锻炼，强健体魄，慎避外邪。

胁痛的康复可通过气功、针灸、穴位注射、按摩及音乐疗法、呼吸疗法诸方面，协助药物治疗，以促进早日康复。

六、相关现代诊疗疾病类型

胁痛病证，可与西医多种疾病相联系，如急性肝炎、慢性肝炎、肝硬化、肝寄生虫病、肝癌、急性胆囊炎、慢性胆囊炎、胆石症、慢性胰腺炎、胁肋外伤及肋间神经痛等。以上疾病若以胁痛为主要症状时皆可参考本章辨证论治。

七、相似病证的鉴别诊断

1. 胸痛

胸痛与胁痛均可表现为胸部的疼痛，故二者需鉴别。不过胁痛疼痛部位在胁肋部，常伴恶心、口苦等肝胆病症状，实验室检查多可查见肝胆疾病；而胸痛疼痛部位则在整个胸部，且常伴有胸闷不舒，心悸短气，咳嗽喘息，痰多等心肺病症状，心电图、胸部 X 线透视等检查多可查见心肺疾病的证据。

2. 胃痛

肝气犯胃所致的胃痛常攻撑连胁而痛，胆病的疼痛有时发生在心窝部附近，胃痛与胁痛有时也易混淆，应予鉴别。但胃痛部位在上腹中部胃脘处，兼有恶心嗳气、吞酸、嘈杂等胃失和降的症状，如有胃痛连胁也是以胃痛为主，纤维胃镜等检查多有胃的病变；而胁痛部位在上腹两侧胁肋部，常伴恶心、口苦等肝胆病症状，B超等实验室检查多可查见肝胆疾病。

八、名家临证类案

医案一

李某，40岁。主诉：胁下痛证。病因：平素肝气不舒，继因暴怒，胁下陡然作痛。证候：两胁下掀痛甚剧，呻吟不已，其左胁之尤甚，请人以手按之则其痛稍愈，心中时觉发热，恶心欲作呕吐，脉左右两部皆弦硬。诊断：此肝气胆火相助横恣，欲上升而不能透膈，郁于胁下而作疼也。当平其肝气，泻其胆火，其疼自愈。处方：川楝子八钱，生杭芍四钱，没药四钱，生麦芽三钱，三棱三钱，莪术三钱，茵陈二钱，龙胆草二钱，连翘三钱。磨取生铁锈浓水，煎药取汤一大盅，温服。煎服一剂后其痛顿止，仍觉气分不舒。遂将川楝子、三棱、莪术各减半，再加柴胡二钱，以镇肝胆之木也。

（《医学衷中参西录：精华本》）

医案二

陆某，女，56岁。初诊：1985年7月29日。主诉：右上腹胀满疼痛。病史：近来右上腹胀满疼痛，牵掣不舒，口苦，曾在外院检查，诊断为"胆囊炎，胆石症"。舌脉：舌苔根部薄、黄腻，脉细。辨证：肝胆湿热壅结。诊断：胆囊炎，胆石症（西医）。胁痛（中医）。治法：疏泄肝胆，清化湿热。处方：软柴胡6g，炒黄芩9g，广郁金9g，炙延胡索9g，川楝子9g，八月札15g，青皮、陈皮各6g，炒枳壳6g，赤芍、白芍各9g，水炙甘草3g，制香附9g，连翘9g，炙鸡内金6g，金钱草30g，海金沙9g（包），香谷芽12g，14剂。

随访：服药2周症状消失自行停药。1986年7月再次胁痛发作，仍予上方，药后症状又较快缓解。1987年5月又一次症状加重，再服上药，症状消失后，嘱服用成药金胆片、保和片巩固治疗。

按：胆囊炎、胆石症之治疗目前大同小异。大同者病机认识一致，治疗原则类同。小异者用药习惯各有所长。现体会除常用的三金（金钱草、郁金、鸡内金）外，海金沙亦是利胆排石良药，方中配合应用疗效良好。

（《中国百年百名中医临床家丛书：张镜人》）

医案三

陈某，女，27岁。初诊：1977年11月8日。主诉：1975年3月妊娠期患急性无黄疸型肝炎，反复发作2年多，谷丙转氨酶波动于66～118单位，曾服垂盆草冲剂、五味子粉等。第3次发作时接受中西医治疗。出院诊断：迁延性肝炎活动期。患者自觉四肢乏力，脘腹胀痛连及右胁，口干烦热，大便秘结。经行量多，色紫有块。历次发病后颜面晦褐色斑点明显增多，呈绿豆样大小簇集于前额两颧部。诊查：面色萎黄晦滞，脉沉弦带数，重按不衰，舌质偏红少津。辨证：肝热内炽，耗液灼阴，瘀热郁于络脉，上蒸于颜面。治法：治当清热解毒，宣调气血，透发肝经之蕴热。处方：生地15 g，水牛角15 g（先煎），山羊角15 g（先煎），丹皮9 g，赤芍9 g，白芍9 g，金银花9 g，滁菊花9 g，连翘15 g，佛手6 g，广木香3 g，制香附9 g，党参9 g，白茅根30 g。

复诊：上方药服3剂时，自觉口中热气上腾，唇部热疱遍发。守服原方药7剂之后，烦热大减，口疮渐消。服药20剂后大便转爽，面部斑点消退大半，色泽转为淡黄。服药30剂后，两次复查肝功能均正常，唯觉口干，月经量多，脉细弦，舌偏红。再予前方去木香、佛手、香附，加入川石斛、生首乌、川楝子。继进药21剂。随访3年，自觉症状消失，肝功能定期复查未见异常。

按：清肝汤是在《千金》犀角地黄汤和清营汤基础上化裁而来，主要药物有生地、丹皮、赤芍、白芍、金银花、连翘、滁菊花、犀角、羚羊角（犀角、羚羊角可用水牛角、山羊角代）、白茅根等。全方具有清热解毒，凉血行血，辛凉透达，滋阴外托之功。方中生地养肝血，清血热；白芍滋肝液，敛肝阳；赤芍泄肝热，破血痹；滁菊花疏风散热，伍山羊角降肝火，息肝风；水牛角性走散，入心肝、胃经，清热解毒、消瘀血、治发黄、疗面黑；白茅根入血分凉血利尿，引热下行，使邪热有所出路；丹皮属血分药，辛苦微寒，既散肝中伏火，又清肾中相火，疏瘀血，除癥坚而无伤正败胃之弊；金银花、连翘属气分药，辛凉轻清，宣透诸经郁火。本方对邪热郁伏、血热血瘀、阴液耗伤之迁延性慢性肝炎具有较好的疗效。

（《中华名医名方薪传：肝胆病》）

第二章 黄疸

一、概念

黄疸是由于感受湿热疫毒等外邪，导致湿浊阻滞，脾胃肝胆功能失调，胆液不循常道，随血泛溢引起的以目黄、身黄、尿黄为主要临床表现的一种肝胆病证。

二、源流

古文献中黄疸最初称为"瘅"，《说文解字》载曰："瘅，劳病也……疸，黄病也。"黄疸病名首见于《内经》，《素问·平人气象论》云："目黄者曰黄疸。"又《灵枢·论疾诊尺》云："面色微黄，齿垢黄，爪甲上黄，黄疸也，安卧，小便黄赤。"此指出目黄、身黄、小便黄为黄疸病的三大主要临床症状，为后世认识本病奠定了基础。但需要指出的是在《内经》时期常把黄病与黄疸分开论述，直到张仲景《金匮要略》将黄疸并论，此后医家才逐渐有了统一的认识。《金匮要略》将黄疸立为专篇论述，并将其分为黄疸、谷疸、酒疸、女劳疸和黑疸等五疸。《诸病源候论·黄病诸候》提出了一种猝然发黄，命在顷刻的"急黄"。《外台秘要》引《必效》曰："每夜小便中浸白帛片，取色退为验。"最早用实验检测的比色法来判断治疗后黄疸病情的进退。宋代韩祗和的《伤寒微旨论》除论述了黄疸的"阳证"外，还特设《阴黄证篇》，并首创用温热药治疗阴黄。

关于黄疸病的病因病机，历代文献记载主要为湿热蕴蒸、寒湿闭阻、酒食所伤、血分瘀热、外感毒邪等。《素问》中记载："溽暑湿热相搏，争于左之上，民病黄瘅而为跗肿。"最早提出了炎暑湿热之邪为黄疸的病因。至此，无论是仲景的医书，还是魏晋隋唐相关医书中，也均阐发了湿热致黄的病因病机。《伤寒论》还提出了阳明发黄和太阴发黄，说明当时已认识到黄疸可由外感、饮食和正虚引起，病机有湿热，瘀热在里，寒湿在里，相关的脏腑有脾、胃、肾等，并较详细地记载了黄疸的临床表现，创制了茵陈蒿汤、茵陈五苓散等多首方剂，体现了泻下、解表、清化、温化、逐瘀、利尿等多种退黄之法，这些治法和方剂仍为今天所喜用，表明汉代对黄疸的辨证论治已有了较高的水平。历史上寒湿发黄的记载不如湿热发黄丰富，且存在一定争议。《伤寒论》曰："伤寒发汗已，身目为黄，所以然者，以寒湿在里不解故也。"此外，宋代《仁斋直指附遗方论》、元代王好古《阴证略例》、明代《症因脉治》等均认为阴黄为寒湿内阻，胆液浸淫，外溢肌肤而发黄疸。清代林佩琴《类证治裁》再次提出"阴黄系脾脏寒湿不运，与胆液浸淫，外渍肌肉，则发而为黄"，提示寒湿郁阻也是黄疸的病因病机之一，只不过寒湿郁阻导致的多数是阴黄之证。酒食所伤，饮食不节，酗酒过度或饥饱无常，皆能损伤脾胃，这正如《诸病源候论》所云"凡诸疸病，皆由饮食过度，醉酒劳伤，脾胃有瘀热所致，其病身面皆发黄"，其中"因酒后伤湿而得者，曰酒疸""因饮食伤脾而得者，曰谷疸"。《外台秘要》指出："脾胃有热，谷气郁蒸，因为热毒所加，故卒然发黄。"明代秦昌遇《症因脉治·内伤黄疸》曰"酒疸之因，其人以酒为事，或饥时浩饮，大醉当风入水，兼以膏粱积热，互相蒸酿，则酒疸之证成矣。"这些都明确了酒食所伤化生瘀热而发黄的病机。《素问》中已经提到黄疸可由疫毒导致，即"黄埃化疫……民病……黄疸满闭"，但是更为明确的是唐代孙思邈在《千金翼方》中所述"凡遇时行热病，多必内瘀著黄"，指出时行疫毒侵入人体，可以导致黄疸。疫毒严重者，其病势暴急凶险，并具有传染性，正如《圣济总录》中记载："人感其邪，有此黄病疗不及时，则伤害至速。"清代沈金鳌在《杂病源流犀烛》中也云："有天行疫疠，以致发黄者，俗谓之瘟黄，杀人最急。"诸如此类文字都提示我国早已认识到黄疸可由具有传染性的疫病之气致病。元代罗天益所著《卫生宝鉴·发黄》总结了前人的经验，进一步明确湿从热化为阳黄，湿从寒化为阴黄，将阳黄和阴黄的辨证论治系统化，执简驭繁，其对临床实践指导意义较大，至今仍被采用。

对于黄疸病的论治，历代文献记载多依从祛湿利小便、温阳化湿、通腑攻下、活血化瘀、和解表里、发汗退黄法等。医圣张仲景提出"黄家所得，从湿得之"，认为黄疸的致病因素主要为"湿邪"，故在《金匮要略》中言"诸病黄家，但利其小便"，并创制了著名的茵陈蒿汤、栀子柏皮汤等方剂，从此类诸方的药物组成看，主要药物为茵陈，其专攻清热利湿以退黄，为治疗黄疸的要药。大黄为退黄要药，具清热解毒、攻积导滞、化瘀退黄之功，可使瘀热湿浊之毒从大便而解。栀子具有清热泻火、凉血解毒的功效，善清三焦之热，兼能通利小便，驱湿热下行。《景岳全书》指出："阳黄证多以脾湿不流，郁热所致，必须清火邪，利小水，火清则溺自清，溺清则黄自退。"王肯堂在《证治准绳》中言黄疸"大法利小便"，邪有所出路，才能使黄疸消退。此后许多医家也肯定了祛湿利小便为黄疸病的基本治疗途径，如《脉因证治》中提出黄疸"治法以疏湿利小便"为主，明代徐春甫也言"治黄疸必利小水为捷径"，可见医家尤为重视利小便这一治法的应用。可以说通利大小便是清泄湿热而治疗阳黄的首要方法。北宋韩祗和在《伤寒微旨论》中，根据仲景"治伤寒发汗已，身目为黄，所以然者，以寒湿在里不解故也，以为不可下也，于寒湿中求之"的论述，首创温阳化湿之法治疗阴黄，并立茵陈四逆汤、茵陈附子汤等数方，开辟了黄疸治疗的新篇章。宋代另一位医家窦材在《扁鹊心书》中更加简明地指出："阴黄则身色晦暗……重用温补，则小便长而黄自退。"此后，朱肱、王好古等多位医家续予阐发温阳化湿之法治疗阴黄。黄疸的病因多为湿邪为患，因此使湿邪有所出路，除了祛湿利小便之外，通腑攻下也是黄疸的治法之一，即如《金匮要略》曰："一身尽发热而黄，肚热，热在里，当下之""黄疸腹满，小便不利而赤，自汗出，此为表和里实，当下之……"《证治准绳》也提出以下病证也应采用下法："脉沉，心中懊恼，或热痛腹满，小便不利而赤，自汗出，宜下。"《景岳全书·黄疸》中阐述为："若闭结热甚，小便不利，腹满者，宜茵陈蒿汤、栀子大黄汤之类主之"。这些都是通腑攻下法的经典论述。《证治准绳》认为治疗黄疸需分新久，久病脾胃受伤，气血虚弱，必用建中温补之法，其言："男子黄，大便自利，宜补。饥饱劳役，内伤中州，变寒病生黄，非外感而得，宜补。"朱丹溪在《丹溪心法》中也强调黄疸虚证"治宜四君子汤，吞八味丸"使正气盛则邪气退。《景岳全书》也认为阴黄证出现气血之败，宜温补脾肾，以培气血，则"血气复则黄必尽退"。

三、病因病机

黄疸的病因主要有外感时邪、饮食所伤、脾胃虚弱及肝胆结石、积块瘀阻等，其发病往往是内外因相因为患。

（一）病因

1. 外感时邪

外感湿浊、湿热、疫毒等时邪自口而入，蕴结于中焦，脾胃运化失常，湿热熏蒸于脾胃，累及肝胆，以致肝失疏泄，胆液不循常道，随血泛溢，外溢肌肤，上注眼目，下流膀胱，使身目小便俱黄，而成黄疸。若疫毒较重，则可伤及营血，内陷心包，发为急黄。

2. 饮食所伤

饥饱失常或嗜酒过度，皆能损伤脾胃，以致运化功能失职，湿浊内生，随脾胃阴阳盛衰或从热化或从寒化，熏蒸或阻滞于脾胃肝胆，致肝失疏泄，胆液不循常道，随血泛溢，浸淫肌肤而发。如《金匮要略·黄疸病脉证并治》曰："谷气不消，胃中苦浊，浊气下流，小便不通……身体尽黄，名曰谷疸。"

3. 脾胃素虚

素体脾胃虚弱，或劳倦过度，脾伤失运，气血亏虚，久之肝失所养，疏泄失职，而致胆液不循常道，随血泛溢，浸淫肌肤，发为黄疸。若素体脾阳不足，病后脾阳受伤，湿由内生而从寒化，寒湿阻滞中焦，胆液受阻，致胆液不循常道，随血泛溢，浸淫肌肤，也可发为黄疸。

此外，肝胆结石、积块瘀阻胆道，胆液不循常道，随血泛溢，也可引起黄疸。

（二）病机

1. 发病

黄疸由感受湿热疫毒所致者，病势暴急，病情最凶险，传染性强；而由感受湿热外邪及砂石、虫体阻滞胆道所致者，起病多亦较急；由内伤诸因所致者病势较缓。

2. 病位

黄疸主要病位在肝胆，与脾、胃、心、肾有关。

3. 病性

外感或急性发作的黄疸，病性以湿热、疫毒等邪实为主；而内伤或慢性发作的黄疸病性以虚实夹杂、本虚标实为多。本虚以脾胃、肝肾、脾肾不足为主，标实以湿热或寒湿、瘀血为特征，或为阳黄，或为阴黄。

4. 病势

本病一般初始为湿热蕴结脾胃，熏蒸阻滞肝胆。湿热耗伤肝肾之阴，或过用寒凉，湿热寒化，耗伤脾阳，甚或伤及肾之阳气，而同时湿毒滞留，气血运行受阻，则可出现由实转虚或虚实夹杂，以及由中焦病及下焦之势。湿热化毒或感受疫疠之毒邪，热毒炽盛，熏灼肝胆，可进一步耗损心营、肝肾而致上、中、下三焦俱病之势，出现气血阴阳皆伤之变。而内有所伤，缓慢起病之黄疸，初为脏腑功能不足而兼寒湿或湿热毒邪为患。若正虚不胜邪，则湿毒滞留，气血运行受阻，气滞血瘀久之则脏腑阴阳更损，出现虚实兼夹之势。

5. 病机转化

外感湿热、饮食不节或酗酒过度，生湿热，蕴结于脾胃，熏蒸肝胆之阳黄，可因热盛伤阴而致阴虚湿阻，也可因苦寒药用伤阳或素体阳虚致湿邪寒化，寒湿困脾，转为阴黄。脾胃肝胆湿热之阳黄，还可因湿热阻滞气机致血行不畅而出现肝胆血瘀；湿热互结化毒，充斥脏腑，可转化为热毒炽盛；热毒不解，入心营，内陷心包，转化为热毒内陷证，热毒伤正日久可致肝肾阴阳衰竭。感受寒湿或阳黄转阴之寒湿困脾阴黄证，可因阳气受遏，进一步致脾肾阳虚，也可因气血运行受阻，而致瘀滞两胁，肝血瘀阻。

四、中医诊断依据

（1）以目黄、身黄、小便黄为主症，其中目黄为必具的症状。

（2）常伴脘腹胀满、纳呆呕恶、胁痛、肢体困重等症。

（3）常有饮食不节，与肝炎患者接触，或服用损害肝脏的药物等病史，以及过度疲劳等诱因。

（4）血清总胆红素、直接胆红素、尿胆红素、尿胆原、血清丙氨酸氨基转移酶、天门冬氨酸氨基转移酶，以及 B 超、CT、胆囊造影等检查，有助于诊断与鉴别诊断。

五、常见临床证型及治法

（一）辨证要点

1. 辨阳黄与阴黄

阳黄由湿热所致，起病急，病程短，黄色鲜明如橘色，伴有湿热证候；

阴黄由寒湿所致，起病缓，病程长，黄色晦暗如烟熏，伴有寒湿诸候。

2. 辨阳黄中湿热的偏重

阳黄属湿热为患，由于感受湿与热邪程度的不同、机体反应的差异，临床有湿热孰轻孰重之分。区别湿邪与热邪的孰轻孰重，目的是同中求异，使治疗分清层次，各有重点。辨证要点是：热重于湿的病机为湿热而热偏盛，病位在脾胃肝胆而偏重于胃；湿重于热的病机是湿热而湿偏盛，病位在脾胃肝胆而偏重于脾。相对来说，热重于湿者以黄色鲜明，身热口渴，口苦便秘，舌苔黄腻，脉弦数为特征；湿重于热者则以黄色不如热重者鲜明，口不渴，头身困重，纳呆便溏，舌苔厚腻微黄，脉濡缓为特征。

3. 辨急黄

急黄为湿热夹时邪疫毒，热入营血，内陷心包所致。在证候上，急黄与一般阳黄不同，急黄起病急骤，黄疸迅速加深，其色如金，并现壮热神昏、吐血衄血等危重证候，预后较差。

（二）治疗原则

根据本病湿浊阻滞、脾胃肝胆功能失调、胆液不循常道、随血外溢的病机，其治疗大法为祛湿利小便，健脾疏肝利胆。故《金匮要略》有"诸病黄家，但利其小便"之训。并应依湿从热化、寒化的不同，分别施以清热利湿和温中化湿之法；急黄则在清热利湿基础上，合用解毒凉血开窍之法；黄疸久病应注意扶助正气，如滋补脾肾、健脾益气等。

（三）分证论治

1. 脾胃湿热证

症状：身目俱黄，色较鲜明，脘腹痞满，纳呆呕恶，四肢困重，尿黄赤。热重于湿者，兼见发热，口苦口渴，大便秘结，舌红，苔黄腻或黄，脉弦数或滑数；湿重于热者，兼见口干黏腻，渴不欲饮，大便溏滞，或有发热不扬，苔白腻或黄白相兼而腻，脉濡稍数或弦滑。

病机：外感湿热或饮食失节，酗酒过度，酿成湿热，蕴结于脾胃，熏蒸肝胆，致肝失疏泄，胆汁外溢而发黄，其色鲜明；湿热蕴阻中焦，脾胃运化升降失常致脘腹痞满，纳呆呕恶，四肢困重；热邪内盛或热结胃腑而致津伤口渴，便秘；湿热下注膀胱，气化失利而致小便短赤；湿甚于内，热为湿遏，不能外透，故身热不扬；湿热夹滞，阻于肠道则大便黏滞不爽；舌红，苔黄腻或黄燥，脉弦滑数，为湿热内蕴、热重于湿之征；苔白腻或白滑而厚，脉濡稍数或脉弦滑则为湿重于热之象。

治法：清利湿热。热重于湿者，佐以泻下，使湿之邪从二便而去；湿重于热者，配以化气淡渗之剂，使湿从小便去。

方药：①热重于湿者，选用茵陈蒿汤加减。药用茵陈、栀子、生大黄、蒲公英、赤芍、郁金、萹蓄、茯苓、生甘草。

湿热黄疸，为湿与热蕴结于里，不得透发于外，不得走泄于下所致。茵陈蒿汤为《伤寒论》中治疗湿热黄疸之专方。方中茵陈蒿性苦微寒，苦泄下降，功善清湿热而退黄，故重用以为君药；栀子苦寒，清三焦湿热、泻肝胆之火，使热从小便而出，用为臣药；佐以生大黄，既可清化湿热，又泄热逐瘀，使湿热从大便而去，以萹蓄、蒲公英、茯苓加强清热利湿解毒之功，赤芍、郁金凉血散瘀，利胆退黄；生甘草清热解毒并调和诸药以为使。方中茵陈虽苦寒但具生发之气，能逐内蕴之湿热外出，与栀子、生大黄同用可谓降中有升，泄中有宣透之意。郁金、赤芍更可疏利肝胆，清散瘀热。诸药合用，使湿热之邪在疏解、宣透之机中胶结之势减弱，有助于清利分消，使黄疸诸症悉退。

②湿重于热者，选用茵陈四苓汤合连朴饮加减药用茵陈、猪苓、厚朴、茯苓、苍术、黄连、石菖蒲、清半夏、白豆蔻、赤芍。

湿热黄疸，湿重于热者，着重利湿，兼清其热为治疗要点。选茵陈四苓汤合连朴饮加减，重在利湿化湿兼和中清热。方中仍以治黄专药茵陈为君，以清热化湿、解毒退黄；以猪苓、厚朴为臣，淡渗利湿，行气化湿；佐以半夏、黄连、白豆蔻、石菖蒲辛开苦降、燥湿和胃，芳香化浊、醒脾和胃，茯苓、苍术健脾化湿燥湿，诸合用均可助脾运化湿浊，以防湿邪再困伤中土。赤芍凉血行血散邪祛瘀滞，与黄连均为性凉之品，并可佐制辛温药之燥性。方中辛苦寒、辛苦温、甘平之剂并用，清利湿热之时更侧重行气燥湿，芳香化湿。健脾化湿与淡渗利湿合用更可杜绝生湿之源，可谓宣化燥利同用、标本共治之良方。

加减：热重于湿见发热口渴重者，加知母、黄芩、生石膏、芦根；呕逆重者，加竹茹；脘腹胀满者，加枳实。湿重于热见发热不扬者，加黄芩、竹叶；呕逆重者，加藿香、生姜汁；口黏胸闷者加佩兰、杏仁、陈皮；大便溏滞黏臭者加制大黄、木香；热重兼表证者，用甘露消毒丹加减；湿重兼表证者，用三仁汤加减；黄疸消退变缓者可重用赤芍，或据症加化痰药如杏仁、陈皮、青黛、白矾之品。

2. 肝胆湿热证

症状：身目俱黄，色泽鲜明，右胁胀痛，纳呆呕恶，口苦，肢倦乏力，尿黄短赤。热重于湿者，兼身热烦躁，口渴欲饮，大便干燥，舌红，苔黄腻或黄糙，脉弦滑数；湿重于热者，兼发热不扬，肢倦困重，口黏口腻，大便溏滞，舌红，苔白腻滑，脉弦滑或弦滑略数。

病机：湿热外邪侵袭，或酗酒过度，湿热内蕴，熏蒸肝胆，使肝失敷和之性，胆液泛溢而现色泽鲜明之黄疸；湿热阻滞肝胆，气血运行不畅而致胁肋胀痛；湿热阻于中焦，脾胃运化失常，升降不利，发为纳呆呕恶、口苦腹胀；湿阻碍下焦，膀胱气化不利而致尿黄、尿赤。热重于湿者，可伤津化燥致腑实不通，或热甚迫血妄行而致发热烦躁，口渴欲饮，大便秘结，苔黄燥或黄腻少津，脉弦滑数；湿重于热，易困脾碍运，困遏阳气，引起发热不扬、口中黏腻、大便溏滞等症。

治法：清肝利胆。热重于湿者，佐以清热解毒，凉血化瘀之品；湿重于热者，佐以芳香化浊，利胆解毒之剂。

方药：①热重于湿者，选用龙胆泻肝汤合五味消毒饮加减。药用龙胆草、黄芩、栀子、茵陈、车前子、生大黄、金银花、野菊花、北柴胡、赤芍药、生地黄、甘草。

本方以龙胆草大苦大寒之品为君药，大泻肝胆实火；以黄芩、山栀、茵陈清利三焦湿热为臣；佐以大黄、车前子引邪热下行，金银花、野菊花增强清热解毒之功，北柴胡、生地、赤芍疏肝养血并可凉血清瘀热；甘草缓和中气，调和诸药，防苦寒之性伤胃耗气，为使药。诸药合用，共奏清泻肝胆实火、湿热之功。利胆退黄之良方，又可防血热妄行及阴血耗伤。

②湿重于热者，可用甘露消毒丹加减。药用藿香、白豆蔻、清半夏、石菖蒲、薏苡仁、茵陈、木通、黄芩、连翘、赤芍、郁金。

本方以石菖蒲、藿香、白豆蔻、薏苡仁、清半夏芳香化浊，开泄气机，燥湿畅中，健脾利湿同时配合茵陈、黄芩、连翘、木通清热利湿退黄，清上、中、下三焦湿热同时可清热解毒，赤芍、郁金和营开郁，利胆退黄。方中芳香化浊、清热湿解毒之品相配伍中，均佐以轻清宣透之品，宣上、畅中、导下以治中，浊化湿利，热清毒解。本方为治湿热交阻，弥漫三焦，气机不利，清浊混淆，且湿热并重或湿重于热证之良方。

加减：黄疸较重者，加虎杖、秦艽、金钱草；热重于湿见高热烦躁者，加生石膏、知母、芦根、青蒿等；湿重于热见脘痞纳呆者，加厚朴、苍术、砂仁；湿重呕逆者，加草豆蔻、佩兰；若为痰湿蒙蔽心包，症见神识昏蒙，时或谵语，苔腻者，宜改用菖蒲郁金汤加赤芍、茵陈、苏合香丸；若为热入心包见狂躁不安，神识昏糊者，可加安宫牛黄丸、至宝丹；有出血倾向者，重用生地黄，并加生茜草、紫草、生槐花等。

3. 胆热瘀结证

症状：目黄、身黄鲜明或呈黄绿色，右胁疼痛剧烈拒按，痛彻肩背，口苦呕逆，脘腹胀满，大便溏结不调色灰白，小便短赤灼热，可兼有高热烦躁或寒热往来，呕逆胆汁，舌红或暗红，苔黄厚腻或黄糙，脉弦滑数。

病机：饮食失节或酒食所伤，脏腑失和，胆腑热，或胆腑瘀热不散，久经煎熬结成砂石，均可致胆汁流泌受阻，泛溢发黄；胆热瘀结及于肝，气血瘀阻而致右胁胀痛拒按，痛势甚剧，甚则痛彻肩背；胆热瘀阻而致肝胆气逆，则口苦，呕逆胆汁；脾胃为瘀热所阻，运化升降失常可致脘腹胀满，大便秘结；瘀热内灼，阳明侵袭少阳而致高热烦躁或寒热往来；瘀热流注下焦而致小便短赤灼热；舌红、苔黄厚腻或黄糙、脉弦滑数等均为胆热瘀结之象。

治法：清利肝胆，行瘀通滞。

方药：大柴胡汤加减。药用北柴胡、黄芩、赤芍、枳实、生大黄、金钱草、茵陈、海金沙、金银花、蒲公英。

方中北柴胡气轻清，微苦微寒，善疏少阳肝胆郁滞，黄芩苦寒味重，主清胸腹蕴热，二药合用为君，可疏肝利胆，清热除郁；赤芍味酸苦寒凉血活血，散血分瘀滞并清瘀热，枳实、生大黄泄阳明热结以利胆腑壅滞之邪通降，三药共为臣，散瘀清热，通利胆腑；茵陈、金钱草、海金沙清热利湿，排石退黄，金银花、蒲公英清热解郁，共为佐药。诸药合用可谓肝胆同调，气血并治，疏解通下共用，而达肝胆湿热得清、瘀滞得通之效。

加减：大便干结，腹胀甚者，加芒硝、焦槟榔；热烦躁者，加山栀、生石膏、知母；痛剧可加延胡索、川楝子；黄疸重者，茵陈90 g（后下），赤芍30 g，并加虎杖、半边莲等；砂石阻塞较重者，金钱草用至60 g，并加鸡内金、海浮石等；若为胆热瘀结演变成火毒炽盛，症见黄疸深重、高热寒战者，宜合用黄连解毒汤清热解毒，凉血泻火，清利肝胆。

4. 热毒炽盛证

症状：身目黄色鲜明如金，急起并迅速加深发热或高热烦躁，呕吐频作，脘腹胀满，大便秘结，小便短少黄赤。或兼精神萎靡，极度乏力，胁肋胀痛拒按，食欲不振或无食欲。舌质红绛，苔黄或黄厚而糙或焦黄起刺，脉弦数或洪数。

病机：热毒入侵，毒性猛烈，熏灼肝胆，肝体受伤，肝用失司，胆汁泛溢入血，浸淫肌肤而发为黄疸，且黄疸起病急骤并不断加深加重，热毒炽盛，灼津耗液，燔灼心营，则见高热烦躁、口渴、小便短少；热毒结于阳明，腑气不通，胃失和降，则大便秘结，腹胀，呕吐频作；热毒猛烈，损伤元气故精神萎靡，极度乏力；火热毒邪若进一步深入营血则可见动营血之证，或热毒燔灼肝经出现热盛动风之证；舌、脉亦属热毒炽盛之象。

治法：清热解毒，泻火退黄。

方药：清瘟败毒饮合茵陈蒿汤加减。药用黄连、黄芩、山栀子、生石膏、知母、生甘草、赤芍药、丹皮、连翘、茵陈、生大黄、生地黄。

黄连、黄芩、栀子为大苦大寒之品，通泄三焦火热毒邪，用以为君；选用生石膏辛寒以清热解肌，配知母、生甘草取白虎汤意，清热保津，清气泄热，用以为臣；佐用生地、赤芍、丹皮、连翘以清热散瘀解毒，茵陈、大黄清热利湿，泻火通便以退黄，茵陈配栀子又可清利湿热于小便中。

加减：高热不退者，宜加用水牛角；黄疸深重者，宜用秦艽、苦参、白花蛇舌草、虎杖；气阴伤重者，可重用生地，并加西洋参、玄参；抽搐，加用羚羊角、天麻、钩藤、全蝎、地龙；出现昏迷者，宜鼻饲安宫牛黄丸，静脉滴注清开灵注射液 40～60 mL，每日 2～3 次。

5. 热毒内陷证

症状：面、目、身黄如金，急起并迅速加重，发热退或入暮高热，皮下斑疹、紫癜或衄血，牙龈出血，呕血，便血，神志恍惚或神昏谵语，躁动不安或狂乱，抽搐，尿少黄赤或尿闭。可见不思食或索食如狂，呕恶频作，腹胀如鼓，大便不通。舌质红绛，苔黄糙或少苔或苔秽浊，脉弦细数。

病机：疫热火毒，侵袭人体，内陷心肝，胆汁外溢而致黄疸并急速加深；气阴大量耗损，故高热口渴；正虚邪实，热毒内陷心包，伤扰神明则神昏谵语，躁动狂乱；热毒内侵，伤及脾胃，故纳呆不食，或中虚求助于食；热毒闭阻膀胱，气化无权则尿闭；热毒入营血，迫血妄行则皮下紫癜、衄血、呕血、便血、尿血；热毒损及肾，热盛动风则抽搐；舌、脉亦属热毒内陷之象。

治法：清营解毒，凉血止血。

方药：清营汤加减。药用水牛角、生地、麦冬、玄参、黄连、栀子、连翘、丹皮、赤芍、大黄、茵陈、金银花。

方中水牛角咸寒，代原方的犀角，能清解心营热重，用以为君；生地、麦冬、玄参甘咸寒相伍，养阴清热，解营分之毒；黄连、栀子、连翘苦寒清心毒，共为臣药；丹皮、赤芍凉血散瘀止妄动之血，茵陈、大黄清泻火热湿毒以退黄，共为佐药。金银花并连翘清热解毒，并透热毒于心营之外，所谓"透营转气"，为使药。

加减：腹胀如鼓，腑气不通者，加槟榔、芒硝；狂躁、抽搐严重者，加全蝎、地龙、天麻、钩藤；黄疸深重加半边莲、虎杖、白花蛇舌草；出血严重者，加槐花、地榆、茜草、三七；神昏谵语者，加安宫牛黄丸。

6. 寒湿困脾证

症状：身目俱黄，色晦暗，畏寒喜暖，倦怠困重，脘痞腹胀，纳少便溏，或胁肋胀痛，小便不利或下肢水肿，面色青暗，舌质淡或暗淡偏胖，白滑或白腻滑，脉沉细迟或濡细。

病机：寒湿侵袭或脾胃损伤而寒湿内生，阻于中焦，阳气郁遏不宣，土壅木郁，则肝胆失疏，胆汁外溢发为黄疸；寒湿为阴邪，故身目发黄而色晦暗；寒湿困脾，运化失调，故脘闷腹胀，食欲减退，大便溏薄；阳气不足或阳气受遏，不能温煦肢体则畏寒肢冷；舌淡体胖、苔白滑或白腻滑，为阳虚湿浊不化之象，脉沉细迟或濡细为寒湿内阻之征。

治法：散寒化湿，温阳健脾。

方药：茵陈术附汤加味。药用炮附子、茵陈、桂枝、党参、生白术、干姜、炙甘草、茯苓、泽泻、川芎。

方中附子、茵陈并用为君，附子为辛温热之品，茵陈辛苦寒，为除湿退黄佳品，二药合用互制其性，使温化寒湿而不过燥，利湿退黄而不伤阳；桂枝配附子温中散寒除湿，党参、生白术、干姜、炙甘草甘温健脾益气，共为臣药，助脾阳之温运，散寒湿之困遏；茯苓、泽泻淡渗利湿，川芎辛温散寒，活血行气，共为佐使。方中寒温并用，通补兼施，标本同治，勿使寒湿散而黄退，中阳健运而邪无滋生之源。

加减：腹冷痛便溏者，加吴茱萸、肉豆蔻；胁下痞块，兼见瘀阻者，加莪术、红花、炒土鳖虫；脘痞腹胀者，加厚朴、木香；若损及脾肾之阳，症见肢冷腹凉，下利清谷或五更泄泻，舌淡脉细者，加肉豆蔻、补骨脂、益智仁、吴茱萸，原方桂枝改为肉桂。

7. 阴虚湿阻证

症状：面目身色皆呈灰黄，腰酸膝软，眩晕目涩，五心烦热，纳少肢困，脘痞腹胀，尿黄。可兼见胁肋隐痛，视物昏花，咽干耳鸣，口干口黏，大便干结或溏滞，舌质红或有裂纹，苔白腻或薄或厚，或花剥苔，脉细濡或沉滑。

病机：湿热停滞，日久不散，不但损伤脾胃，且热邪可以伤阴，致肝肾阴虚不能濡养头目清窍，症见眩晕目涩、腰酸耳鸣、五心烦热、舌红等症；湿邪黏滞，其性属阴，困阻于脾，则症见面目身黄色晦暗、纳少肢困、脘痞腹胀、苔腻等湿邪困脾之象。

治法：养阴利湿。

方药：六味地黄丸合二冬苓车汤加减。药用生地黄、山茱萸、天门冬、楮实子、茯苓、车前子、茵陈、丹皮、赤芍、郁金、太子参。

方中以生地、山茱萸、天门冬滋养肝肾之阴，用为君药；茯苓、车前子、茵陈利湿退黄，楮实子养阴利湿以助黄退，共用为臣药；太子参益气养阴而不过燥伤阴，丹皮、赤芍、郁金，可凉血、活血、利胆通络以退黄，共用为佐药。方中诸药养阴而不滋腻助湿，利湿而不过燥伤阴，且气阴双补，健脾以助利湿，凉血化瘀通络以助退黄，可谓切合病机、标本兼治之良方。

加减：胁肋隐痛者，加白芍、川楝子；腰酸膝重者，加川续断、杜仲；阴虚血热出血者，加生槐花、生茜草；大便滞而不畅者，加香附、枳壳；兼湿热者，宜加虎杖、白花蛇舌草、半枝莲；夹瘀者，加丹参、泽兰、王不留行等。

8. 肝脾血瘀证

症状：身目黄而晦暗，胁下有痞块，可兼见痞块胀痛或刺痛，脘腹作胀，面色暗滞或黧黑，皮肤赤丝红缕、朱砂掌，或腹部青筋显露，舌质暗、紫暗或舌边瘀斑，脉细涩。

病机：酒食不节，情志不畅，肝气怫郁，脏腑失和，湿热疫毒滞留，皆可致气血运行受阻，瘀滞两胁，肝胆不能疏泄，胆汁流泌受阻，溢发为黄疸；瘀阻两胁而致胁下痞块，胀痛或刺痛；气血运行受阻，肌肤失于濡养或久病入血损络而致肌肤甲错，面色晦暗，舌色紫暗，皮肤赤丝红缕。

治法：化瘀消癥。

方药：膈下逐瘀汤加减，送服鳖甲煎丸。

前方药用桃仁、红花、川芎、赤芍、五灵脂、丹皮、制香附、枳壳、延胡索、生黄芪、茵陈蒿、泽泻。方中桃仁、红花、川芎、赤芍、丹皮、五灵脂活血化瘀，为主药；丹皮、赤芍兼可凉血，清瘀热，辅以香附、枳壳、延胡索行气疏肝，通络止痛，气行则血行而助祛瘀之力；佐以茵陈、泽泻利湿退黄，生黄芪益气健脾，振生化之源，使气充血旺，气行瘀滞得解。诸药合用，气血并治，标本兼顾，为治胁肋痞块、肝脾瘀滞证之经典用方。鳖甲煎丸软坚散结，破血攻瘀，疏通肝经络脉之滞。药用鳖甲、䗪虫、桃仁、鼠妇、蜣螂、硝石、蜂房、柴胡、厚朴、桂枝、干姜、半夏、葶苈子、阿胶、白芍、人参、紫葳、射干、黄芩、丹皮、瞿麦、石韦、大黄。方中鳖甲咸平，软坚以散结，滋阴潜阳，能消肝脾癥积而不伤阴，用以为君；辅以䗪虫、桃仁、鼠妇、蜣螂活血破血，下瘀消结；硝石攻坚散结，蜂房消肿泄热，与前药相配有活血化瘀、攻积消坚之功，共为臣药；用柴胡、厚朴疏肝理气以畅中，桂枝、干姜、半夏、葶苈子温化痰浊以散结，务使肝脾调和，脾运得健，则瘀无稽留之地，阿胶、白芍养血护肝，人参补气益中，共以为佐；紫葳、射干、黄芩、丹皮凉血热以散结，瞿麦、石韦滑利小便，大黄通腑泻下，使邪热痰瘀从二便而去，共以为使。

加减：胁下痞块较硬、胀、刺痛重者，加炮山甲、地鳖虫、三棱、莪术之类；有出血现象者，牙龈出血加三七粉、白茅根，呕血便血加三七粉、白及、地榆、血余炭等；若兼寒湿困脾，基本方中宜去桃仁、赤芍、丹皮，加附子、干姜、党参、白术等；若兼阴伤，加生地、麦冬、女贞子等。

（四）其他疗法

1. 中成药

（1）龙胆泻肝丸：每服 6～9 g，每日 2 次。用于肝胆湿热型黄疸。

（2）安宫牛黄丸：口服或鼻饲，每次 1/2～1 丸，急用时剂量视病情定酌。用于热毒炽盛型黄疸。

（3）复方灵芝冲剂：每次 5 g，每日 2 次。用于急性黄疸型肝炎等。

（4）清开灵注射液：20～40 mL，加入 10% 葡萄糖注射液或 0.9% 氯化钠注射液 250～500 mL 中静脉滴注，热盛、热毒炽盛者，可加大量，且每日可静脉滴注数次。用于湿热、热毒型黄疸。

2. 单验方

（1）鲜平地木、鲜车前子、红枣各适量，煎汁代茶，服数日。用于湿热型黄疸。

（2）茵陈 50 g，绿豆 500 g（捣末），大蒜 4 头（去皮），水煎服。用于湿热黄疸。

（3）大黄 30 g，枳实 5 枚，栀子 7 枚，豆豉 0.6 L，水煎，分 3 次服。

（4）鸡骨草 5～15 g，瘦猪肉 50 g（淘米水洗去脂），煮水 20 分钟，顿服，每日 1 次。用于小儿黄疸。

3. 食疗方

（1）茵陈金钱白面散：茵陈 500 g，金钱草 400 g，面 200 g，白糖 150 g。上药共研细末，与白面、白糖拌匀，每服 100 g，做成熟食服之，连用至黄疸消退。

（2）栀子花根煨肉汤：栀子花根鲜品 500 g 或干品 250 g，猪前腿夹心肉（去肥）500 g，黄酒 1 匙。栀子花根和夹心肉切成小块，入砂锅加冷水，文火烧开，文火炖 1～2 小时，喝汤 100 mL，每日 2 次，肉可佐餐食之。

（3）茵陈麦芽红枣汤：茵陈 15 g，大麦芽 20 g，红枣 10 个，白糖少许。上物入锅炖半小时，每日 160～200 mL，连服助黄疸消退。

4. 外治法

（1）擦身法：生姜 250 g，茵陈 250 g，同捣烂以布包之，时时周身擦之，助黄疸消退。

（2）熏洗法：地骨皮 120 g，生姜、茵陈各等量。地骨皮煎汤熏洗全身后，用生姜、茵陈各等份捣烂用布包好，揉擦全身，每日 1～2 次。用于黄疸型肝炎，助黄疸消退。

5. 针灸疗法

（1）胆热瘀结证，针阳陵泉、胆囊穴（腓骨小头直下 2 寸，指压痛点）、胆俞穴，配穴为合谷、内关、足三里、绝骨；疼痛剧烈者，针胆囊穴，重刺激胆区（上腹最痛点），皮下埋针；呕吐剧烈者，针合谷、内关、足三里、阴陵泉、肝俞、胆俞，强刺激，留针 20～30 分钟。

（2）热毒炽盛证。呕逆不止者，泻法针刺太冲、足三里、内关；高热者针刺大椎、合谷、曲池、少商（放血）；黄疸深重者，针足三里、至阳、胆俞、大椎、太冲，或阴陵泉、肝俞，交替使用，强刺激。

（五）护理与调摄

本病的转归与黄疸的性质、体质强弱、治疗护理等因素有关。阳黄、阴黄、急黄虽性质不同，轻重有别，但在一定条件下可互相转化。阳黄若患者体质差，病邪重，黄疸日益加深，迅速出现热毒炽盛证，可转为急黄；阳黄也可因损伤脾阳，湿从寒化，转为阴黄；阴黄重感湿热之邪，又可发为阳黄；急黄若热毒炽盛，内陷心包，或大量出血，可出现肝肾阳气衰竭之候；阴黄久治不愈，可转为积聚、鼓胀。

一般来说，阳黄预后良好，唯急黄邪入心营，耗血动血，预后多不良。至于阴黄，若阳气渐复，黄疸渐退，则预后较好；若阴黄久治不愈，化热伤阴动血，黄疸加深，转变为鼓胀重症则预后不良；急黄病死率高，若出现肝肾阳气衰竭之候，预后极差。

本病病程相对较长，除了药物治疗以外，精神状态、生活起居、休息营养等，对本病有着重要的辅助治疗意义。具体内容如下。

（1）精神调摄：本病易于迁延、反复甚至恶化，因此，患病后一般思想顾虑较重，多虑善怒，致使病情加重。所以，医患结合，讲清道理，使患者从自身疾病的束缚中解脱出来，而不要为某些症状而惶惶不安，忧虑不宁。

（2）饮食有节：患病后食欲减退、恶心呕吐、腹胀等症明显，故以调节饮食为主要的辅助疗法。既往强调高糖、高蛋白、高热量、低脂肪饮食，以保证营养供应，但应注意要适度，不可过偏。阳黄患者适合软食或半流饮食，以起到补脾缓肝的作用；禁食酒、辛热及油腻之品。阴黄患者也应进食富于营养而易消化的饮食，禁食生冷、油腻、辛辣之品，不吃油炸、坚硬的食物，避免损伤血络。黄疸恢复期，更忌暴饮暴食，以防重伤脾胃，使病情加重。

（3）起居有常：病后机体功能紊乱，往往容易疲劳，故在急性期或慢性活动期应适当卧床休息，有利于整体功能的恢复；急性期后，根据患者体力情况，适当参加体育锻炼，如练太极拳、气功之类，十分必要。

对于急黄患者，由于发病急骤，传变迅速，病死率高，所以调摄护理更为重要。患者应绝对卧床休息，吃流质饮食，如恶心呕吐频发，可暂时禁食，予以补液。禁辛热、油腻、坚硬的食物，以防助热、生湿、伤络。密切观察病情变化，黄疸加深或皮肤出现紫斑为病情恶化之兆；若烦躁不安，神志恍惚，脉象变为微弱欲绝或散乱无根，为欲脱之征象，应及时抢救。

六、相关现代诊疗疾病类型

本病与西医所述黄疸意义相同，大体相当于西医学中肝细胞性黄疸、阻塞性黄疸、溶血性黄疸、病毒性肝炎、肝硬化、胆石症、胆囊炎、钩端螺旋体、某些消化系统肿瘤，以及出现黄疸的败血症等，若以黄疸为主要表现者，均可参照本节辨证论治。

七、相似病证的鉴别诊断

1. 萎黄

黄疸与萎黄均有身黄，故需鉴别。黄疸的病因为感受时邪，饮食所伤，脾胃虚弱，砂石、积块瘀阻等；萎黄的病因为大失血、久病脾虚等。黄疸的病机是湿浊阻滞，脾胃肝胆功能失调，胆液不循常道，随血泛溢；萎黄的病机是脾虚不能化生气血，或失血过多，致气血亏虚，肌肤失养。黄疸以目黄、身黄、小便黄为特征；萎黄以身面发黄且干萎无泽为特征，双目和小便不黄，伴有明显的气血亏虚证候，如眩晕耳鸣、心悸少寐等。二者的鉴别以目黄的有无为要点。

2. 黄胖

黄胖多与虫证有关，诸虫尤其是钩虫居于肠内，久之耗伤气血，脾虚生湿，致肌肤失养，水湿渐停，而引起面部肿胖色黄，身黄带白，但眼目不黄。《杂病源流犀烛·诸疸源流》黄胖对此论述颇详："黄胖，宿病也，与黄疸暴病不同。盖黄疸眼目皆黄，无肿状；黄胖多肿，色黄中带白，眼目如故，或洋洋少神。虽病根都发于脾，然黄疸则由脾经湿热蒸郁而成；黄胖则湿热未甚，多虫与食积所致，必吐黄水，毛发皆直，或好食生米茶叶土炭之类"。二者的鉴别也以目黄的有无为要点。

八、名家临证类案

医案

范某，32岁，黄疸证。病因：连日朋友饮宴，饮酒过量，遂得斯证。证候：周身面目俱黄，饮食懒进，时作呕吐，心中恒觉发热，小便黄甚，大便白而干涩，脉象左部弦而有力，右部滑而有力。诊断：此因脾中蕴有湿热，不能助胃消食，转输其湿热于胃，以致胃气上逆（是以呕吐），胆火亦因之上逆（黄坤载谓，非胃气下降，则胆火不降），致胆管肿胀不能输其汁于小肠以化食，遂溢于血中而成黄疸矣。治此证者，宜降胃气，除脾湿，兼清肝胆之热则黄疸自愈。处方：生赭石（一两，轧细），生薏米（八钱，捣细），茵陈（三钱），栀子（三钱），生麦芽（三钱），竹茹（三钱），木通（二钱），槟榔（二钱），甘草（二钱），煎汤服。

效果：服药 1 剂，呕吐即止，可以进食，又服 2 剂，饮食如常，遂停药，静养旬日间黄疸皆退净。

（《医学衷中参西录：精华本》）

第三章　积　聚

一、概念

积聚是体虚复感外邪、情志饮食所伤，以及他病日久不愈等原因引起的，以正气亏虚，脏腑失和，气滞、血瘀、痰浊蕴结腹内为基本病机，以腹内结块，或胀或痛为主要临床特征的一类病证。

二、源流

《内经》关于积聚类疾病的记载相对全面，是对《内经》以前积聚疾病认识的总结。积聚二字在《内经》中已同时出现，如《灵枢·五变论》云："人之善肠中积聚者……皮肤薄而不泽，肉不坚而淖泽。如此，则肠胃弱，恶则邪气留止，积聚乃伤。"据统计，《内经》中积聚类疾病大约有 20 种，包括积、瘕、积气、伏梁、肥气、息贲、奔豚、肠蕈、石瘕、疝瘕、虑瘕、息积、肉瘤、筋瘤、肠瘤、昔瘤等，可见当时积聚的分类已有初步的标准。但分类的原则相对《难经》而言还未真正形成。《难经》首次提出"五脏之积"的概念、部位、症状、病因病机、预后等内容。《难经·五十六难》云："肝之积名曰肥气，在左胁下，如覆杯，有头足……心之积，名曰伏梁，起脐上，大如臂，上至心下……脾之积，名曰痞气，在胃脘，覆大如盘……肺之积，名曰息贲，在右胁下，覆大如杯……肾之积，名曰贲豚，发于少腹，上至心下，若豚状，或上或下无时。"

在病因病机方面，积聚的病因较为复杂，《内经》主要认为是寒邪、饮食不节、情志内伤、起居失常等所致，如《灵枢·百病始生》云："积之始生，得寒乃生。"就直接提出寒邪为积病产生的主要外因。《难经》运用五行生克理论解释五积的不同病因病机及积聚的预后，如《难经·五十六难》云："肝之积……以季夏戊己日得之。何以言之？肺病传于肝，肝当传脾，脾季夏适王。王者不受邪，肝复欲还肺，肺不肯受，故留结为积。故知肥气以季夏戊己日得之。"后世医家不再机械地套用五行思维方式预测积聚的转归，多从症状方面进行判断。

在治疗方面，《素问·至真要大论》提出的"坚者削之""结者散之，留者攻之"等原则，具有一般的指导作用。《难经》对积聚做了明确的区别，并对五脏之积的主要症状做了具体描述。《金匮要略·疟病脉证并治》将疟疾引起的积聚称为疟母，并以鳖甲煎丸治之。《诸病源候论·积聚病诸候》对积聚的病因病机有较详细的论述，并认为积聚一般有一个渐积成病的过程，"诸脏受邪，初未能为积聚，留滞不去，乃成积聚"。《证治准绳·积聚》在总结前人经验的基础上，提出了"治疗是病必分初、中、末三法"的主张。《景岳全书·积聚》则对攻补法的应用做了很好的概括，"治积之要，在知攻补之宜，而攻补之宜，当于孰缓孰急中辨之"。《医宗必读·积聚》把攻补两大治法与积聚病程中初、中、末三期有机地结合起来，并指出治积不能急于求成，可以"屡攻屡补，以平为期"，颇受后世医家的重视。《医林改错》则强调瘀血在积聚病机中的重要作用，对活血化瘀方药的应用有突出的贡献。

三、病因病机

（一）病因

1. 情志所伤

情志所伤是本病的主要原因之一，气为血之帅，气行则血畅，若情志抑郁，肝气不畅，脏腑失和，使气机阻滞或逆乱，聚而不散，则致聚证；若气滞不能帅血畅行，以致瘀血内停，脉络受阻，结而成块，则成积证。宋代严用和《济生方·积聚论治》云："忧、思、喜、怒之气……过则伤乎五脏……留结而为五积。"此指出情志因素是积聚的重要原因。

2. 饮食所伤

饮食不节，伤及脾胃，脾失健运，不能输布水谷之精微，则聚湿生痰，痰阻气滞，壅而不畅，则致聚证。若气滞使血行不畅，脉络滞塞，痰浊与气血相搏，结而成块，则成积证。亦有因饮食失节，因食遏气，食气交阻，气机不畅，而成聚证者。

3. 感受外邪

感受寒湿常为积聚之因。如寒湿内侵，伤及脾胃，使脾阳不运，湿痰内聚，阻滞气机，壅塞不畅，则致聚证；若气滞痰阻，障碍血行，使脉络瘀滞，则成积证。亦有外感于风寒，内伤于饮食，使脾失健运，湿浊不化，凝聚成痰，痰阻气滞，聚而不行，以致成聚者；或风寒痰湿与气血搏结，使瘀血留滞，脉络壅塞成块，而成积证者。

从临床来看，情志、饮食、寒湿或风寒等方面的致病因素，往往不是孤立的，而是相互兼见，相互影响，合并为患的，气滞可夹痰湿瘀血，痰湿可因寒湿伤脾导致等。内外合邪，则尤易导致本病。

（二）病机

1. 发病

积聚的病机关键乃为气滞血瘀，而形体壮盛之人，正气充盛，气血流畅，不致郁滞为患，则积聚无由所生；而形体虚弱，正气不足，气血皆虚，运行迟缓，则每遇邪犯，易罹郁滞为患，导致本病的发生。积聚起病多较缓慢，一般常以腹胀或腹痛为首发症状，聚证可转为积证。

2. 病位

在腹腔内，肝、脾、胃、肠为主要病变部位。聚者无形，包块聚散无常，痛无定处，病在气分，属于腑病；积者有形，积块固定不移，痛有定处，病多在血分，属于脏病。肝以血为体，以气为用，主贮藏血液与调节血量，并司全身气机的疏泄条达，若肝的疏泄功能失常，则直接影响气机的畅达、血液的循行，以致气滞而成聚证，日久血瘀而成积证。脾胃为后天之本、气机升降之枢，不仅能受纳水谷，转运精微，化生气血，以灌溉五脏六腑，而且能运化水湿津液以布达周身。如脾胃功能失常，气机升降失度，以致血行滞涩，痰湿停聚，而成积聚。肠为传导之腑，以通为用，若传导失常，腑气不通，亦可形成积聚。

3. 病性

本病以气滞血瘀为主，初期多为气血凝结，寒湿内阻之实证。若气滞、寒凝、食阻、痰结、血瘀相互搏结，郁而化热，耗伤气血，损坏脏腑，则可成为邪实正虚之证。

4. 病势

初期以气血紊乱为主，继则肠胃受累，病情尚为轻浅。若失治误治，积聚之邪更损伤肝脾，则病情加重，进而肝、脾、肾三脏皆受损伤，病情重笃。

5. 病机转化

在本病的病变过程中，气滞可致血瘀；而血瘀亦可阻滞气机，使气滞更甚，如此互为因果，相互伤害，以致本病日益为甚。初起多为气机阻滞或气滞湿阻之实证；如气机不利，郁而化热，热结肠腑，则可出现阳明腑实证；如气聚不散，日久气血凝滞，结而成块，则由聚证转为积证。积聚日久，或失治误治，则转为邪实正虚之证。积聚既可由他病转变而成，又可加重转为他病，如鼓胀、黄疸、出血等。

四、中医诊断依据

（1）积证以腹部可扪及或大或小、质地或软或硬的包块，部位固定不移，并以胀痛或刺痛为临床特征。随着积块的出现及增大，相应部位常有疼痛，或兼恶心、呕吐、腹胀，以及倦怠乏力、胃纳减退等症状。而积证的后期，除上述症状加剧外，虚损症状也较为突出。

（2）聚证以腹中气聚、攻窜胀痛、时作时止为临床特征。其发作时可见病变部位有气聚胀满的现象，但一般扪不到包块；缓解时则气聚胀满的现象消失。聚证发作之时，以实证的表现为主，反复发作，常出现倦怠乏力、纳差、便溏等脾胃虚弱的证候。

结合病史，做B超、CR、胃肠钡餐X线检查及纤维内镜检查等有助于诊断。

五、常见临床证型及治法

（一）辨证要点

1. 辨积与聚

积与聚虽合称为一个病证，但两者是有明显区别的。积证具有积块明显，固定不移，痛有定处，病程较长，多属血分，病情较重，治疗较难等特点；聚证则无积块，腹中气时聚时散，发有休止，痛无定处，病程较短，多属气分，一般病情较轻，相对地治疗亦较易。至于古代文献以积为脏病，聚为腑病，则不可拘泥，实际上不少积证的积块就发生在胃、肠。

2. 辨部位

积块的部位不同，标志着所病的脏腑不同，临床症状、治疗方药也不尽相同，故有必要加以鉴别。从大量的临床观察来看，在内科范围的脘腹部积块主要见于胃和肝的病变。右胁腹内积块，伴见胁肋刺痛、黄疸、纳差、腹胀等症状者，病在肝；胃脘部积块伴见反胃、呕吐、呕血、便血等症状者，病在胃；右腹积块伴腹泻或便秘、消瘦乏力，以及左腹积块伴大便次数增多、便下脓血者，病在肠。

3. 辨虚实

积证大体可分为初、中、末三期，一般初期正气未至大虚，邪气虽实而不甚，表现为积块较小、质地较软，虽有胀痛不适，而一般情况尚可。中期正气渐衰而邪气渐甚，表现为积块增大、质地较硬、疼痛持续，并有饮食日少、倦怠乏力、形体消瘦等症。末期正气大虚而邪气实甚，表现为积块较大、质地坚硬，疼痛剧烈，并有饮食大减、神疲乏力、面色萎黄或黧黑、明显消瘦等症。

（二）治疗原则

聚证重调气，积证重活血。聚证病在气分，以疏肝理气、行气消聚为基本治则，重在调气；积证病在血分，以活血化瘀、软坚散结为基本治则，重在活血。要注意区分不同阶段，掌握攻补分寸。积证初期，积块不大，软而不坚，正气尚可，治疗以攻邪为主，予以行气活血、软坚消积；中期积块渐大，质渐坚硬，而正气渐伤，邪盛正虚，治宜攻补兼施；末期积块坚硬，形瘦神疲，正气伤残，治宜以扶正培本为主，酌加理气、化瘀、消积之品，切忌攻伐太过。

在积证的治疗中，应注意处理好攻法与补法的关系，正如《景岳全书·积聚》所说："治积之要，在知攻补之宜，而攻补之宜，当于孰缓孰急中辨之。"在治疗中应注意"治实当顾虚""补虚勿忘实"，可根据具体情况，或先攻后补，或先补后攻，或寓补于攻，或寓攻于补。

（三）分证论治

1. 聚证

（1）肝气郁滞证

症状：腹中气聚，攻窜胀痛，时聚时散，脘胁之间时或不适，病情常随情绪而起伏，苔薄，脉弦。

病机：七情失和，肝失疏泄，气结作梗或气机逆乱，则腹中气聚，攻窜胀痛；气结则聚，气顺则散，故时聚时散；脘胁之间时或不适、苔薄白、脉弦均为肝气不舒，气机不利之象。

治法：疏肝解郁，行气消聚。

方药：木香顺气散。

本方具有行气温中、散寒化湿、疏肝解郁的功效。适用于气机郁滞、寒湿中阻及伴有肝郁征象者。方中以木香、砂仁、苍术、厚朴、甘草（即香砂平胃散）行气温中，散寒化湿；配伍台乌药、生姜、枳壳以增强温中理气的作用；香附、青皮疏肝理气解郁。

加减：寒甚，腹痛较剧，得温症减，肢冷者，可加高良姜、肉桂温中理气止痛。兼有热象，口苦，舌质红者，去台乌药、苍术，加吴茱萸、黄连（即左金丸）泄肝清热。老年体虚，或兼见神疲、乏力、便溏者，可加党参、白术益气健脾。

（2）食浊阻滞证

症状：腹胀或痛，便秘，纳呆，时有如条状物聚起在腹部，重按则胀痛更甚，舌苔腻，脉弦滑。

病机：六腑以通为用，食浊阻滞肠道，腑气不通，清气不升，浊气不降，以致腹胀或痛，便秘纳呆；食浊阻滞，气聚不散，则腹部时有条索状物聚起，按之胀痛更甚；舌苔腻、脉弦滑均为食浊阻滞之象。

治法：理气化浊，导滞通腑。

方药：六磨汤。方中以沉香、木香、台乌药理气宽中，大黄、槟榔、枳实通腑导滞。

加减：可加山楂、莱菔子以增强健胃消食的作用。痰浊中阻，呕恶苔腻者，可加半夏、陈皮、生姜化痰降逆。因于蛔虫结聚，阻于肠道而引起者，可加服驱蛔方药及酌情配用乌梅丸。

聚证发作之时以实证表现为主，但若反复发作，常导致脾胃虚弱，运化无力，以致更易发生气聚腹痛。对于这类患者，平时可用香砂六君子汤健运脾胃，调理气机。

（3）热结腑实证

症状：腹痛剧烈，辗转不安，便秘纳呆，发热口渴，舌质红，舌苔黄燥或厚腻，脉弦数。

病机：感受外邪，入里化热，或因湿热内阻，结于胃肠，腑气不通，则腹痛剧烈，辗转不安，便秘纳呆；里热熏灼，则发热口渴；舌质红、苔黄燥或厚腻、脉弦数均为热结腑实之象。

治法：清热导滞，理气通腑。

方药：大承气汤。药用生大黄、芒硝、厚朴、枳实。方中生大黄苦寒，攻积导滞，泻热通便，为君药；配芒硝软坚润燥，以荡涤肠中之燥屎，与大黄相须为用，急下存阴；佐以川厚朴行气宽中，枳实消积导滞，两药同用，重点在于行气破聚。

加减：津伤甚者，加生地、玄参以养阴凉血；腹胀甚者，加槟榔、木香、莱菔子理气消胀；恶心呕吐者，加姜半夏、姜竹茹等降逆止呕。

2. 积证

（1）气血阻滞证

症状：胁腹胀痛，部位固着不移，积块不坚，舌质紫或见瘀斑，脉弦。

病机：气血阻滞，络脉不畅，则胁腹胀痛；积而成块，则固着不移；病属初起，积犹未久，故积块软而不坚；舌质紫或见瘀斑、脉弦均为气血阻滞之象。

治法：理气活血，通络消积。

方药：大七气汤合失笑散加减。药用青皮、陈皮、桔梗、藿香、三棱、莪术、桂枝、制香附、生蒲黄、五灵脂。

气血阻滞成积，非青皮不足以破气消滞，故为主药。辅陈皮、桔梗、藿香行气散结，以期气行血行；血阻成瘀，非三棱、莪术不足以破瘀，再伍以桂枝、制香附温通经络，配生蒲黄、五灵脂以加强活血化瘀之力。诸药合用，共奏理气活血、通络消积之功。

加减：腹部痛甚者，加延胡索、丹参、红花、赤芍等活血化瘀止痛；纳呆食少者，加鸡内金、炒麦芽、生山楂等消导开胃。

（2）气结血瘀证

症状：胁腹积块肿大，硬痛不移，入夜更剧，肌肤不泽，消瘦乏力，纳差，便溏，时有低热，面暗发青，舌边瘀斑，脉弦细。

病机：积成日久，气血凝结，脉络阻塞，血瘀日盛，故积块肿大，硬痛不移，入夜更剧；脾胃已虚，生化乏源，故见肌肤不泽，消瘦乏力，纳差，便溏；气结血瘀，营卫不和，则时有低热；面暗发青，舌边瘀斑，脉弦细，为气结血瘀之象。

治法：祛瘀软坚，调理脾胃。

方药：膈下逐瘀汤加减。药用当归、川芎、桃仁、红花、赤芍、五灵脂、丹皮、延胡索、香附、乌药、枳壳、甘草。积久而气血凝结，当用破血逐瘀之大方，以当归、川芎、桃仁、红花、赤芍、五灵脂、延胡索、丹皮活血化瘀；气为血帅，气行则血行，故配香附、乌药、枳壳行气止痛，其中香附、乌药归肝经，肝经布胁肋，故有引经之意；瘀血等实邪虽盛，但脾胃已虚，还需使以甘草益气缓中，祛瘀而不伤正。

加减：积块坚硬而疼痛明显者，可加水蛭、虻虫、䗪虫、穿山甲等虫类药破瘀消积，亦可加牡蛎、鳖甲、昆布、海藻等咸味软坚散结之品。

（3）湿热结毒证

症状：胁下积块，心烦易怒，口干口苦，身黄目黄，胁腹刺痛，恶心纳差，便干尿赤，舌质红绛而暗，舌苔黄腻，脉弦滑或滑数。

病机：肝郁日久化火，与脾失健运产生的湿邪合而为病，致湿热郁于肝胆，甚则结毒，故胁下积块；湿热熏蒸，则发热盗汗；肝失疏泄则心烦易怒，口干口苦，身黄目黄；气滞血瘀，则胁腹刺痛；肝气横逆犯胃，则恶心纳差；湿热下迫，则便干尿赤；舌质红绛而暗、苔黄腻、脉弦滑或滑数均为湿热结毒之象。

治法：清热燥湿，解毒化瘀。

方药：龙胆泻肝汤加减。药用龙胆草、栀子、黄芩、车前子、泽泻、木香、生地黄、当归、北柴胡。

湿热结毒，非大苦大寒之药不能清之燥之。方中龙胆草善清肝胆之实火，又长于苦寒除湿，故为君药；栀子、黄芩助主药清热燥湿；湿热蕴结当利之以畅其道，故佐以车前子、泽泻、木香通利湿热；苦寒之药多燥，而肝乃体阴用阳之脏，故配生地、当归，既滋阴养血，又防药苦燥；使以柴胡疏肝解郁，以复肝木升发之性，且引药归肝经，药达病所。

加减：血热症状不显著，可去生地、当归；发热重，积块胀痛明显者，可加虎杖、蒲公英、半枝莲、羊蹄根以凉血解毒，清热泻火；腹胀纳呆者，可加厚朴、大腹皮、莱菔子行气导滞消胀。

（4）正虚瘀结证

症状：胁腹积块坚硬，疼痛加剧，面色萎黄，消瘦形脱，舌淡紫，无苔，脉弦细。

病机：积证日久，血络瘀甚，则积块坚硬，疼痛加剧；中气大伤，脾虚失运，新血不生，失于充养，故面色萎黄，消瘦脱形；气血耗伤，津液枯竭，血瘀气机不利，故舌质淡紫，无苔，脉细数或弦细。

治法：大补气血，活血化瘀。

方药：八珍汤合化积丸加减。药用人参、炒白术、茯苓、当归、赤芍、白芍、熟地黄、川芎、三棱、莪术、五灵脂、苏木、阿魏、海浮石、瓦楞子、香附、槟榔。积久正虚，治当攻补兼施。脾胃为后天之本，气血生化之源，扶正首当健脾补中，故方以人参、炒白术、茯苓益气健脾，配当归、赤芍、白芍、熟地黄、川芎养血活血；瘀结积坚，故以三棱、莪术、五灵脂、苏木破血逐瘀，阿魏、海浮石、瓦楞子软坚散结；气行则血行，佐以香附、槟榔理气导滞。诸药合用，使正气得复，气血得充，瘀血得化，积块渐消。

加减：气虚甚者，加黄芪、山药以健脾益气；血虚甚者，加首乌、阿胶以补血养血；阴虚甚者，加生地、沙参、石斛养阴生津；气滞腹胀甚者，加莱菔子、大腹皮、乌药理气消胀；瘀血甚，积块坚者，加穿山甲、鳖甲、水蛭、虻虫、桃仁、丹皮等活血化瘀。

（四）其他疗法

1. 单验方

（1）甲鱼1只，用黄泥封固，焙黄去泥，研细末。每服6 g，每日3次，红糖调冲服。治肝脾大。

（2）醋炒三棱、莪术、黑丑、白丑、槟榔、茵陈各15 g，研细末，醋糊为丸。每服5 g，每日2次。治腹中积块。

（3）藤梨根、生薏苡仁、连苗荸荠各30 g；或龙葵、黄毛耳草各15 g，白花蛇舌草、蜀羊泉各30 g；或藤梨根、水杨梅根、虎杖根各30 g。均水煎服。用于脘腹积块（胃癌）。

（4）三棱15 g，莪术15 g；或三白草60 g，大蓟、地骨皮各30 g；或半边莲、半枝莲、黄毛耳草、薏苡仁各30 g，芫菱60 g。均水煎服。可用于右上腹积块（肝癌）。

（5）苦参9 g，生、熟薏苡仁各74 g，煅牡蛎、土茯苓各24 g，紫参、生地、地榆各12 g；或白花蛇舌草、菝葜各60 g，垂盆草、土茯苓各30 g；或蒲公英、半枝莲各24 g，白花蛇舌草、银花藤、野菊花根各30 g，露蜂房9 g，蜈蚣2条。均水煎服。可用于下腹之积块（肠癌）。

2. 外治法

外治法均用于治疗积久不散。

（1）水红花膏：用水红花或水红花子，每1碗加水3碗，用桑柴文武火熬成膏，用纸摊贴。

（2）琥珀膏：大黄、朴硝各30 g，为末，以大蒜同捣膏贴之。

（五）护理与调摄

聚证的预后一般较好，而积证的预后一般较差。正如《景岳全书·积聚》所说："无形之聚其散易，有形之积其破难。"一般的聚证，若治疗得当，解除了病因，可望治愈。但亦有部分反复发作，或先因气聚，日久则血瘀成积者。积证在腹部扪到积块之前，大多已经历了一段病程，所以当发展成为积证时，治疗比较困难。早在唐代《外台秘要》卷十二就谈道："凡癥坚之起，多以渐生，而有觉便牢大者，自难疗也。"现在由于医学的进展，积证的预后已有了很大的好转，可以使患者的症状有所减轻，生存时间延长，部分患者甚至可望获得治愈。积证后期，因肝胆疏泄失常，胆汁外溢而出现黄疸；水液内聚而成为鼓胀；火热灼伤脉络，或气虚不能摄血，血液外溢，而致吐血、便血、衄血等，均为病情重笃，预后不良之象，当积极救治。

积聚之病，起于情志失和者不少，故正确对待各种事物，解除忧虑、紧张，避免情志内伤，对防与治均很重要。饮食上应少食肥甘厚味及辛辣刺激之品，多吃新鲜蔬菜。注意劳逸适度，避免过劳。如有胃脘痛、胁痛、泄泻、便血等病证，应及早检查治疗。

六、相关现代诊疗疾病类型

中医文献中的癥瘕、痃癖、伏梁、肥气、息贲等疾病，皆属积聚的范畴。根据积聚的临床表现，其主要包括西医的腹部肿瘤、肝脾大，以及增生型肠结核、胃肠功能紊乱、不完全性肠梗阻等疾病，当这些疾病出现类似积聚的证候时，可参阅本章辨证论治。

七、相似病证的鉴别诊断

1. 痞满
痞满以患者自觉脘腹痞塞不通、满闷不舒为主要症状，但在检查时，腹部无气聚胀急之形可见，更不能扪及包块，临床上以此和积聚相区别。

2. 鼓胀

鼓胀以肚腹胀大、胀之如鼓为临床特征。其与积聚相同的是腹内均有积块，但鼓胀的积块多位于胁肋部，且鼓胀除腹内积块外，更有水液停聚，肚腹胀大。而积证腹内无水液停聚，肚腹一般不胀大，腹内积块的部位亦不局限于胁肋部。

八、名家临证类案

医案一

张某，二十七岁，甲子三月十三日。脐右有积气，以故右脉沉细弦沉伏，阳微之极，浊阴太甚，克之也。溯其初，原从左胁注痛而起，其为肝着之咳无疑。此症不必治咳，但宣通肝之阴络，久病在络故也。使浊阴得有出路，病可自已，所谓治病必求其本者也。如不识纲领而妄冀速愈，必致剥削阳气殆尽而亡。

桂枝尖（三钱），小茴香（三钱），降香末（二钱），桃仁（三钱），川楝子（二钱），青皮络（二钱），炒广皮（一钱），归须（三钱），乌药（三钱），苏子霜（三钱），旋覆花（三钱，新绛纱包）。

十九日：服通络药，已见小效，脉气大为回转，但右胁着席则咳甚，胁下支饮故也，议于前方内去桃仁、川楝子、小茴香，加生香附（三钱）、半夏（六钱）、杏仁（三钱）、肉桂（八分），再服四帖。

二十三日：先痛后便而见血，议通阴络法。

苏子霜（三钱），归须（二钱），降香末（三钱），桃仁（二钱），两头尖（三钱），丹皮（三钱），藏红花（一钱），半夏（五钱），小茴香（三钱），香附（二钱），广木香（一钱），广陈皮（一钱）。

（《吴鞠通医案》）

医案二

喻嘉言治袁聚东，年二十岁，生痞块。日进化坚削痞之药，渐至毛瘁肉脱，面鼍发卷，殆无生理。喻视之，少腹脐旁三块，坚硬如石，以手拊之，痛不可忍。其脉两尺洪盛，余俱微细。谓曰：此由见块医块，不究其源而误治也。初起时块必不坚，以峻猛之药攻之，真气内乱，转护邪气为害。如人撕打，扭结一团，逆紧不散，其实全是空气聚成，非如女子月经凝而不行，即成血块之比。观两尺脉洪盛，明是肾气传于膀胱，因服破气药多，膀胱之气不能传前后二便而出，乃结为石块耳。治法须内收肾气，外散膀胱之气，以解其厥结，三剂可愈也。先以理中汤加附子五分，块即减十之三，再用桂、附大剂，腹中气响甚喧，三块一时顿没。然有后患者，肾气之收藏未固，膀胱之气化未旺，倘犯房室，块必再作。乃用补肾药加桂、附，多加河车为丸，取其以胞补胞而助膀胱之化源也。服之后，方不畏寒，腰围渐大，年余且得子。

（《古今医案按》）

医案三

治一婢，色紫，稍肥，性沉多忧，年四十，经不行三月矣。小腹当中一块，渐如炊饼。脉皆涩，重按稍和，块按则痛甚，试扪之，高半寸。予《千金》硝石丸，至四五次，彼忽自言乳头黑，且有汁，恐是孕。予曰：涩脉无孕之理。又与三五帖，脉稍虚豁。予悟曰：药太峻矣。令止前药，用四物汤，倍白术，佐以陈皮、炙甘草，至三十帖，候脉充。再与硝石丸，至四五次，忽自言块消一晕，便令勿予。又半月，经行痛甚，下黑血近半升，内有如椒核者数十粒，而块消一半，又来索药。晓之曰：块已破，勿再攻，但守禁忌，次月经行，当自消尽。已而果然。大凡攻击之药，有病即病受之，邪轻则胃受伤矣。夫胃气，清纯中和者也。唯与谷肉果菜相宜，药石皆偏胜之气，虽参、芪性亦偏，况攻击者乎？此妇胃气弱，血亦少，若待块尽而却药，胃气之存者几希矣。

（《古今医案按》）

医案四

郭某，女，33岁。初诊：1988年3月6日。患者于7年前无明显诱因出现腰痛，腹痛，经期加重，周身乏力，腰背酸软，记忆力下降，双目晕花，月经正常。B超提示子宫前位，双角子宫，稍增大，约 8.0 cm × 5.3 cm × 3.6 cm，壁边欠规整，其内回声不均匀，在子宫前壁可查到 2.6 cm × 2.2 cm 回声增强结节，子宫后壁不清楚，回声减弱。提示"子宫肌瘤"。现腰背痛，酸胀，腹痛时发，经期诸症明显加重，经期尚准，带下较多，色粉红，或黄白相兼，身乏无力，恶寒，双目晕花，面部可见红色皮疹，瘙痒难耐，头晕，咽干，牙痛，牙龈红肿，时有鼻衄，记忆力下降，心烦易怒，食纳呆，大便溏稀，入睡难，小便调。舌暗红，苔薄黄，脉沉细弦。中医诊断："癥瘕"，证属气滞血瘀。西医诊断："子宫肌瘤"。治法：行气化瘀，软坚散结。桂枝茯苓丸加味。处方：桂枝10 g，泽泻9 g，生牡蛎

20 g，白芥子 10 g，白鲜皮 10 g，茯苓 30 g，桃仁 12 g，夏枯草 15 g，鹿角粉 10 g，地肤子 10 g，牡丹皮 12 g，赤芍 15 g，薏苡仁 30 g。14 剂，水煎服。

二诊：服后腰背痛减轻，头脑转清醒，面部皮疹已消失，有时腹部发凉，倦怠乏力，纳食尚欠佳，二便已调。舌暗红，苔薄黄，脉沉细弦。仍有气滞血瘀成结。治法：益气行气，化瘀散结。守方加柴胡、枳壳。处方：桂枝 10 g，泽泻 9 g，生牡蛎 20 g，白芥子 10 g，白鲜皮 10 g，茯苓 30 g，桃仁 12 g，夏枯草 15 g，鹿角粉 10 g，地肤子 10 g，牡丹皮 12 g，赤芍 15 g，薏苡仁 30 g，柴胡 10 g，枳壳 6 g。30 剂，水煎服。

三诊：服药后诸症大减，近日感冒体温 38.1 ~ 38.5 ℃，咽痛，鼻衄，眼花头痛，口干渴，背痛身紧，纳食已好，睡眠可，二便调。舌尖红有瘀点，苔腻，脉弦细数。痰聚成核，阻滞气血，加之时感外邪。治宜化核消痰，活血化瘀，宣肺清热。桂枝茯苓丸加味。处方：桂枝 10 g，桃仁 12 g，生牡蛎 20 g，白果 5 g，茯苓 30 g，赤芍 15 g，浙贝母 20 g，牡丹皮 12 g，青黛 3 g，天竺黄 10 g。7 剂，水煎服。

四诊：药后发热已退，咽痛已消，牙痛，牙龈肿痛，腰背酸软，纳呆，有时头晕，双目晕花，劳累过度则失眠。舌暗淡有齿痕，苔白而干，脉弦细。痰核未消，尚有虚火。治宜消核散结，清退虚火。方用桂枝茯苓丸加味。处方：桂枝 10 g，牡丹皮 12 g，赤芍 15 g，黄柏 10 g，茯苓 30 g，桃仁 12 g，薏苡仁 30 g，泽泻 10 g，升麻 3 g，土茯苓 15 g，建神曲 12 g。7 剂，水煎服。

五诊：服上方后，精神大好，月经正常，病证治则同前。效不更方，继用上方 7 剂。

六诊：患者时有目眩，乏力，纳食不香，其他诸症缓解。舌暗淡有齿痕，脉弦细。建议做 B 超复查。仍属痰核血瘀。治宜消核散结，活血化瘀，和中理气。方用桂枝茯苓丸加味。处方：桂枝 10 g，牡丹皮 12 g，赤芍 15 g，焦三仙（焦山楂、焦神曲、焦麦芽）各 10 g，茯苓 30 g，桃仁 12 g，生牡蛎 20 g，鹿角霜 10 g，升麻 3 g，土茯苓 15 g。14 剂，水煎服。

七诊：B 超复查提示子宫肌瘤消失。时有头晕，乏力，纳食差，其余诸症消失。舌暗淡有瘀斑，脉细弦。痰核虽解，瘀血未除，谨守病机。治则同前，守方加生麦芽、谷芽各 9 g。30 剂，水煎服。15 年后随访，其病始终未再复发，诸症消失。停药 1 年后顺产 1 女，体健，至今已 14 岁。

（《内科临证医案》）

第四章 鼓 胀

一、概念

鼓胀系因情志失调，饮食不节等原因致肝、脾、肾三脏受损，气、血、水停积腹内，引起的以腹胀大如鼓，皮包苍黄，脉络暴露为主要症状的一种病证。古代医籍中称之为单腹胀、蛊胀、蜘蛛蛊等。

鼓胀为临床常见多发的病证，许多肝系疾病如胁痛、黄疸、积聚、肝癌失治，终至形成鼓胀，因此鼓胀是临床重证，古代医家把它列为"风、痨、鼓、膈"四大顽证之一。

二、源流

本病最早见于《灵枢·水胀》《素问·腹中论》，对其病名、症状、治疗法则等有了概括性认识。汉代《金匮要略》论述颇详。晋代葛洪首次提出放腹水的治法。隋代巢元方的《诸病源候论》明确提出鼓胀的病因与寄生虫有关。金元时期对本病的认识有了很大发挥，进一步阐明"诸病有声，鼓之如鼓，皆属于热"的观点，治法上有主攻、主补的不同论争，深化了鼓胀的研究。主攻派以张从正为代表，他提倡用舟车丸、禹功丸等攻下药治疗为主。补派以朱丹溪为代表，主张养正补虚治之。金元时期通过学术争鸣，促进了鼓胀研究的发展。明清时期，确立了鼓胀的病机为气、血、水互结的本虚标实的病理观，治法上更加灵活多样，《医门法律》确立了鼓胀为气、血、水内停的病理观；《医宗金鉴》提出了攻补兼施的治则。明清积累了宝贵的经验，至今仍有效地指导着临床实践。

三、病因病机

（一）病因

鼓胀的病因有酒食不节、情志所伤、虫毒感染、病后续发（黄疸、积聚日久）四个方面。

1. 酒食不节

嗜酒过度，或恣食肥甘厚腻，或湿热蕴结中焦，清浊相混，气机阻滞，肝失疏泄，气血郁滞；肝郁克脾，脾虚及肾，肾开合不利，导致气、血、水内停而形成鼓胀。

2. 情志所伤

忧思恼怒致肝气郁结，气滞日久而生瘀血。肝郁克脾，脾运失职，水湿内停，气血水湿蕴结，日久不化形成鼓胀。

3. 虫毒感染

血吸虫流行区域，捕鱼、游泳感染血吸虫，阻塞经隧，脉道不通，内伤肝脾，气滞血瘀，清浊相混，水液停积而成鼓胀。

4. 黄疸、积聚日久

黄疸迁延，湿邪蕴阻，肝脾受损，气滞血瘀；积聚气血瘀滞日久，脉络壅塞，脾肾两伤，水湿内停，从而发为鼓胀。

（二）病机

1. 基本病机

鼓胀的病机重点为肝、脾、肾三脏受损，气滞、血瘀、水饮互结腹内。

2. 病位

本病病位主在肝、脾、肾三脏，由肝、脾累及于肾。肝主藏血，主疏泄，肝病则气血瘀滞，积聚内生，进而横逆乘脾；脾主运化，脾病则水湿内聚，进而土壅木郁，以致肝脾俱病。病延日久，累及于肾，肾关开合不利，水湿不化，终至气、血、水停积。

3. 病性

本病总属本虚标实，初起多实，后期多属本虚标实，或以本虚为主。

4. 病机转化

鼓胀脾肾阳虚，湿浊内生，上蒙清窍，导致神志昏迷；或正气衰败，气阴涸竭，导致亡阴亡阳之脱证；或因阴虚郁热，蒸液生痰，痰热扰心，引动肝风，出现神昏谵语、厥证等险恶证候。

四、中医诊断依据

1. 临床表现

初起脘腹作胀，腹部膨大，食后尤甚，叩之呈鼓音或移动性浊音。继则腹部胀满高于胸部，重者腹壁青筋暴露，脐孔突出。

2. 病史

往往有胁痛、黄疸、积聚等病史。

3. 辅助检查

腹部 B 超、X 线食管钡餐造影、CT 检查和腹水检查、肝功能检查等有助于诊断。

五、常见临床证型及治法

（一）辨证要点

1. 辨新久缓急

鼓胀虽然病程较长，但在缓慢发病当中又有缓急之分。若鼓胀在半月至1 个月之间不断进展，为缓中之急，多为阳证、实证；若鼓胀迁延数月，则为缓中之缓，多属阴证、虚证。

2. 辨气、血、水

腹部膨隆，脐突皮光，叩之如鼓，以气滞为主；腹大状如蛙腹，按之如囊裹水，以水饮为主；腹胀大，内有瘀积疼痛，外有赤丝血缕，则以血瘀为主。

（二）治疗原则

因本病的病理性质为本虚标实，所以攻补兼施是鼓胀的治疗准则。早期以祛邪为主，补虚为辅，根据病邪的不同，分别采用理气祛湿、行气活血、健脾利水、清热利湿等法，必要时可暂用峻剂逐水。后期以补虚为主，祛邪为辅，宜温肾健脾，滋养肝肾。总之，补虚不忘实，泻实不忘虚，切忌一味攻伐，导致正气不支，邪恋不去，出现危象。

（三）分证论治

1. 气滞湿阻

症状：腹部胀大，按之不坚，胁下胀痛，饮食减少，食后胀甚，得嗳气或矢气后稍舒，小便短少，或下肢水肿。舌淡红，苔薄白腻，脉弦。

病机：肝郁气滞，脾失健运，湿阻中焦，浊气充塞，故腹胀，饮食减少，食后胀甚；肝失条达，胁络不和，故胁下胀痛；嗳气、矢气后气机暂得舒畅，则胀势略减；气壅湿阻，水道不利，故小便短少，下肢水肿；苔薄白腻、脉弦为肝郁湿阻之象。

治法：疏肝理气，健脾化湿。

方药：柴胡疏肝散合胃苓汤。

气滞偏重者以柴胡疏肝散为主方，湿阻偏重者以胃苓汤为主方，气滞湿阻均重者，二方合用。

2. 寒湿困脾

症状：腹大胀满，按之如囊裹水，脘腹痞胀，得热稍舒，身体困重，怯寒懒动，或下肢水肿，小便短少，大便溏薄。舌淡，苔白腻，脉弦迟。

病机：脾阳不振，水湿停聚，故腹大胀满，按之如囊裹水；寒水相搏，中焦气机不利，故脘腹痞胀，得热稍舒；寒湿困脾，肾阳不足，气化失司，故小便短少，下肢水肿，大便溏薄；怯寒神疲，苔白腻，脉弦迟为湿胜阳微之象。

治法：温中健脾，化湿利水。

方药：实脾饮。

3. 湿热蕴结

症状：腹大坚满，脘腹绷急，外坚内胀，烦热口渴，渴不饮水，小便赤涩，大便秘结或溏垢，面目肌肤发黄。舌边尖红，苔黄腻，或灰黑而润，脉弦数。

病机：湿热蕴结，水势壅盛，则腹大坚满，脘腹绷急，外坚内胀；湿热上蒸故烦热口渴，渴不欲饮；湿热壅阻，肝胆疏泄不利，胆汁外溢，故面目肌肤发黄；湿热阻滞气机，故小便赤涩，大便秘结或溏垢不爽；舌边尖红，苔黄腻或灰黑而润，脉弦数，为湿热内阻之象。

治法：清热利湿，攻下逐水。

方药：中满分消丸合茵陈蒿汤、舟车丸。

舟车丸中，甘遂、大戟、芫花攻逐水饮；大黄、黑丑荡涤泻下，使水从二便分消；青皮、陈皮、槟榔、木香理气行水，气行则水行；轻粉走而不守，逐水通便，但轻粉燥烈有毒，应严格掌握剂量，内服量为 0.1 ~ 0.3 g。舟车丸每服 3 ~ 6 g，视病情与服药后反应掌握用量。

4. 肝脾血瘀

症状：腹大坚满，青筋暴露，胁腹刺痛，拒按，面色暗黑，面颈胸臂有血痣，口渴不欲饮，大便色黑，唇紫。舌质紫红或有紫斑，脉弦细涩或芤。

病机：肝脾血瘀，隧道不通，水气内聚，故腹大坚满，脉络怒张，胁腹刺痛；瘀热蕴阻下焦，病邪日深，入肾则面色暗黑，入血则面颈胸臂出现血痣；瘀血水浊互结，故口渴不欲饮；瘀血不去，血不归经，胃肠道出血，则便血色黑；舌紫红、有瘀斑，唇紫，脉弦涩均为瘀血停滞之征。

治法：活血化瘀，行气利水。

方药：调营饮加减。

5. 脾肾阳虚

症状：腹大胀满，形如蛙腹，撑胀不甚，朝宽暮急，面色苍黄，脘闷纳呆，畏寒肢冷，小便不利。舌质淡胖，有齿痕，苔白厚腻、水滑，脉沉弱。

病机：脾肾阳虚，水湿内停，故腹大胀满，形如蛙腹，入暮尤甚。水湿中阻故脘闷纳呆；阳虚气化不利，故小便短少。脾肾阳虚，失却温煦故畏寒肢冷。舌体淡胖，有齿痕，苔水滑，脉沉弱，实为脾肾阳衰、水湿内停之征。

治法：温补脾肾，化气利水。

方药：附子理中丸合五苓散、济生肾气丸。

6. 肝肾阴虚

症状：腹大坚满，甚则青筋暴露，形体消瘦，面色晦滞，唇紫，小便短少，口燥咽干，心烦少寐，牙齿出血，鼻出血。舌红绛少津，脉弦细数。

病机：肝肾阴虚，气机郁滞，津液不能输布，水湿停聚于内，故腹大胀满，小便短少；血行涩滞，瘀血阻络，则青筋暴露，面色晦滞，唇紫；阴虚内热，则口干咽燥；虚热扰心，则心烦少寐；虚火灼伤血络，则齿、鼻出血；舌红绛少津，脉细数皆为肝肾阴虚之征。

治法：滋养肝肾，化瘀利水。

方药：六味地黄丸、猪苓汤、膈下逐瘀汤。

六、相关现代诊疗疾病类型

鼓胀病证，可与西医多种疾病相联系，如肝硬化、腹腔内肿瘤、结核性腹膜炎等形成的腹水，均可参照本章辨证论治。

七、相似病证的鉴别诊断

水肿是指体内水液滞留，泛滥肌肤，引起局部或全身水肿的一种病证。严重的水肿患者可出现胸腔积液、腹水，因此，需与鼓胀做出鉴别诊断。水肿病证病位多在肌肤，其基本病机为肺、脾、肾三脏失调，水液泛滥于肌肤。其临床表现为初起从眼睑开始，继则延及头面四肢以至全身，亦有从下肢开始水肿，后及全身，皮色不变。后期病势严重，可见腹胀满、不能平卧等症。

鼓胀病位在腹部，其病机为肝、脾、肾功能失调，气、血、水互结于腹内。其临床表现为腹部胀大，甚则腹大如鼓，初起腹部胀大但按之柔软，逐渐坚硬，至脐心突起，四肢消瘦，皮色苍黄。晚期可出现四肢水肿，甚则吐血、昏迷等危象。

八、名家临证类案

医案一

朱某，男，59 岁，2003 年 9 月 23 日初诊。

主诉：腹胀，食后胀甚加重 2 周。

病史：患者自诉平时腹胀，食后胀甚，大便时干时稀，曾服用多种中西药物，病情时好时坏。近 2 周腹胀加重，腹满，按之不坚，胁下痞胀，食后作胀，嗳气后稍减，小便短少，大便 2 日一解，饮食尚可。

体检：腹部膨隆柔软，按之不坚，叩之呈鼓音，肝肋下未及，脾肋下约 3 cm。舌苔白腻，脉弦。肝功能提示：白蛋白 29 g/L，球蛋白 40 g/L，白球比例约为 1：1.41。肝脾 B 超示：肝表面不光滑，肝区光点粗密，分布不均，并可见多个小结节；门脉内径 1.3 cm，脾厚 4.6 cm。

诊断：鼓胀（气滞湿阻证）。

治法：疏肝理气，运脾利湿。

方药：柴胡疏肝散合胃苓汤加减。柴胡 5 g，香附 10 g，郁金 10 g，青皮 10 g，川芎 10 g，桂枝 10 g，苍术 10 g，厚朴 5 g，陈皮 6 g，猪苓 10 g，茯苓 10 g，甘草 5 g。7 剂，水煎服，每日 1 剂，早晚分服。

按：本证因肝郁气滞，脾运不健，湿浊中阻，方选柴胡疏肝散合胃苓汤加减。方中以柴胡、川芎、香附加郁金、青皮疏肝解郁为主，陈皮、甘草顺气和中，苍术、厚朴行湿散满，猪苓、茯苓健脾利湿，桂枝辛温通阳，助膀胱之气化而增强利水之力。此为疏肝理气之治疗鼓胀的常用方法之一，既能改善腹胀，又能助脾运湿，常见药物有柴胡、郁金、陈皮、香附等。

（《中医内科学教学医案选编》）

医案二

阎某，男，31 岁，2013 年 5 月 23 日初诊。

主诉：腹水 8 个月。

病史：1 年前自觉纳差不适，继而恶心，腹胀嗳气，厌食，脘腹渐大，有发热。经中西医治疗数日热退，但腹水如故，转中医治疗。

体检：腹部胀大，颜面及四肢消瘦，两胁痞塞，扪之腹部坚硬，小便黄少，大便干黑，面色晦暗，纳食尚可，脉沉涩而弦，舌质紫暗，苔腻。

中医诊断：鼓胀（气滞湿阻证）。

西医诊断：肝硬化合并腹水。

治法：疏肝解郁，健脾利温，行气消积。

方药：自拟方。柴胡 12 g，黄芩 10 g，黄芪 30 g，白术 12 g，茯苓 15 g，丹参 30 g，白芍 15 g，防己 10 g，乌药 12 g，青皮 12 g，厚朴 12 g，槟榔 12 g，半夏 6 g。7 剂，水煎服，每日 1 剂。

按：本案病机主要是肝失条达，肝木不得疏泄，使脾土不得运化，致成气滞血瘀，水湿停滞，故治当行气消积速逐水邪，然因合并外感发热，未急用去菀陈莝之剂，恐其邪陷，初以柴胡、黄芩、青皮、乌药疏解调理少阳之机，并佐以黄芪、白术、白芍、丹参扶正活血。本病属沉疴痼疾，由于攻补有法，选药精专，故收效满意。

（《中医内科学教学医案选编》）

医案三

杨某，男，49 岁，1981 年 9 月 28 日初诊。

主诉：脘腹胀满、神疲体倦 7 个月。

病史：患者于 1981 年 2 月自觉脘腹胀满，食后加重，神疲体倦。5 月因劳累过度致病情加重，腹胀尤甚，入某医院诊治，查肝功能异常，诊断为肝硬化腹水，经该院用中药治疗，服攻下剂舟车丸等，腹胀大不减，患者要求转院治疗。就医时诉神倦无力，腹胀食后更甚，大便溏泄而不实，小便短少。

体检：面色萎黄，形体瘦削，颜面及四肢中度浮肿，腹部胀大，按之有水，腹围 78 cm，舌苔白腻，脉象沉细而缓。

诊断：鼓胀（寒湿困脾证）。

治法：温阳行水，健脾理气。

方药：实脾饮合附子理中汤加减。红参 6 g，茯苓 15 g，草果仁 9 g，附片 6 g，木香 9 g，大腹皮 9 g，白术 12 g，泽泻 12 g，椒目 3 g，干姜 3 g，猪苓 12 g。7 剂，水煎服，每日 1 剂，早晚分服。

服上方 10 剂后，小便由原来每天 300 mL 增至 500 mL，腹围由 78 cm 减至 75 cm，原方连服 1 个月，腹胀全消，饮食渐增，大便正常，精神转佳，小便每日增至 1500 mL，腹围减至 67 cm，自觉症状明显减轻。仍以原方加当归以养血调血，黄芪益气，服药 2 月余，面色转红润，体力增加，体重增加 5 kg，临床症状基本消失。

按：中医认为本病多与酒食不节、情志失调或黄疸、积聚等病迁延失治有关。本例患者由于病久不愈，加之劳累太过，正气耗损，脾阳不振，水湿停聚，蓄而不行，故腹大胀满，按之有水。中焦纳运升降失职则食后胀甚，大便稀溏。脾病日久，气血生化减少，形体失养，故见面色萎黄、形体瘦削、神疲乏力。由于脾肾阳气在生理上有相互资生、相互促进的作用，若水湿困阻脾阳日久，必伤肾阳，以致肾之蒸化水液功能失调，水液不行，故小便短少；水无出路，泛溢肌肤，则面浮肢肿；苔白腻，脉弦细而缓，均为水湿内盛、中阳不振之象。综合脉症辨析，证属脾阳不振、气滞水停，故选用实脾饮合附子理中汤加减以温阳运脾利水，使阳气振奋，气机调畅而获良效。

（《中医内科学教学医案选编》）

第五章　眩　晕

一、概念

眩晕是以头晕眼花为主要临床表现的一类病证。眩即眼花或眼前发黑、视物模糊，晕是指头晕或感觉自身、外界景象物体旋转。眩和晕两者往往同时出现，故统称为"眩晕"。眩晕轻证闭目可止，眩晕重证则如坐车船，旋转不定，患者不能站立，或伴有恶心呕吐、汗出、面色苍白等症状。

二、源流

眩晕最早见于《黄帝内经》，称为"眩冒"。《灵枢·海论》云："髓海不足，则脑转耳鸣，胫酸眩冒，目无所见，懈怠安卧。"《灵枢·口问》云："上气不足，脑为之不满，耳为之苦鸣，头为之苦倾，目为之眩。"《灵枢·卫气》云："上虚则眩。"以上均认为眩晕以虚为主。《素问·至真要大论》中"诸风掉眩，皆属于肝"，指出眩晕与肝关系密切。汉代张仲景认为痰饮是眩晕发病的原因之一，并且用泽泻汤及小半夏加茯苓汤治疗。宋代以后，进一步丰富了对眩晕的认识。严用和《重订严氏济生方·眩晕门》指出"所谓眩晕者，眼花屋转，起则眩倒是也，由此观之，六淫外感，七情内伤，皆能所致"，首次提出了外感六淫和七情内伤导致眩晕的学说。《丹溪心法·头眩》指出"头眩，痰挟气虚并火，治痰为主，挟补气药及降火药。无痰则不作眩，痰因火动，又有湿痰者，有火痰者"，提出了"无痰则不作眩"说。明代张介宾则认为，眩晕的病因病机为"虚者居其八九，而兼火兼痰者，不过十中之一二"，强调"无虚不作眩"。明代虞抟《医学正传·眩晕》指出"眩晕者，中风之渐也"，认为眩晕与中风之间有一定的联系。

三、病因病机

眩晕多因情志内伤、饮食劳倦及病后体虚，导致气血肾精亏虚、脑髓失养，或由肝阳痰火上逆，扰动清窍所致。①情志内伤：素体阳盛，加之恼怒过度，肝阳上亢，阳升风动，发为眩晕。或因长期忧郁过度，气郁化火，使得肝阴暗耗，阳亢风动，上扰清窍，发为眩晕。②饮食不节：饮食不节导致脾胃损伤，气血生化乏源，清窍失养。或嗜酒肥甘，饥饱劳倦失常，脾胃健运失司，聚湿生痰，痰湿中阻，清阳不升，浊阴不降，引发眩晕。③年高肾亏：年老肾亏，髓海不足，脑髓不充。或肾阴素亏，肝失所养，以致阴虚阳亢，发为眩晕。④病后体虚：大病久病或大失血之后，气血两虚，清阳不展，脑失所养，发为眩晕。久病伤肾，肾精亏虚，髓海失充，发为眩晕。⑤跌仆、外伤：头部外伤，气滞血瘀，痹阻清窍，发为眩晕。

眩晕的病位在头窍，病变脏腑以肝为主，涉及脾、肾。肝为风木之脏，其性主动主升。若情志过激，可致阳升风动。或肝肾阴虚，水不涵木，阳亢于上。或气火暴升，上扰头目，发为眩晕。脾胃为气血生化之源，若脾胃虚弱，气血不足，清窍失养，或脾失健运，痰浊上扰清窍，可致眩晕。肾主骨生髓充脑，肾精亏虚，髓海失充，亦可发为眩晕。

眩晕病理因素以风、火、痰、瘀为主。风火源于肝肾，脾为生痰之源，三者相互联系，可见风火相煽，风痰上扰，或痰热上蒙，甚或风火痰浊阻滞清窍。病理性质有虚有实，肝阳上亢，痰浊中阻，瘀血阻络所致病者属实；气血亏虚，髓海空虚，肝肾不足所致病者属虚。虚实之间可相互兼夹或转化，但以虚者居多。若为中年以上，肝阳亢逆，肝阳化风上扰，往往有转为中风、晕厥的可能。

四、中医诊断依据

患者头晕目眩，视物旋转，轻者闭目即止，重者如坐车船，甚则仆倒，可伴有恶心呕吐、眼球震颤、耳鸣耳聋、汗出、面色苍白等症状。本病多为慢性起病，反复发作，逐渐加重，也有急性起病者。

五、常见临床证型及治法

（一）分证论治

1. 肝阳上亢

症状：眩晕耳鸣，头痛且胀，遇劳累、恼怒加重，肢体麻木震颤，失眠多梦，急躁易怒，舌红，苔黄，脉弦。

病机：肝阳上亢，扰动清窍则眩晕头痛且胀。肝阳上亢，心神不宁，故急躁易怒，失眠多梦。肝肾阴虚，筋脉失养，故肢体麻木震颤。

治法：平肝潜阳，滋养肝肾。

方药：天麻钩藤饮。

常用天麻、钩藤、石决明平肝息风。黄芩、栀子清肝泻火。杜仲、桑寄生补益肝肾。茯神、夜交藤养血安神定志。益母草活血利水，牛膝引血下行。

加减：阴虚较盛，舌红少苔，脉弦细数者，加生地黄、麦冬、玄参滋补肝肾之阴。肝阳化火，肝火上炎，眩晕、头痛较甚，耳鸣、目赤、口苦、脉弦数者，加龙胆草、菊花、夏枯草清肝泻火。便秘者，加大黄、芒硝，或以当归龙荟丸通腑泄热。

2. 痰浊上蒙

症状：眩晕，头重昏蒙，视物旋转，胸闷恶心，呕吐痰涎，食少多寐。苔白腻，脉弦滑。

病机：痰浊中阻，上蒙清窍，浊阴不降，清阳不升，则眩晕头重如蒙。痰浊中阻，气机不利，故胸闷恶心。呕吐痰涎为痰浊内盛之象，食少多寐为脾气虚弱的表现。

治法：燥湿祛痰，健脾和胃。

方药：半夏白术天麻汤。

常用半夏、陈皮燥湿化痰。茯苓、白术健脾除湿。甘草、生姜、大枣健脾和胃。天麻养肝息风。

加减：头晕头胀，多寐，苔腻者，加藿香、佩兰、石菖蒲醒脾化湿开窍。频繁呕吐者加代赭石、竹茹和胃降逆止呕。脘闷、纳呆、腹胀，加厚朴、白蔻仁、砂仁理气化湿健脾。耳鸣者加葱白、郁金、石菖蒲通阳开窍。

痰浊郁而化热,眩晕头目胀痛,心烦口苦,苔黄腻,脉弦滑者,可用黄连温胆汤清化痰热。素体阳虚,痰从寒化,痰饮内停,上犯清窍者,可用苓桂术甘汤合泽泻汤温化痰饮。

3. 瘀血阻络

症状:眩晕头痛,兼见健忘,失眠,心悸,精神不振,耳鸣耳聋,面唇紫暗。舌有瘀点或瘀斑,脉弦涩或细涩。

病机:瘀血阻络,气血不畅,脑失所养,故见眩晕、健忘、耳鸣耳聋。脑络不通,故头痛。心血瘀阻,心神失养,故心悸失眠。

治法:活血化瘀,通窍活络。

方药:通窍活血汤。

常用赤芍、川芎、桃仁、红花活血化瘀通络。麝香芳香走窜,开窍散结止痛。葱白散结通阳,大枣益气养血。

加减:气虚,神疲乏力,少气自汗者,可重用黄芪以补气固表,益气行血。畏寒肢冷,感寒加重者,可加附子、桂枝温经活血。

4. 气血亏虚

症状:头晕目眩,动则加剧,遇劳则发,面色苍白,爪甲不荣,神疲乏力,心悸少寐,纳差食少,便溏。舌淡,苔薄白,脉细弱。

病机:气血亏虚,清阳不展,脑失所养,发为眩晕。劳则气耗,故动则加剧。血不养心则心悸少眠,气血两虚不能上荣头面,充盈脉络,故面色苍白,爪甲不荣。神疲乏力则是气虚之象。

治法:补血养气,健运脾胃。

方药:归脾汤。

常用黄芪、人参、白术、当归健脾益气生血。龙眼肉、茯神、远志、酸枣仁养心安神。木香理气醒脾。

加减:气虚卫阳不固,自汗,易于感冒者,则重用黄芪,加防风、浮小麦益气固表敛汗。脾虚湿盛,便溏或泄泻者,可加薏苡仁、泽泻、炒扁豆健脾利水。气损及阳,畏寒肢冷,腹中冷痛者,加桂枝、干姜温中散寒。血虚较甚,面色苍白无华者,加熟地黄、阿胶、紫河车养血补血,重用黄芪以补气生血。中气不足,清阳不升,时时眩晕,气短乏力,纳差神疲,便溏下坠,脉象无力者,可用补中益气汤。

5. 肾精不足

症状:眩晕久发不已,视力减退,两目干涩,少寐健忘,心烦口干,神疲乏力，耳鸣，腰膝酸软，遗精。舌红，苔薄，脉弦细。

病机：肾精不足，髓海空虚，脑失所养，故眩晕、耳鸣、健忘。肾精不能养肝，肝阴不足，故两目干涩、视力减退。肾精不足，故腰膝酸软、遗精。阴虚内热，心神不安，故心烦口干、少寐。

治法：补肾填精。

方药：左归丸。

常用熟地黄、山茱萸、山药滋阴补肾。枸杞子、菟丝子补益肝肾，鹿角胶助肾气，三者生精补髓。牛膝强肾益精，龟甲胶滋阴降火，补肾壮骨。

加减：阴虚火旺，咽干口燥，五心烦热，潮热盗汗者，加鳖甲、知母、青蒿滋阴清热。心肾不交，失眠，多梦，健忘者，加阿胶、酸枣仁、柏子仁养心安神。阴损及阳，肾阳虚明显，四肢不温，形寒怕冷，精神萎靡，舌淡脉沉者，可用右归丸温补肾阳，填精补髓。

（二）针灸治疗

1. 眩晕实证

治法：平肝潜阳，化痰定眩。取穴以足少阳、足厥阴、督脉穴为主。

主穴：百会、风池、太冲、内关。

配穴：肝阳上亢，配行间、侠溪、太溪。痰湿中阻，配头维、中脘、丰隆。高血压，配曲池、足三里。颈性眩晕，配风府、天柱、颈夹脊。贫血，配膏肓、膈俞。

方义：眩晕病位在脑，脑为髓海，督脉入络于脑，故选百会，清头目，止眩晕。风池为近部取穴，疏调头部气机。太冲为足厥阴肝经原穴，可平肝潜阳。内关为八脉交会穴，通于阴维脉，既可宽胸理气、和胃化痰，又与太冲相配以助平肝之功。

操作：毫针泻法。针刺风池穴应正确把握针刺的方向、角度和深度。

2. 眩晕虚证

治法：益气养血，益精定眩。以督脉和相应背俞穴为主。

主穴：百会、风池、肝俞、肾俞、足三里。

配穴：气血两虚，配气海、脾俞、胃俞。肾精不足，配太溪、悬钟、三阴交。贫血，配膏肓、膈俞。神经衰弱，配内关、神门、三阴交。

方义：百会、风池缓急定眩。肝俞、肾俞为背俞穴，能滋补肝肾，益精填髓，培元固本。足三里补益气血，充髓止晕。

操作：百会、风池平补平泻，余穴补法。可灸。

六、相关现代诊疗疾病类型

眩晕是一种运动性或位置性错觉，造成人与周围环境空间关系在大脑皮质中反应失真，产生旋转、倾倒及起伏等感觉。眩晕与头昏不同，后者表现为头重脚轻、步态不稳等。临床上按眩晕的性质，其可分为真性眩晕和假性眩晕。存在自身或对外界环境空间位置的错觉为真性眩晕，而仅有一般的晕动感并无对自身或外界环境空间位置错觉称假性眩晕。按病变的解剖部位可将眩晕分为系统性眩晕和非系统性眩晕，前者由前庭神经系统病变引起，后者由前庭系统以外病变引起。

1. 系统性眩晕

系统性眩晕是眩晕的主要病因，按照病变部位和临床表现的不同又可分为周围性眩晕与中枢性眩晕。前者指前庭感受器及前庭神经颅外段（未出内听道）病变而引起的眩晕，眩晕感严重，持续时间短，常见于梅尼埃病、良性发作性位置性眩晕、前庭神经元炎、迷路卒中等病。后者指前庭神经颅内段、前庭神经核、核上纤维、内侧纵束、小脑和大脑皮质病变引起的眩晕，眩晕感可较轻，但持续时间长，常见于椎基底动脉供血不足、脑干梗死、小脑梗死或出血等病。

2. 非系统性眩晕

非系统性眩晕临床表现为头晕眼花、站立不稳，通常无外界环境或自身旋转感或摇摆感，很少伴有恶心、呕吐，为假性眩晕。常由眼部疾病（眼外肌麻痹、屈光不正、先天性视力障碍）、心血管系统疾病（高血压、低血压、心律不齐、心力衰竭）、内分泌代谢疾病（低血糖、糖尿病、尿毒症）、中毒、感染和贫血等疾病引起。

七、相似病证的鉴别诊断

1. 眩晕与中风

中风以猝然昏仆、不省人事、口舌㖞斜、半身不遂、失语，或不经昏仆，仅以㖞僻不遂为主要症状。中风昏仆与眩晕重证相似，眩晕甚者可出现仆倒，但无半身不遂及不省人事、口舌㖞斜诸症。也有部分中风患者，以眩晕、头痛为先兆表现，故临证应当注意中风与眩晕的区别与联系。

2. 眩晕与厥证

厥证以突然昏仆、不省人事、四肢厥冷为特征，发作后可在短时间内苏醒，严重者可一厥不复而死亡。眩晕甚者也有欲仆或晕眩仆倒的表现，但眩晕患者无昏迷、不省人事的表现。

八、名家临证类案

医案一

《内经》曰：诸风掉眩，皆属于肝木。又曰：岁木太过，风气流行，脾土受邪，民病飧泄食减，甚则忽忽善怒，眩冒巅疾。虽为气化之所使然，未必不由气体之虚衰耳！其为气虚肥白之人，湿痰滞于上，阴火起于下，是以痰挟虚火，上冲头目，正气不能胜敌，故忽然眼黑生花，若坐舟车而眩运也，甚而至于卒倒无所知者有之，丹溪所谓无痰不能作眩者，正谓此也。若夫黑瘦之人，躯体薄弱，真水亏欠，或劳役过度，相火上炎，亦有时时眩运，何湿痰之有哉？大抵人肥白而作眩者，治宜清痰降火为先，而兼补气之药。人黑瘦而作眩者，治宜滋阴降火为要，而带抑肝之剂。抑考《内经》有曰：风胜则地动。风木太过之岁，亦有因其气化而为外感风邪而眩者，治法宜祛风顺气，伐肝降火，为良策焉。外有因呕血而眩冒者，胸中有死血迷闭心窍而然，是宜行血清心自安。医者宜各类推而治之，无有不瘥者也。

（虞抟·《医学正传·眩运》）

医案二

眩谓眼黑眩也，运如运转之运，世谓之头旋是也。《内经》论眩，皆属肝木。丹溪论眩，主于补虚治痰降火。仲景治眩，亦以痰饮为先也。赵以德曰：丹溪先生主火而言者，道也。然道无所之而不在，道之谓何？阴阳水火是也。其顺净清谧者水之化，动扰挠乱者火之用也。脑者，地气之所生，故藏于阴，目之瞳子，亦肾水至阴所主，所以二者皆喜静谧而恶动扰，静谧则清明内持，动扰则掉扰散乱，是故脑转目眩者，皆由火也。《灵枢》曰：五脏六腑之精气，皆上注目而为之精，筋骨血气之精与脉并为目系，上属于脑，后出于项中，故邪中于项，因逢其身之虚，其入深，则随眼系以入于脑，入于脑则脑转，脑转则引目系急，目系急则目眩以转矣。所谓邪者，风寒湿热内外之诸邪也。

　　然诸邪尽谓以火之所成眩者何？《内经》谓诸风掉眩，皆属肝木者，是专言风邪矣。《素问玄机原病式》释之曰：风火皆属阳，多为兼化，阳主乎动，两动相搏，则头目为之眩晕而旋转，火本动也，焰得风则自然旋转，于是乎掉眩。掉，摇也，眩，昏乱眩晕也，此非风邪之因火所成者欤。然风有内外，外入者，兼火化者则如是。若内发者，尤是因火所生之风也。及诸篇中考之，有谓厥阴司天，客胜，耳鸣掉眩。厥阴之胜者亦然。此司天之气，从上受者，外入者也。又谓发生之纪，与岁木运太过，皆掉眩巅疾，善怒。肝脉太过，善忘，忽忽冒眩巅疾。又徇蒙招尤，过在足少阳、厥阴者，言目睛动蒙暗也。巢氏亦谓胁下痛头眩者，肝实也。此或得于肝脏，应天气者所动，或因本脏虚实之气自动，皆名之为风，非火之烈焰，何能上于巅也。至于木郁之发，甚则耳鸣眩转，目不识人，善暴僵仆者，尤是肝木中火发之甚也。此天气内应于脏，与肝虚实之气动者，是皆名内发之风者也。又谓太阳之胜，热反上行，头项顶脑中痛，目如脱。注文谓寒气凌逼，阳不胜之，太阳之气，标在于巅，入络于脑，故病如是。谓太阳司天，善悲，时眩仆。《灵枢》谓邪在心者病亦同。二者皆是邪逼于心下，致神志不安则悲，心火不行则妄动上炎。谓太阴之复，阴气上厥，饮发于中，头项胸痛而掉瘛尤甚。注文谓湿气内逆，寒气不行，太阳上留，故为是病。谓太阴在泉，病冲头痛，目似脱。注文云亦是足太阳病也。谓太阴司天，头项痛，善眩。《灵枢》谓邪在肾，颈项时眩。此皆湿邪害肾，逼太阳之气留于上而然也。至于《金匮要略》谓心下有支饮，其人苦冒眩者，亦是格其心火不行而上冲也。谓尺脉浮为伤肾，趺阳脉紧为伤脾，风寒相搏，食谷即眩。谓阳明脉迟，食难用饱，饱则发烦头眩。二者因脾胃虚而阳气不足，所以外见迟紧之脉，内受湿饮之郁，不足之微阳者，始与所郁之热，并而冲上于胸目也。用此比类言之，则眩晕之病，非一邪而可终。若夫太乙天真元气，皆得胃脘之阳以行于周身，分三阴三阳之经脉。六气应天之阴阳，运行于表者，谓之六化。布五行于五脏，属之气，应地之阴阳运行于里者，谓之五阳。虽然表里固分为二，及乎一经合一脏相通气而行，则表里必似二而一，一而二者也。悉如其天之有德、有化、有用、有变于气交者，备在身形之中。《经》曰：成败倚伏，皆生于动，动之清静则生化治，动之躁乱则苛疾起。自此言之，掉眩由人气所动者，岂止如《金匮要略》所云湿饮而已。若此五阳六化妄动而病者，又可胜数哉。且夫凡有过节，即随其所动，经脏之气而妄起，因名曰厥阳之火。厥阳之火有五，谓之五邪。五邪之变，遂胜克之病作。又或肾水不足，或精血伤败，不能制其五阳之火独光，或中土虚衰，不能提防下气之逆，则龙雷之火得以震动于巅，诸火上至于头，重则搏击为痛，轻则旋转为眩晕矣。夫如是比类之，道在经有之，诸治病循法守度，援物比类，化之冥冥，循上及下。何必守经，不引比类，是知不明也，其此之谓欤。或曰：治诸邪当何如？曰：夫火因动而起，但各从其所动之因而治之。因实热而动者，治其热。因邪搏击而动者，治其邪。因厥逆逼上者，下治所厥之邪。因阴虚而起者，补其因，抑其阳，按而收之。因阳虚而气浮上者，则补其阳，敛其浮游之气。因五志而动者，各安其脏气以平之。因郁而发者，治其所郁之邪，开之、发之。因精血不足者补之，不已，则求其属以衰之。因胜克而动者，从盛衰之气而补泻之。

　　中气虚衰而动者，补其土以安之。上焦清明之气虚，不能主持而动者，亦当补中焦之谷气，推而扬之。因五脏六腑上注之精气不足而动者，察其何者之虚而补之。如是，虽不专治其火，而火自息矣。凡治百病之由火而生者皆然，非唯掉眩而已。严氏云：外感六淫，内伤七情，皆能眩晕，当以脉证辨之。风则脉浮有汗，项强不仁，《局方》消风散、《本事》川芎散、羚羊角散、都梁丸、青州白丸子。寒则脉紧无汗，筋挛掣痛，不换金正气散加芎、芷、白芍药，甚则姜附汤、《济生》三五七散。暑则脉洪大而虚，自汗烦闷，黄连香薷饮、十味香薷饮、消暑丸。湿则脉细沉重，吐逆涎沫，肾着汤加川芎名除湿汤、渗湿汤、《济生》芎术散。风热，羌活汤、钩藤散。寒湿，芎术除眩汤、理中汤，仍吞来复丹，甚者养正丹。七情相干，眩晕欲倒，用十四友丸、安肾丸二药夹和，以《和剂》七气汤送下，仍间用乳香泡汤下。有气虚者，乃清气不能上升，或汗多亡阳所致。当升阳补气，黄芪、人参、白术、川芎、当归、甘菊花、柴胡、升麻之类。《直指方》云：淫欲过度，肾家不能纳气归元，使诸气逆奔而上，此眩晕出于气虚也，宜益气补肾汤。有血虚者，乃因亡血过多，阳无所附而然，宜益气补血芎归汤。《直指方》云：吐衄崩漏，肝家不能收摄荣气，使诸血失道妄行，此眩晕生于血虚也，宜补肝养荣汤。有因虚致晕，虽晕醒时面常欲近火，欲得暖手按之，盖头面乃诸阳之会，阳气不足故耳。丹溪云：一男子年七十九岁，头目昏眩而重，手足无力，吐痰口口相续，左手脉散大而缓，右手缓而脉大不及于左，重按皆无力，饮食略减而微渴，大便三四日一行。众人皆与风药，至春深必死。予曰：此大虚证，当以补药作大剂服之。众怒而去。予教用人参、当归身、黄芪、芍药、白术，浓煎作汤使，下连柏丸三十粒。如此者服一年半，而精力如少壮时。连柏丸，冬加干姜少许，余三时皆依本法。连柏皆姜汁炒为细末，又以姜汁煮糊为丸。东垣云：范天骧之内，素有脾胃之病，时显烦躁，胸中不利，大便不通，初冬出外晚归，为寒气怫郁，闷乱大作，火不得伸故也。医疑有热，治以疏风丸。大便行而病不减，又疑药力少，复加七八十丸，下两行，前证仍不减，复添吐逆，食不能停，痰吐稠黏，涌出不止，眼黑头眩，恶心烦闷，气短促，上喘无力，不欲言，心神颠倒，兀兀不止，目不敢开，如在风云中，头苦痛如裂，身重如山，四肢厥冷，不得安卧。予谓前证乃胃气已损，复下两次，则重损其胃，而痰厥头痛作矣。制半夏白术天麻汤治之而愈。

中脘伏痰，呕逆眩晕，旋覆花汤主之。《金匮》方：卒呕吐，心下痞，膈间有水，眩悸者，小半夏加茯苓汤主之。假令瘦人脐下有悸，吐涎沫而头眩，此水也，五苓散主之。又云：心下有支饮，短气倚息，形如肿，为支饮。其人苦冒眩，泽泻白术汤主之。泽泻五两，白术二两，水二升，煮一升，分温再服。痰闭不出者，吐之。青黛散搐鼻取涎，治眩神效。头风眩晕，可用独圣散吐之，吐讫可用清上辛凉之药，防风通圣散加半夏等味。仲景云：此痰结胸中而致也。大小便结滞者，微利之，河间搜风丸。体虚有寒者，温之。仲景云：风虚头重眩，苦极，不知食味，暖肌补中益精气，白术附子汤主之。肝厥，状如痫疾，不醒呕吐，醒后头虚运发热，用麻黄、钩藤皮、石膏、干葛、半夏曲、柴胡、甘草、枳壳、甘菊为粗末，每服四钱，水一钟半，生姜三片，枣一枚，同煎至八分，去渣温服。钩藤散，钩藤、陈皮、半夏、麦门冬、茯苓、石膏、人参、甘菊、防风各等份，甘草减半，为粗末，每服四钱，水一钟半，生姜七片，煎八分温服。戴复庵云：有眩晕之甚，抬头则屋转，眼常黑花，观见常如有物飞动，或见物为两，宜小三五七散。或芎附汤、生料正元饮加鹿茸一钱，下灵砂丹；或用正元饮加炒川椒一十五粒，下茸朱丸。若不效，则独用鹿茸一味，每服半两，用无灰酒一盏半，煎至一盏，去滓，入麝香少许服。缘鹿茸生于头，头晕而治以鹿茸，盖以类相从也。曾有头痛不愈，服茸朱丹而效。上一条，为虚寒者设也。若实热者用之殆矣。故丹溪云：眩晕不可当者，大黄三次酒炒干为末，茶调下，每服一钱至二钱。

刘宗厚以眩晕为上实下虚所致，而又明之曰：所谓虚者，血与气也；所谓实者，痰涎风火也。是固然矣。然《针经·胃风篇》云：上虚则眩。又《素问·五脏生成篇》云：徇蒙招尤，目冥耳聋，下实上虚。蒙，昏冒也，招，摇掉也，瞑，黑眩也，即眩晕之证。则刘氏所称，无乃与之冰炭乎？盖知虚者正气虚，实者邪气实，邪之所凑，其气必虚，留而不去，其病为实。则虚即实，实即虚，何冰炭之有。然亦当从寸部以定虚实。上虚者，以鹿茸法治之。上实者，以酒大黄法治之。《本事方》治虚风头旋，吐痰涎不已，以养正丹主之，称其升降阴阳，补接真气，非止头旋而已。严氏云：世所谓气不归元，而用丹药镇坠、沉香除气之法。盖香窜散气，丹药助火，其不归之气，岂能因此而复耶！《内经》云：治病必求其本。气之归，求其本，而用药则善矣。诊：左手脉数热多，脉涩有死血。右手脉实痰积，脉大是久病。

（王肯堂·《眩晕准绳·杂病》）

医案三

《经》曰：因于风，欲如运枢，起居如惊，神气乃浮。《内经》论眩，皆属于木，属上虚。仲景论眩，以痰饮为先。丹溪论眩，兼于补虚治痰降火。

戴复庵云：有头风证，耳内常鸣，头上如有鸟雀啾啾之声，切不可全谓耳鸣为虚，此头脑挟风所致。有眩晕之甚，抬头则屋转，眼常黑花，观见常如有物飞动，或见物为两，宜三五七散，或秘旨正元散加鹿茸，兼进养正丹。不效，一味鹿茸，每服半两，酒煎去滓，入麝少许，缘鹿茸生于头，头晕而主以鹿茸，盖以类相从也。曾有服头痛药不愈，服茸朱丹而效，此为虚寒也，若实者用之，殆矣。故丹溪曰：眩晕不可当者，大黄三次酒炒干为末，茶调下，每服一钱至二钱。刘宗厚曰：眩晕乃上实下虚所致，所谓虚者，血与气也，所谓实者，痰涎风火也。经云：上虚则眩。又云：徇蒙招尤，目瞑耳聋，下实上虚。则与刘氏所称，无乃冰炭乎？盖邪之所凑，其气必虚，留而不去，其病为实，亦何冰炭之有。然当以脉法辨之，寸口大而按之即散者为上虚，以鹿茸法治之；寸口滑而按之益坚者为上实，以酒大黄法治之。

外感六淫，内伤七情，皆能眩晕，然无不因痰火而作。谚云：无火不动痰，无痰不作眩。须以清火豁痰为主，而兼治六淫之邪，无不愈者。风寒在脑，或感邪湿，头眩重痛欲倒，呕逆不定，《三因》芎辛汤。冒雨或中湿眩晕呕逆，头重不食，本方去细辛、芽茶加半夏、茯苓。恶风眩晕，头旋眼黑恶心，见风即复作者，半夏苍术汤。风虚眩晕多痰，导痰汤加天麻。肾气素虚而逆者，沉香降气下养正丹，不应，八味丸。风热眩晕眼掉，川芎茶调散。痰厥眩晕，半夏白术天麻汤。痰火眩晕者，二陈汤加白术、川芎、天麻；有热，更加山栀、黄芩。七情郁而生痰，亦令头眩，但见于郁悒之人及妇女辈，二陈加木香、丁香、白术、砂仁。早起眩晕，须臾自定，乃胃中老痰使然，古方用黑锡丹劫之，不若青礞石丸镇坠，后用理中丸调理。痰结胸中，眩晕恶心，牙皂末和盐汤探吐，吐定，服导痰汤。劳役过度，眩晕发热者，补中益气汤加天麻；兼呕逆，六君子汤；气虚而喘，加黄芪；阴虚火炎痰盛，少加熟附子，煎成加姜汁、竹沥。因虚致眩，虽定后，而常欲向火，欲得暖手按者，阳气不足故也，附子理中汤。淫欲过度，肾与督脉皆虚，不能纳气归源，使诸逆奔上而眩晕，六味丸加沉香、鹿茸，名香茸八味丸。肥白人眩晕，清火降痰为先，而兼补气药。黑瘦人眩晕，滋阴降火为要，而带抑肝之剂。胸中有死血，作痛而眩，饮韭汁酒良。诊：左手脉数热多，脉涩有死血，浮弦为肝风。右手脉实痰积，脉大是久病，虚大是气虚。

　　石顽治司业董方南夫人，体虽不盛，而恒有眩晕之疾，诊其六脉皆带微弦，而气口尤甚。盖缘性多郁怒，怒则饮食不思，恒服消导之味，则中土愈困，饮食皆化为痰，痰从火化而为眩晕矣，岂平常肥盛多湿之痰可比例乎！为疏六君子方，水泛为丸，服之以培中土，中土健运，当无敷化不及，留结为痰而成眩晕之虑，所谓治病必求其本也。

　　朔客梁姓者，初至吴会，相邀石顽往诊。时当夏月，裸坐盘餐，倍于常人，而形伟气壮，热汗淋漓于头项间，诊时不言，所以切其六脉沉实，不似有病之脉，唯两寸略显微数之象，但切其左，则以右掌抵额；切其右，则易左掌抵额，知其肥盛多湿，而夏暑久在舟中，时火鼓激其痰，而为眩晕也。询之果然。因与导痰汤加黄柏、泽泻、茅术、厚朴，二服而安。

　　又治松陵贡士吴友良，年逾古稀，头目眩晕，乃弟周维，素擅岐黄，与补中益气数服，始用人参一钱，加至三钱，遂痞满不食，坐不得卧三昼夜，喃喃不休。仲君孝廉谦六，相延石顽往候。见其面赤，进退不常，左颊聂聂瞤动。诊其六脉皆促，或七八至一歇，或三四至一歇，询其平昔起居，云是知命之年，便绝欲自保，饮啖自强，此壮火灼阴而兼肝风上扰之兆。与生料六味除去茱萸，易入钩藤，大剂煎服，是夜即得酣寝。其后或加鳖甲，或加龙齿，或加枣仁。有时妄动怒火，达旦不宁，连宵不已，则以秋石汤送灵砂丹，应如桴鼓。盛夏酷暑，则以小剂生脉散代茶，后与六味全料调理，至秋而安。

　　（《中医非物质文化遗产临床经典名著：张氏医通》）

医案四

曹某，62岁，1987年10月17日急诊。患者于昨晚1时许，睡梦中突然剧烈心跳惊醒。随觉脐下有气上攻，呕吐痰涎不止，头痛、眩晕，不能自持，觉整座房屋如走马灯，旋转不停，心中恐惧，闭目宁神亦无济于事。约十分钟后稍好，移时又发作如前。天亮后请西医检查，心脏、血压正常，诊为梅尼埃病。

询知患者一生嗜酒如命，痰湿内蕴。近来郁怒伤肝，致痰随气升，犯胃则呕，凌心则悸，上冲清窍则眩迷。且患者年高，肾亏于下，冲脉不守，冲气挟痰饮上攻，故见上症。诊脉沉滑，舌胖苔腻。考痰饮之为病，其本在肾。肾虚则命门火衰，脾胃失其温煦，则饮食不化精微，化为痰涎。饮属阴邪，子时阳气大虚，阴气独盛，故病作。《金匮》治饮有三方："支饮，其人苦冒眩，泽泻汤主之""卒呕吐，心下痞，膈间有水，眩悸者，小半夏加茯苓汤主之""干呕，吐涎沫，头痛者，吴茱萸汤主之"。本例患者，三证悉具，当三方合用。更加紫石英、生龙牡、活磁石温肾镇冲，协调上下。泽泻90 g，白术36 g，野党参、吴茱萸（开水冲洗7次）各30 g，炙甘草15 g，生半夏、茯苓、紫石英、生龙牡、活磁石各30 g，姜汁20 mL，大枣20枚。浓煎，缓缓呷饮，呕止后每次200 mL，3小时1次，日夜连服2剂。

10月18日再诊，已能下床活动，腻苔退净，唯觉腰困如折，予原方去吴茱萸（性躁烈，为开冰解冻圣剂，只可暂用），加肾四味（枸杞、菟丝子、补骨脂、仙灵脾），滋养肝肾，又服3剂而愈，追访2年未犯。

按：梅尼埃病，一般认为起因于自主神经功能失调，导致迷路痉挛，继而使内淋巴液产生过多，吸收障碍，致迷路水肿，内淋巴压力增高，内耳末梢器缺氧、变性而成本病。对病理、病机虽了如指掌，但无有效疗法。

本病相当于中医学之"眩晕"。其病因、病机，古人有"无虚不作眩，无痰不作眩，无火不作眩"之论述。根本之点，在一"虚"字。由虚生痰，为本病之主因。或肾阳虚，火不生土，脾失健运，痰湿内生。或肾阴虚，五志过极化火，津液熬炼成痰。痰既成则随气升降，无处不到。入于经络则疼痛、麻木、瘫痪、结核，入于肌腠则凝滞成痛，犯肺为咳为喘，凌心则悸，犯胃则呕，冲于上则眩晕，入于脑络则为痰厥、癫痫、痴呆、昏迷，流于下则为痿痹、鹤膝、骨疽。总之，痰生百病，怪病多痰。中医之"痰饮"，包罗甚广。凡人体上下内外各部，头脑五官，脏腑肢节，一切由整体失调，导致之局部病理渗出物、赘生物，皆可以从痰饮论治。内耳迷路痉挛、积水，自也包括在内。《金匮要略》关于痰饮患者的病因、病机、症状的描述，与现代内耳眩晕病，可说十分契合。篇中三方，实为本病之特效疗法。泽泻汤中，泽泻利水排饮，使水饮从小便而去，白术补中燥湿，以杜生痰之源，使痰饮不再复聚。小半夏加茯苓汤降逆止呕利水化饮。吴茱萸汤暖肝和胃，降逆补虚，温化寒饮。三方合用，使浊阴下泻，清阳上升。吴茱萸更擅解一切痉挛，迷路之痉挛解，积水去，耳窍复清虚之常，其症自愈。李可治此症约2000余例，用此方约占2/3。若久病五脏受损过甚，则又当随证辨治，不可执一。

（《李可老中医急危重症疑难病经验专辑》）

医案五

眩晕反复发作，伴耳鸣、恶心、呕吐，动则尤甚的症状，临床十分常见，西医谓之"梅尼埃病"，为内耳淋巴积水和迷路水肿所致。积水、水肿何由而生，至今原因不明。故仅以镇静、血管扩张、自主神经调整药对症治疗，别无良法，疗效甚微。陈潮祖教授早年通过系统研究仲景治眩心法，并结合临床所见，发现患此症者，大多身体素质较差，肺脾肾三脏偏虚者尤其多见的特点，究明眩晕一症，多为浊阴上泛，蒙蔽清阳所致。其所以然之理，在于肺主气而司宣降，虚则宣降易失而清气不布；脾主运化而升清，虚则运化易碍而清阳不升；肾主温煦而泄浊，虚则气化无力而浊阴不降。故治当补虚泄浊。昧者不识，多以"阴虚阳亢，肝风上扰"立说，机械照搬张锡纯"镇肝熄风汤"治之，效验者十不过一二。为救时弊，陈教授以仲景五苓散化裁而成"定眩饮"，经长期临床验证，效如桴鼓。全方组成：人参10 g，白术5 g，天麻10 g，半夏20 g，茯苓30 g，泽泻30 g，桂枝60 g。

按：方中人参补益肺脾肾三脏元气而振奋清阳，白术健脾除湿而布运水津，半夏化饮降逆而引流下趋，茯苓、泽泻利水渗湿而排泄浊阴，桂枝温经散寒，上通肺窍，下暖命门，最能推动三焦气化流行，既助人参布张清阳，又助苓泽泻浊散阴。眩晕病发于巅，多兼风象，故佐天麻以息风宁神。全方共奏补虚泻浊，凝神定眩之功。注：舌红少苔者非本方所宜。

（《重订古今名医临证金鉴：眩晕卷》）

医案六

赵某，女，30岁，1991年5月就诊。因患"多发性动脉炎"于成都市某医院治疗3月余，血压一直持续在23.94～27.93/17.29～21.28 kPa不降，病情无法好转，患者及其家属焦急，来院求治。刻诊：患者头晕头痛，目眩，口苦心烦，心下痞闷，纳谷不香，腹微胀满，大便不爽，小便黄，舌苔浊腻略黄，中心板结，舌质红，右脉沉弦，细而有力，左脉隐匿不见。根据脉证辨析，断其为湿热痰浊食滞阻碍中焦，脾胃升降失常，致使上下不交。遂用涤痰消滞、苦辛开泄，佐以芳香渗利为法。处方：菖蒲6 g，郁金12 g，浙贝12 g，半夏12 g，枳实12 g，陈皮10 g，焦栀12 g，连翘12 g，白蔻仁12 g（打烂，后下），神曲12 g，茵陈20 g，通草6 g，滑石20 g。服药2剂后复诊，头痛略减，苔黄较前为甚，余症无明显变化。仍于原方去滑石、连翘，易为玄明粉、厚朴，以荡涤湿热痰浊宿滞。再诊时，谓服药后果然泻下黏腻浊物甚多，心烦大减，腹胀、黄腻苔亦除，已思饮食，检查血压降至18.62/11.97 kPa，继续治疗，血压很快恢复正常。后又以宣痹通络、活血化瘀，调理气血，补益脾胃之品为丸，以巩固疗效，一年余诸症消失，基本康复，恢复工作。

按：脾胃为人体气机上下升降之枢轴，故斡旋中气，即升脾降胃，升清降浊之法，实为调整全身气机之关键，无论是枢轴不转，还是升降失常，皆当以斡旋中气为要。本案乃湿热痰浊食滞阻于中焦，致使清阳不升，浊阴不降，导致血压高居不降，脘痞腹胀，大便不爽。陈氏抓住主要矛盾，以苦辛通降为主，浊阴得降，清阳自升。此乃"上工平气"之确证。

（《重订古今名医临证金鉴：眩晕卷》）

第六章　头　痛

一、概念

头痛是指以患者自觉头部疼痛为主要症状的一种病证，可发生于多种急慢性疾病过程中。

二、源流

头痛首载于《内经》，称为"首风""脑风"，外感与内伤是其主要病因。《素问·风论》谓"新沐中风，则为首风""风气循风府而上，则为脑风"，并认为六经病变皆可导致头痛。汉代张仲景《伤寒论》中论及太阳、阳明、少阳、厥阴病头痛的症状，并列举了头痛的不同治疗方药，如厥阴头痛，"干呕，吐涎沫，头痛者，吴茱萸汤主之"。元代李杲《内外伤辨惑论》将头痛分为外感头痛和内伤头痛，并补充了太阴头痛和少阴头痛。朱丹溪在《丹溪心法·头痛》论及痰厥头痛和气滞头痛，并提出分经论治的观点，至今对临床仍有指导意义。部分医著中还记载有"头风"一名，如明代王肯堂在《证治准绳·头痛》中的论述较为准确："浅而近者名头痛，其痛卒然而至，易于解散速安也。深而远者为头风，其痛作止不常，愈后遇触复发也。"清代王清任《医林改错·头痛》大力倡导瘀血头痛之说："查患头痛者无表证，无里证，无气虚、痰饮等证，忽犯忽好，百方不效，用此方（血府逐瘀汤）一剂而愈。"至此，对头痛的认识逐渐得到了丰富。

三、病因病机

头痛多因六淫外邪上犯清窍或情志不畅，劳倦体虚，饮食不节，跌仆损伤等导致肝阳上扰，痰瘀痹阻脑络，或精气亏虚，经脉失养。①外感六淫：

多由起居不慎，感受风、寒、湿、热之邪。因风为六淫之首，风为百病之长，坐卧当风，以风邪为主或夹杂其他邪气，上扰清窍，经脉绌急而发病。②情志失调：忧郁恼怒，情志不遂，肝失条达，气郁阳亢，或肝郁化火，阳亢火生，上扰清窍而致头痛。③饮食劳倦，久病体虚：脾胃为后天之本，气血生化之源。饮食不节，脾失健运，痰湿内生，阻塞气机，清阳不升，清窍被蒙而致头痛。脾胃虚弱，气血生化不足，或久病体虚，致气血亏虚，脑脉失养而致头痛。④先天不足，房事不节：肾为先天之本，肾主骨生髓，髓上通于脑。若先天禀赋不足，房劳过度，使肾精亏损，肾虚不能生髓，脑髓空虚，清窍失养而致头痛。⑤头部外伤：跌仆闪挫，头部外伤，导致气血滞涩，瘀血阻于脑络，不通则痛。或各种头痛迁延不愈，久病入络，也可转变为瘀血头痛。

头痛病位在头，头为"诸阳之会""清阳之府"，又为髓海所在，居于人体最高位。五脏六腑之精气皆上注于头，手足三阳经亦上循头面。若六淫之邪上犯清窍，阻遏清阳，或肝郁阳亢，上扰清窍，或痰瘀痹阻经络、壅遏经气，或气血亏虚，肾精不足，头部经脉失养而挛急，均可导致头痛的发生。

头痛可分为外感和内伤两大类。外感头痛多为外邪上扰清窍，阻遏清阳，壅滞经络。风为阳邪，易袭阳位，故外感头痛以风邪为主，且多兼杂他邪。若风邪夹寒，凝滞血脉，则脉道不通，不通则痛。风邪夹热，风热炎上，侵扰清窍，头窍被扰，而发生头痛。风邪夹湿，阻遏阳气，清窍被蒙，可致头痛。内伤头痛多与肝、脾、肾三脏密切相关。肝郁化火，阳亢火炎，上扰头窍。或脾虚化源不足，气血亏虚，清阳不升，清窍失养。或脾失健运，痰浊内生，清窍蒙蔽。或肾精亏虚，脑髓失养，均可导致头痛。若因头部外伤瘀阻脑络，脉络不通，不通则痛，或久病入络，亦可发生头痛。

外感头痛病理性质属实，内伤头痛气血亏虚、肾精不足属虚，肝阳、痰浊、瘀血所致头痛多属实证。虚实在一定条件下可以转化，如痰浊中阻日久，脾胃受损，气血生化不足，营血亏虚，头窍失养，也可转化为气血亏虚之头痛。肝阳上亢，肝火上炎日久，阳热伤阴，肾虚阴亏，可转化为肾精亏虚之头痛，或转化为阴虚阳亢、虚实夹杂之头痛。各种头痛迁延不愈，久病入络，均可转变为瘀血头痛。

四、中医诊断依据

患者以头部疼痛为主症，为一侧或双侧，或全头部疼痛，呈跳痛、灼痛、胀痛、重痛、刺痛等不同表现，痛甚者伴恶心呕吐。外感头痛多是急性发作，且伴有外感表证。内伤头痛多反复发作，病史较长。头痛可因七情、劳累、产后、月经周期等因素诱发或加重。

五、常见临床证型及治法

（一）分证论治

1. 外感头痛

（1）风寒头痛

症状：头痛连及项背，痛势较剧烈，常伴有拘急收紧感，或伴有恶风畏寒，遇风尤剧，口不渴，苔薄白，脉浮紧。

病机：风寒外袭，上犯巅顶，凝滞经脉，故头痛连及项背。寒为阴邪，主收引凝滞，故伴有拘急收紧感。风寒束表，卫阳被遏，故恶风畏寒，遇风尤剧。口不渴则表明没有发热。

治法：疏风散寒止痛。

方药：川芎茶调散。

常用川芎祛风止痛，荆芥、细辛、白芷、防风、羌活疏风解表，散寒止痛，薄荷清利头目，清茶上清头目。寒邪侵于厥阴经脉，巅顶头痛，用吴茱萸汤温散寒邪，降逆止痛。寒邪客于少阴经脉，头痛，足寒，用麻黄附子细辛汤加白芷、川芎温经散寒止痛。

（2）风热头痛

症状：头痛而胀，甚则头痛如裂，发热或恶风，面红耳赤，口渴喜饮。舌尖红，苔薄黄，脉浮数。

病机：风热外袭，上扰清窍，故头痛而胀，甚则如裂。风热上扰，故面红耳赤。风热犯表，则发热或恶风。热为阳邪，灼热伤津，故口渴喜饮。

治法：疏风清热和络。

方药：芎芷石膏汤。

常用川芎祛风止痛，石膏清热和络，白芷、羌活、藁本疏风通窍止痛，菊花疏散风热。

加减：烦热口渴，舌红少津，加天花粉、石斛清热生津。便秘，口舌生疮，可用黄连上清丸泄热通腑。

（3）风湿头痛

症状：头痛如裹，肢体困重，胸闷纳呆，大便溏薄，小便不利。苔白腻，脉濡滑。

病机：风湿上蒙头窍，困遏清阳，故头痛如裹，脾为湿困，脾阳不达四肢，故肢体困重，湿邪困脾，健运失司，故胸闷纳呆，大便溏薄，湿邪内蕴肠道，分清泌浊失职，故小便不利。

治法：祛风胜湿通窍。

方药：羌活胜湿汤。

常用羌活、独活、藁本、防风、蔓荆子祛风除湿散寒止痛，川芎通窍止痛。

加减：胸闷脘痞，腹胀便溏，加厚朴、苍术、佩兰燥湿宽中理气消胀。恶心呕吐，加法半夏、生姜、代赭石降逆止呕。

2. 内伤头痛

（1）肝阳头痛

症状：头昏胀痛，或抽掣而痛，两侧为重，头晕目眩，心烦易怒，夜寐不宁，口苦胁痛，面红耳赤，舌红苔黄，脉弦数。

病机：肝阳上亢，上扰清窍，故头昏痛胀，或抽掣而痛。头两侧属少阳，枢机不利，故头痛以两侧为中。

治法：平肝潜阳，息风止痛。

方药：天麻钩藤饮。

常用天麻、钩藤、石决明平肝潜阳息风，栀子、黄芩清泻肝火，桑寄生、杜仲补肾阴而涵肝木，牛膝引血下行，益母草活血调血，茯神、夜交藤宁心安神。

加减：肝郁化火，肝火上炎，加夏枯草、龙胆草。兼肝肾亏虚，水不涵木，头晕目涩，视物不明，加枸杞子、山茱萸、女贞子。头痛且目眩，肢体麻痹、震颤，加牡蛎、龙骨、珍珠母、龟甲重镇潜阳。

（2）痰浊头痛

症状：头痛昏蒙，胸脘满闷，纳呆呕恶，倦怠无力，舌淡，苔白腻，脉滑或弦滑。

病机：脾失健运，痰浊中阻，上蒙清窍，故头痛昏蒙，痰浊阻滞中焦，故胸脘满闷，纳呆呕恶，倦怠无力。

治法：健脾燥湿，化痰降逆。

方药：半夏白术天麻汤。

常用法半夏、生姜、陈皮和中化痰降逆，茯苓、白术健脾化湿，天麻平肝息风。

加减：痰湿郁久化热，口苦便秘，加黄芩、竹茹、胆南星或用黄连温胆汤。胸闷呕恶甚者，加厚朴、枳壳、代赭石和中降逆。

（3）气血亏虚

症状：头痛绵绵，两目畏光，午后更甚，神疲乏力，面色㿠白，心悸少寐，舌淡，苔薄，脉弱。

病机：气血亏虚，清阳不升，清窍失养，故头痛隐隐。血虚心失所养，则心悸、失眠。

治法：益气养血，活络止痛。

方药：八珍汤。

常用党参、熟地黄益气养血，茯苓、白术健脾燥湿，当归、白芍养血和营，炙甘草和中益气，川芎活血行气，生姜、大枣调和营卫。

加减：气虚较重，神疲乏力，重用党参、白术，或用人参养荣汤益气养血。

（4）肾虚头痛

症状：头痛且空，眩晕耳鸣，腰膝酸软，神疲乏力，滑精带下，舌淡苔滑，脉沉细无力。

病机：肾精亏虚，髓海不足，脑窍失养，故头痛且空，眩晕耳鸣。腰为肾府，肾虚不能主骨，故腰膝酸软。男子肾虚精关不固则遗精，女子带脉失约则带下。

治法：养阴补肾，填精生髓。

方药：大补元煎。

常用熟地黄、山药、枸杞子、山茱萸补肾填精，人参、当归、炙甘草益气养血，杜仲益肾壮腰。偏于肾阳虚，治宜温补肾阳，用金匮肾气丸或右归丸。头痛而晕，面颊红赤，证属肾阴亏虚，虚火上炎，可去人参，加知母、黄柏以滋阴泻火，或用知柏地黄丸。

（5）瘀血头痛

症状：头痛经久不愈，痛处固定不移，痛如锥刺，日轻夜重，或有头部外伤史，舌紫暗，或有瘀斑、瘀点，苔薄白，脉细或细涩。

病机：瘀血阻窍，络脉滞涩，不通则痛，故头痛经久不愈，且痛处固定不移，痛如锥刺，夜则阴气盛，气血运行不畅，故头痛日轻夜重。

治法：活血化瘀，通窍止痛。

方药：通窍活血汤。

常用麝香开窍通闭，活血通络，桃仁、红花、川芎、赤芍、酒活血化瘀，生姜、葱白通阳行血。头痛较剧，久痛不已，酌情可加虫类搜风通络之品，如全蝎、蜈蚣、地龙等。

（二）针灸治疗

经络辨证：枕部痛或者疼痛下连于项，为太阳头痛。额痛或兼眉棱骨痛、鼻根痛，为阳明头痛。两侧头痛，为少阳头痛。巅顶痛或痛连于目系，为厥阴头痛。

治法：调和气血，通络止痛。根据疼痛部位局部选穴，配合循经远端取穴以之为主。

主穴：百会、太阳、风池、合谷、阿是穴。

配穴：太阳头痛，配天柱、后溪、昆仑。阳明头痛，配印堂、内庭。少阳头痛，配率谷、外关、足临泣。厥阴头痛，配四神聪、太冲、内关。风寒头痛，配风门、列缺。风热头痛，配曲池、大椎。风湿头痛，配头维、阴陵泉。肝阳上亢头痛，配太溪、太冲。痰浊头痛，配中脘、丰隆。瘀血头痛，配血海、膈俞。血虚头痛，配脾俞、足三里。

方义：百会、太阳、风池、阿是穴，可疏导头部经气。风池为足少阳胆经与阳维脉的交会穴，能够祛风活血、通络止痛。合谷为行气止痛要穴，善治头面诸疾。诸穴合用，共奏通经活络止痛之效。

操作：毫针刺，虚补实泻。寒证可加灸。头痛剧烈者，于阿是穴可采用强刺激和久留针。瘀血头痛可在阿是穴点刺出血。

六、相关现代诊疗疾病类型

头痛指外眦、外耳道与枕外隆突连线以上部位的疼痛，主要表现为全头或局部的胀痛或钝痛、搏动性疼痛、头重感、戴帽感或勒紧感等，同时可伴有恶心、呕吐、眩晕、视力障碍等。临床上，多种疾病均可引起不同类型的头部疼痛，根据发生的速度、疼痛的部位、发生及持续的时间、疼痛的程度、疼痛的性质和伴随症状等可对头部疼痛加以鉴别。全头痛可能的病因有脑肿瘤、颅内出血、颅内感染、紧张性头痛、低颅压性头痛等。侧头痛可能的病因有血管性偏头痛、鼻窦炎性头痛、耳源性头痛、牙源性头痛等。前头痛可能的病因有颅后窝肿瘤、小脑幕上肿瘤、鼻窦炎性头痛、丛集性头痛等。眼部头痛可能的病因有高颅压性头痛、丛集性头痛、青光眼、一氧化碳中毒性头痛。双颞部头痛可能的病因有垂体瘤、蝶鞍附近肿瘤等。枕颈部头痛可能的病因有蛛网膜下腔出血、脑膜炎、颅后窝肿瘤、高颅压性头痛、高血压头痛、肌挛缩性头痛等。

七、相似病证的鉴别诊断

1. 头痛与眩晕

头痛与眩晕可单独出现，也可同时出现，二者对比，头痛之病因有外感与内伤两方面，眩晕则以内伤为主。临床表现，头痛以疼痛为主，实证较多，而眩晕则以昏眩为主，虚证较多。

2. 真头痛与一般头痛

真头痛为头痛的一种特殊重症，其特点为起病急骤，多表现为突发的剧烈头痛，持续不解，阵发加重，手足逆冷至肘膝，甚至呕吐如喷，肢厥，抽搐。本病凶险，应与一般头痛区别。

八、名家临证类案

医案一

头痛多主于痰，痛甚者火多。有可吐者，可下者。清空膏治诸头痛，除血虚头痛不可治（出《东垣试效方》）。血虚头痛，自鱼尾上攻头痛，用芎归汤。古方有追涎药。

头痛须用川芎，如不愈，各加引经药。太阳川芎，阳明白芷，少阳柴胡，太阴苍术，少阴细辛，厥阴吴茱萸。如肥人头痛是湿痰，宜半夏、苍术；如瘦人是热，宜酒制黄芩、防风。如感冒头痛，宜防风、羌活、藁本、白芷；如气虚头痛，宜黄芪、酒洗生地黄、南星、秘藏安神汤；如风热在上头痛，宜天麻、蔓荆子、台芎、酒制黄芩；如苦头痛，用细辛；如形瘦苍黑之人头痛，乃是血虚，宜当归、川芎、酒黄芩；如巅顶痛，宜藁本、防风、柴胡。东垣云：巅顶痛须用藁本，去川芎。且如太阳头痛，恶风，脉浮紧，川芎、羌活、独活、麻黄之类为主；少阳头痛，脉弦细，往来寒热，柴胡为主；阳明头痛，自汗，发热恶寒，脉浮缓长实，升麻、葛根、石膏、白芷为主；太阴头痛，必有痰，体重或腹痛，脉沉缓，以苍术、半夏、南星为主；少阴头痛，足寒气逆，为寒厥，其脉沉细，麻黄、附子、细辛为主；厥阴头痛，或吐痰沫，厥冷，其脉浮缓，以吴茱萸汤主之；血虚头痛，当归、川芎为主；气虚头痛，人参、黄芪为主；气血俱虚头痛，调中益气汤内加川芎三分，蔓荆子三分，细辛二分，其效如神。又有痰厥头痛，所感不一，是知方者体也，法者用也，徒知体而不知用者弊，体用不失，可谓上工矣。

（《丹溪心法·头痛》）

医案二

《内经》曰：新沐中风，则为首风。又曰：首风之状，头面多汗，恶风，当先风一日则病甚，头痛不可以出内，至其风日则病少愈。东垣曰：《金匮真言论》曰：东风生于春，病在肝，腧在颈项，故春气者病在头。又诸阳会于头面，如足太阳之脉病冲头痛，足少阳之脉病头角颔痛，夫风从上受之，风寒伤上，邪从外入，客于经络，令人振寒，头痛身重恶寒，治在风池、风府，调其阴阳，不足则补，有余则泻，汗之则愈，此伤寒头痛也。头痛耳鸣、九窍不利者，肠胃之所生也，乃气虚头痛也。心烦头痛者，病在膈中，过在手巨阳、少阴，乃湿热头痛也。如气上不下，头痛癫疾者，下虚上实也，过在足少阴、巨阳，甚则入肾，寒湿头痛也。如头半寒痛者，先取手少阳、阳明，后取足少阳、阳明，此偏头痛也。有真头痛者，甚则脑尽痛，手足寒至节者，死不治。有厥逆头痛者，所犯大寒内至骨髓，髓者以脑为主，脑逆故令头痛齿亦痛也。

凡头痛皆以风药治之者，总其大体而言之也。高巅之上，惟风可到，故味之薄者，阴中之阳，乃自地升天者也。然亦有三阴三阳之异。故太阳头痛，恶风脉浮紧，川芎、羌活、独活、麻黄之类为主。少阳经头痛，脉弦细，往来寒热，柴胡为主。阳明头痛，自汗发热恶寒，脉浮缓长实者，升麻、葛根、石膏、白芷为主。太阴头痛，必有痰，体重或腹痛为痰癖，其脉沉缓，苍术、半夏、南星为主。少阴经头痛，三阴三阳经不流行，而足寒气逆为寒厥，其脉沉细，麻黄、细辛、附子为主。厥阴头顶痛，或吐涎沫厥冷，其脉浮缓，吴茱萸汤主之。血虚头痛，当归、川芎为主。气虚头痛，人参、黄芪为主。气血俱虚头痛，调中益气汤少加川芎、蔓荆子、细辛，其效如神。白术半夏天麻汤，治痰厥头痛药也。清空膏，乃风湿热头痛药也。羌活附子汤，治厥逆头痛药也。如湿气在头者，以苦药吐之，不可执方而治。先师尝病头痛，发时面颊青黄，眩晕目不欲开，懒言，身体沉重，兀兀欲吐。洁古曰：此厥阴、太阴合病，名曰风痰头痛，以局方玉壶丸治之，更灸侠溪穴即愈。是知方者体也，法者用也，徒执体而不知用者弊，体用不失，可谓上工矣。学者其可执一而不知变乎。

丹溪曰：头痛多主于痰，痛甚者火多，宜清痰降火。

劳役下虚之人，似伤寒发热汗出，两太阳穴痛甚，此相火自下冲上，宜补中益气汤加川芎、当归，甚者加知母、蔓荆子、细辛。

诸经气滞，亦作头痛，宜分经理气治之。

偏头风，在由属痰属热，痰用苍术、半夏，热用酒制黄芩；在左属风及血虚，风用荆芥、薄荷，血虚用芎、归、芍药、酒黄柏。诸家不分所属，故药多不效。少阳偏头痛者，多大便秘，或可下之。

（《医学正传·头痛》）

医案三

头为清阳之分，外而六淫之邪相侵，内而脏腑经脉之邪气上逆，皆能乱其清气，相搏击致痛。须分内外虚实。实者，其人血气本不虚，为外邪所犯，或蔽覆其清明，或壅塞其经络，或内之实火上炎，因而血瘀涩滞，不得通行而痛，其痛必甚，此为实。虚者，其人气血本虚，为外邪所犯，或内之浊阴上干，虽亦血瘀涩滞，不能通行，而搏击无力，其痛不甚，此为虚。（《准绳》谓真气虚寒，遇外之寒湿所侵，血涩脉寒，卷缩紧急，引其小络而痛，得暖则痛止。）实者，邪气实而正气不虚，可任攻。虚者，正气自虚，而邪气自实，补正仍须治邪。若邪亦不实，但补正则邪自退。

六淫外邪，惟风寒湿三者，最能郁遏阳气。火暑燥三者皆属热，受其热则汗泄，非有风寒湿袭之，不为患也。然热甚亦气壅脉满而为痛矣。内邪不一，皆统于风，（风即气之飘飓上升者。）以高巅之上，惟风可到也。故不论内外邪，汤剂中必加风药以上引之。风药味之薄者，阴中之阳，自地升天者也，升麻、薄荷之类。痛如破，不能忍，蔓荆子。风在太阳，巅顶连颈强痛，脉浮紧，君羌活，加姜、葱（葱白宜连须用）。风在少阳，头角痛，口

77

苦，脉弦细，君柴胡，加姜、葱。风在阳明，额痛连目，脉浮长，君白芷，加姜、葱。少阴、太阴，脉至胸颈而还，故无头痛。惟厥阴脉会巅顶，故巅痛，君藁本，如脉沉足冷，干呕吐沫，加吴茱萸、附子。用风药者，由风木虚，不能升散，土寡于畏，得以壅塞而痛。（犹言少阳清气不升，脾湿上壅不降耳）故用风药以散之。若疏散太过，服风药反甚，（发散太过，清阳之气愈虚，浊阴终不降，且表虚易招外侮）宜补气实表，顺气和中汤。凡外感头痛，详《伤寒论》。

头痛久不愈者，名头风。头风，头面多汗，恶风，时止时发，先风一日则痛甚，至风日则少愈。（清阳之气被郁，故喜通而恶塞。风者，天气之通者也。先郁后通，先风一日，正郁极欲通之候也，欲通不通，故扰动而痛甚。至风日则天气通，而人气应之亦通，故少愈也。）由内有郁热，或痰火，毛窍常疏，风易入，外寒束内热，闭逆为痛。医用辛温之药散其标寒，虽暂效，以热济热，病益深。宜泻火凉血，佐以辛散，南星、苍耳子、石菖蒲、天麻最当。头风久不愈，恐损目（邪害空窍），清空膏主之。有痰加半夏，诸般头痛并治。惟血虚头痛（详下）不宜，正巅顶痛者亦勿用。

内伤头痛，气虚者耳鸣目眩（清气不升，阴火上冲），九窍不利（气不能达于九窍也），自觉空虚，恶劳动，动则痛更甚，脉虚大，必包裹其头乃少宁，四君子汤（见气）加风药。血虚头痛，鱼尾（眉尖后，近发际）终日星星如细筋抽引，痛不甚，脉芤或数，善惊惕，当归、川芎、连翘、熟地各二钱，水煎，泡薄荷末二钱、鼻吸其气，候温服，安卧效。或四物汤（见血）加风药。气血俱虚者，调中益气汤（见劳倦）加川芎、蔓荆子、细辛，神效。阴虚发热，两太阳穴作痛，此相火自下冲上，六味九（见虚损）。产后血瘀头痛，膈热上干也。热厥头痛，虽严寒犹喜风寒，在暖处或见烟火则甚，宜清上泻火汤，后用补气汤。头目赤肿，胸膈烦闷，大便微秘，身半以下寒，足胻尤甚（此条详寒热篇上热下寒条），既济解毒汤（见寒热）。痰厥头痛，晕眩烦乱，恶心欲吐，半夏白术天麻汤（见眩晕）。虚风内作，非天麻不治，痰非半夏不除，黄芪实表止自汗，人参补气，二术、泽泻、茯苓除湿，橘皮调中升阳，炒曲、麦芽消食荡胃，干姜除寒，黄柏（酒炒）治伏火发躁。湿热作痛，必昏重欲吐，兼眉棱骨痛，二陈（见痰）加风药。伤食头痛，胸膈痞塞，咽酸，噫败卵臭，恶食，治中汤加砂仁一钱，或红丸子，或平胃散（并见伤饮食）加枳实。伤酒头痛，恶心，昏冒眩晕，葛花解醒汤。（见伤饮食。）

头痛巅疾，下虚上实也。（寒湿上干。）过在足少阴、太阳，甚则入肾，寒湿自经而入脏也。肾主骨髓，髓通脑，寒入骨髓，逆上至脑，阻碍清阳，故脑痛连齿，亦骨之余也。（此几几乎真头痛矣。）湿热上干者，必以苦吐之，轻者透顶散，搐鼻取涎。

头重如裹，由湿气在头，头者轻清象天，清故轻也。湿者地之浊气，浊故重也。外湿蒙蔽故如裹，宜微汗，勿大汗，恐汗去湿留，红豆搐鼻散。外有嗅毒头痛，吃炒香附一味，愈。

真头痛，手足寒至节，全脑连齿皆痛，且发夕死，不治。与黑锡丹（见呃逆），灸百会，猛进参、沉、乌、附或可生，然天柱折者必死（真头痛与真心痛皆寒证，阴灭阳也）。

偏头痛。旧分右属热与痰（热用黄芩，痰用半夏、苍术），以阳明胃腑居右，多热多痰也。分左属风属血虚，以肝木主风居左，又左属血也（风用荆芥、薄荷，血虚用川芎、当归、菊花），然不必泥定。生萝卜汁，仰卧注鼻中，左痛注右（左痛则左壅塞，虽注之亦不通，右通故可注，从右透左，则并通矣），右痛注左。莘荑（散热）、猪胆（清热）搐鼻。川芎散、细辛散。川芎、柴胡为主，佐以蔓荆子、苍耳叶、升麻、甘草、葱、姜。大便秘，大黄下之。外用蓖麻子五钱，大枣十五枚，捣成泥，涂绵纸上，箸卷成筒，去箸，纳鼻中，良久下涕，痛止。又石膏二钱，牛蒡子二钱，为末酒下，饮大醉，立愈。

雷头风。头痛而起核块，或头中如雷鸣（风动作声，如籁之发），清震汤。或不省人事，地肤子、生姜捣烂，热酒冲服，取汗愈。子和用茶调散（见伤饮食）吐之，后用神芎丸（见肿胀）下之，再服乌荆丸（见血），及愈风饼子之类。弱者用凉膈散（见发热）消风散热。痰热生风作响，半夏（牙皂、姜汁煮过，一两）、大黄（酒浸透，湿纸包煨，如是者三次，二两）、白僵蚕、连翘、橘红、桔梗、天麻（各五钱）、片芩（酒炒，七钱）、薄荷叶（三钱）、白芷、青礞石、粉草（各一钱）为末，水浸蒸饼丸，绿豆大，临卧茶吞二钱，以痰利为度，后服清痰降火之药。气挟肝火作响，加味逍遥（见郁）最当。亦有如虫响者，名天白蚁，茶子为细末吹鼻。

大头痛。头肿如斗，俗云大头瘟，天行疫气所发。头面赤肿，或发疙瘩。先发鼻额属阳明，先发耳前后属少阳，先发脑后及项属太阳。若三阳俱受邪，则各处并发，治戒急下（恐遗高分之邪）。当先缓后急，退热（芩、连等）、消毒（连翘、黍粘子、板蓝根之类）缓缓治之（细口呷，或食后服，或酒炒使上升不速下，皆缓之义）。候大便热结，上焦之邪热皆降聚于中州，乃下之，三承气（见大便不通）选用。此毒若结块不散，必成脓，外用柏叶和蚯蚓粪泥捣敷。或井底泥调大黄、芒硝末亦可。赤肿结核，城针出血愈。头摇掉眩属风热，风火主动也，羌活、川芎、白芷、藁本、苍术、细辛、甘草、天麻。若因肝肾二经血亏，致火炎生风，须养血。又凡人内有痛则头摇，心绝则头摇，状如烟煤，直视者死。痉病亦头摇。

头风屑。罗谦甫谓肝风盛，金来克之，使头有雪皮（难解。大抵风热上蒸，其液干，则化为白屑耳）。大便实，泻青丸（见中风），虚者人参消风散。

眉棱骨痛。或外邪郁成风热，上攻于脑，从目系过眉骨，下注于目（目系上属于脑，过眉骨也）。或内之风热湿痰上攻，选奇汤主之（风热者，清上散痰，二陈加酒芩、白芷。风寒，羌乌散）。肝虚者，才见光明，眼眶骨痛，生熟地黄丸（肝血虚火旺也）。肝经停饮，发则眉骨痛，眼不可开，昼静夜剧（湿为阴邪，故夜病甚），导痰汤（见痰），或小芎辛汤加半夏、橘红、南星、茯苓。

（何梦瑶·《医碥》全本校注与研究）

医案四

（1）天津李姓，得头痛证，日久不愈。其人素羸瘦，因商务操劳遇事又多不顺，心肝之火常常妄动，遂致头痛。现头疼不起床已逾两月，每日头午犹轻，过午则渐渐加重，夜间疼不能寐，鸡鸣后疼又渐轻可以少睡，心中时或觉热，饮食懒进。脉搏五至，左部弦长，关脉犹弦而兼硬，右脉则稍和平。即此脉象论之，显系肝胆之热上冲脑部作疼也。宜用药清肝火、养肝阴、镇肝逆，且兼用升清降浊之药理其脑部。生杭芍八钱，柏子仁六钱，玄参六钱，生龟甲六钱（轧细），龙胆草三钱，川芎钱半，甘菊花一钱，甘草三钱，共煎汤一大盅温服。服药一剂，病愈十之七八，脉象亦较前和平，遂将龙胆草减去一钱，又服两剂痊愈。

或问：川芎为升提气分之品，今其头疼既因肝胆之热冲，复用川芎以升提之，其热不益上冲乎？何以服之有效也？答曰：川芎升清气也，清气即轻气也。按化学之理，无论何种气，若以轻气之中必然下降，人之脏腑原有轻气，川芎能升轻气上至脑中，则脑中热浊之气自然下降，是以其疼可愈也。

（2）天津李某，年过三旬，得脑充血头疼证。禀性偏急，家务劳心，常起暗火，因得斯证。其头疼或左或右，或左右皆疼，剧时至作呻吟。心中常常发热，时或烦躁，间有眩晕之时，其大便燥结非服通下药不行。其脉左右皆弦硬而长，重诊甚实，经中西医诊治二年，毫无功效。其左脉弦硬而长者，肝胆之火上升也；其右脉弦硬而长者，胃气不降而逆行，又兼冲气上冲也。究之，左右脉皆弦硬，实亦阴分有亏损也。因其脏腑之气化有升无降，则血随气升者过多，遂至充塞于脑部，排挤其脑中之血管而作疼，此《内经》所谓血之与气，并走于上之厥证也，此《内经》所谓脑充血之证也。其大便燥结不行者，因胃气不降，失其传送之职也。其心中发烦躁者，因肝胃之火上升也。其头部间或眩晕者，因脑部充血过甚，有碍于神经也。此宜清其脏腑之热，滋其脏腑之阴，更降其脏腑之气，以引脑部所充之血下行，方能治愈。

处方：生赭石半两（轧细），怀牛膝一两，生怀山药六钱，生怀地黄六钱，天冬六钱，玄参五钱，生杭芍五钱，生龙齿五钱（捣碎），生石决明五钱（捣碎），茵陈钱半，甘草钱半。共煎汤一大盅，温服。赭石能降胃平肝镇安冲气，其下行之力，又善通大便燥结而毫无开破之弊。方中重用两半者，因此证大便燥结过甚，非服药不能通下也。盖大便不通，是以胃气不下降，而肝火之上升，冲气之上冲，又多因胃气不降而增剧。是治此证者，当以通其大便为要务，迨服药至大便自然通顺时，则病愈过半矣。牛膝为治腿疾要药，以其能引气血下行也。而《名医别录》及《千金翼方》，皆谓其除脑中痛，盖以其能引气血下行，即可减轻脑中之充血也。愚生平治此等证必此二药并用，而又皆重用之。用玄参、天冬、芍药者，取其既善退热兼能滋阴者。用龙齿、石决明者，以其皆为肝家之药，其性皆能敛戢肝火，镇息肝风，以缓其上升之势也。用山药、甘草者，以二药皆善和胃，能调和金石之药与胃相宜，犹白虎汤用甘草粳米之义，而山药且善滋阴，甘草亦善缓肝也。用茵陈者，因肝为将军之官，其性刚果，且中寄相火，若但用药平之镇之，恒至起反动之力，茵陈最能顺肝木之性，且又善泻肝热，李氏《本草纲目》谓善治头痛，是不但将顺肝木之性使不至反动，且又为清凉脑部之要药也。诸药汇集为方，久服之自有殊效。

复诊：将药连服二十余剂，其中随时略有加减，头已不疼，惟夜失眠时则仍疼，心中发热，烦躁皆无，亦不复作眩晕，大便届时自行，无须再服通药，脉象较前和平而仍有弦硬之意，此宜注意滋其真阴以除病根。处方：生赭石一两（轧细），怀牛膝八钱，生怀山药八钱，生怀地黄八钱，玄参六钱，大甘枸杞六钱，净萸肉五钱，生杭芍四钱，柏子仁四钱，生麦芽三钱，甘草二钱。共煎汤一大盅，温服。方中用麦芽者，借以宣通诸药之滞腻也。且麦芽生用原善调和肝气，亦犹前方用茵陈之义也。将药又连服二十余剂，亦随时略有加减，病遂痊愈，脉象亦和平如常矣。

（张锡纯·肝火上逆头痛案《重订古今名医临证金鉴：头痛卷》）

医案五

头痛一证，历代医家多从风、从寒、从湿、从痰、从火、从虚论治，从瘀血论治者少。以为瘀血留于脑府，若无外伤史，何以为据？故瘀血头痛常被忽视，殊不知瘀血头痛证临床最为多见。其有原发、继发之别，原发者或有外伤史，继发者可有他因造成。故从因论治者虽多，然其疗效并非均佳。

就其病因而言，头痛之因虽众，但病程日久，疼痛剧烈不已者，从瘀论治更为妥切。一则风、寒、湿、痰、火、虚等因最易转瘀，如寒凝、湿滞、火邪、痰阻、虚而不运等莫不如此；二则久病入络，瘀而不通，痛如锥刺，固定不移，是致瘀最常见之因果。故头痛从瘀论治，从广义上说，是治本之法，常用之法。

瘀血头痛之诊断，临床除脉见细涩或弦大，舌暗赤有紫气或见瘀斑瘀点外，最可靠的证据是观察舌下脉络的形态和颜色，只要见青紫、淡紫，粗大而长，甚或怒张有结节，结合临床证候，便可基本断定为瘀血证。临床积累几十年经验，悟出一方，以芎归散为基础，加蜈蚣、细辛二味，名曰通络活血汤，用于临床颇有效验。有注射盐酸哌替啶头痛不解者，服本方霍然而愈，其组成：全当归 10～30 g，川芎 15～50 g，细辛 3～10 g，蜈蚣研末冲服更佳 1～3 条，痛甚者日服 3 次。

此方收效之因有二：一则药少而精，针对性强。方中主药川芎帅先，辛温味薄而气雄，功擅温通，上行头目，下行血海，气行血活，故瘀血之垒可被攻破。当归养血活血、通经止痛，辅助川芎增强止痛之效，并抑川芎辛窜太过之弊。细辛、蜈蚣虽为佐使之药，但方中不可无，乃本方行军破敌之先行，止痛收效之上品。二则量大而专，有的放矢。世人以为川芎辛温香窜不可过用，其实不然，顽证痼疾，犹如敌营堡垒，不用足量炸药，只是隔靴搔痒。川芎最小量起于 15 g，以后递增，以头痛剧烈者，经常用至 50 g 以上，实践中并无伤阴香窜之弊。这与当归性柔而润，防止副作用有关。此君臣佐使配伍之妙也。

另外"细辛不过钱"之说，亦不足信。余用细辛止痛，最少起于 3 g，递增至 9 g，并无不良反应。蜈蚣有毒，人皆畏之，但治疗瘀血头痛，确有祛风镇痉、搜风通络、逐瘀止痛之效。1 剂药用 3 条，并无毒性反应，故大胆用之，效如桴鼓。再则，随证加减，伍以适当引经药，亦为提高疗效之不可少，此为常法，不另赘述。

刘某，女，42 岁，1980 年 2 月 2 日就诊。头痛数载，每值经前尤甚。发则头痛剧烈、呕吐，服止痛药不能止。曾诊断为血管性神经痛。昨日适经血来潮，询其月经愆期，色暗有块，乳房及腰腹均感胀痛，口干欲饮，饮而不多。经常用止痛药，甚则肌内注射盐酸哌替啶，方得一缓。经后诸症稍减。然每遇生气上火必发，甚苦。察其舌质淡紫、舌下络脉紫暗粗长，脉沉弦。乃瘀血夹气滞为患，宜化瘀行滞，俾瘀血下行，邪出有路。方药：当归50 g，川芎 30 g，香附 15 g，红花 15 g，细辛 5 g。复诊：服药 3 剂，经来较畅，有块，腹已不痛，头痛已减。舌紫，脉沉弦。原方去红花，加蜈蚣 2条。10 剂。三诊：前进化瘀，头痛锐减。嘱其暂停服药，待下次经前继服。连诊 4 个经期，非但头痛蠲除，痛经亦愈。

黄某，男，32 岁，1979 年 3 月 5 日就诊。1978 年秋，因头部外伤住某医院。昏迷 1 天，伴恶心呕吐。苏醒后头昏晕痛，住院月余，无显效而出院。后头痛时剧时缓，按之不减，心悸健忘，失眠多梦，针药并施，其效不佳。今日被某医院诊为"颅脑损伤综合征"。查其舌质淡紫，边有紫气，舌下络脉青紫粗长，脉细涩。思其外伤失血致虚，复有离经之血致瘀，阻于阳络，变生是证。宜"助之使通"。方药：当归50 g，川芎20 g，细辛5 g，蜈蚣研末冲服2 条，每日 1 剂。三诊：继进 6 剂，头痛锐减，纳增寐佳。余无所苦。原方增减又服 10 剂，头痛告愈。

（李寿山·顽痛从瘀治 通络活血汤《重订古今名医临证金鉴：头痛卷》）

医案六

刘渡舟常用自拟三草汤治疗高血压病，药有夏枯草、龙胆草、益母草三草，配以芍药、甘草。方中夏枯草清肝散结，龙胆草清泻肝经之火，益母草为厥阴血分之圣药，性善行走，能行血通经，重用芍药和营敛阴缓急解痉，以甘草调和诸药。此方适应范围较广，在基本药物的基础上，尚可随证加减，如加牛膝引火下行，加石决明、珍珠母平肝潜阳，加黄芩、栀子清肝火，加大黄泄实热，加丹皮凉血，加钩藤、菊花息风，加茯苓、泽泻、滑石利湿，加茺蔚子治目珠疼痛，按之如石，加石斛、玄参以养肝阴。石斛是滋阴良药，不仅滋养胃阴，亦能补肝肾之虚，多用于肾阴不足、肝阳上亢、虚火妄动者，且滋阴不碍邪，可用于阴伤有湿邪者。

张某，男，70岁。头痛，两侧为甚，以手抚之，则头皮皆痛，耳鸣，胸闷气短，叹息则舒，脉弦，舌紫暗，苔白，血压 194/94 mmHg，属气郁化火上炎之证。处方：枳实 6 g，陈皮 9 g，柴胡 9 g，甘草 6 g，石决明 30 g，白芍 10 g，夏枯草 10 g，益母草 10 g，龙胆草 3 g，牛膝 10 g，丹皮 10 g。

药后诸症皆减，但未根除，头两侧游走之疼痛仍时时发作。故以后三诊均以三草汤加减，使头部侧痛大减，血压亦降至 170/90 mmHg，唯觉巅顶发凉而痛，且年事已高，故以育阴助阳、补肾固本之法收功。

（刘渡舟·三草汤平中见奇守病机《重订古今名医临证金鉴：头痛卷》）

第七章　中　风

一、概念

中风是以猝然昏仆，不省人事，伴半身不遂、口眼㖞斜、语言不利为主症的疾病。病轻者可无昏仆而仅见口眼㖞斜、半身不遂等症状。中风发病突然，变化迅速，与自然界风"善行而数变"的特征相似，故此得名，又称为"卒中"。

二、源流

有关中风的记载始见于《内经》，中风名称有"仆击""大厥""薄厥"等，对于中风的症状有"偏枯""身偏不用""舌即难言"等描述，并认为本病的发生与饮食不节、情绪失控有关。汉代张仲景《金匮要略·中风历节病脉证并治》始有"中风"病名及专论。对于中风的病因病机、诊断和治疗，历代医家论述颇多。从病因学的发展来看，大体分为两个阶段。唐宋以前多以"内虚邪中"立论，如《金匮要略》认为中风之病因为络脉虚空，风邪入中，其创立的分证方法对中风病的诊断、治疗及判断病情的轻重和估计预后很有帮助。唐宋以后，特别是金元时期，以"内风"立论，可谓中风病因学说上的一大转折。其中刘河间力主"心火暴甚"说，李东垣则认为"正气内虚"，朱丹溪主张"湿痰生热"。明代张介宾明确指出"中风非风"说，认为中风乃"内伤积损"所致。李中梓又将中风明确分为闭证和脱证。清代医家叶桂、沈金鳌、尤在泾、王清任等丰富了中风的病因病机，形成了"水不涵木""因痰而中""肝风内动""气虚血瘀"等病因病机理论和比较完整的治疗法则。近代医家张伯龙、张山雷、张锡纯进一步认识到本病的发生主要是肝阳化风、气血上逆、直冲犯脑。目前在中风的诊断、治疗、康复、预防等方面逐步形成了较为规范的方法，疗效也有了较大提高。

三、病因病机

中风的病因与内伤积损、情志过极、饮食不节、体肥痰盛等有关，其基本病机为风阳上扰、气血逆乱、直冲犯脑，致使脑脉痹阻或血溢脑脉之外。①内伤积损：明代张介宾《景岳全书·非风》指出中风"本皆内伤积损颓败而然"。年老体虚、久病伤正、恣情声色、劳累过度、损伤五脏气阴，复因将息失宜，致使阴虚阳亢，气血上逆，脑脉瘀滞，上蒙神窍，突发本病。故李东垣《医学发明·中风有三》中言："中风者，非外来风邪，乃本气自病也，凡人年逾四旬，多有此疾。"②情志过极：七情内伤，肝失条达，气机郁滞，则血瘀脑脉，暴怒伤肝，则肝阳暴张；或心火暴盛，风火相煽，血随气逆，上冲犯脑。凡此种种，均易引起气血逆乱，上扰脑窍而发为中风，尤以暴怒引发本病者最为多见，即《素问·生气通天论》所谓"大怒则形气绝，而血菀于上，使人薄厥"。③饮食不节：嗜食肥甘厚味、辛香炙煿之物，或饮酒过度，致使脾失健运，聚湿生痰，痰湿生热，热极生风。终致风火痰热内盛，窜犯络脉，上阻清窍。此即近代张山雷所著《中风斠诠》所谓"肥甘太过，酿痰蕴湿，积热生风，致为暴仆偏枯，猝然而发，如有物使仆者，故仆击而特著其病源，名以膏粱之疾"。④体肥痰盛：体肥之人多痰，易致气机郁滞，血瘀脑脉，而发中风，如清代沈金鳌《杂病源流犀烛》所云："肥人多中风……人肥则腠理致密而多郁滞，气血难以通利，故多卒中也。"⑤气虚邪中：气血不足，脉络空虚，尤其在气候突变之际，风邪乘虚而入，气血痹阻，或形盛气衰，痰湿素盛，外风引动痰湿，痹阻经络，而致喎僻不遂。此外，环境因素，如寒冷刺激等也是导致中风发病的诱因，即古人所说中风"外因"，但临床以"内因"引发居多。

中风的基本病机总属阴阳失调，气血逆乱。病理基础为肝肾阴虚，因肝肾之阴下虚，肝阳上亢，复加饮食起居不当，劳累过度，情志刺激或气候骤变等诱因，气血上冲于脑，脑脉痹阻或血溢脑脉之外，神窍阻闭，故猝然昏仆，不省人事。中风病位在脑，涉及心、肝、脾、肾等多个脏腑。其病机概而论之有虚（阴虚、气虚）、火（肝火、心火）、风（肝风、外风）、痰（风痰、湿痰）、气（气逆）、血（血瘀）六端，在一定条件下相互影响，互相作用。病理性质为本虚标实，上盛下虚。在本为肝肾阴虚，气衰血少，在标为肝阳上亢，风火相煽，瘀血阻滞，痰湿壅盛。急性期以风、火、痰、瘀等标实证候为主，恢复期及后遗症期则表现为虚实夹杂或本虚之证，以气虚血瘀、肝肾阴虚居多，亦可见气血不足、阳气虚衰之象，而痰瘀互阻常为中风的基本病机而贯穿于疾病各个阶段。

中风急性期由于病位浅深、病情轻重的不同，又有中经络和中脏腑之别。若肝风夹痰，横窜经络，血脉瘀阻，气血不能濡养机体，则见中经络之证，表现为半身不遂，口眼㖞斜，无神识昏蒙。若风阳痰火，蒙蔽神窍，气血逆乱，上冲于脑，络损血溢，脑络瘀阻，则见中脏腑重证，猝然昏倒，不省人事。因于痰火瘀热者，为阳闭，因于痰浊瘀阻者，为阴闭。若风阳痰火炽盛，进一步耗灼阴精，阴虚及阳，阴竭阳亡，阴阳离决，则出现脱证，表现为口开目合、手撒肢冷、气虚微弱等虚脱证候。恢复期和后遗症期因气血失调，血脉不畅而留半身不遂，口㖞或不语等症状，可出现种种变证。如因痰浊内阻，气机郁滞而成郁证，影响肢体、言语功能的康复。如痰蒙清窍，神机失用则可渐渐发展为痴呆。如风痰瘀血流窜经络，风阳内动可发为痫证。若调摄不当，阴血亏虚，阴不敛阳，可致复中。

四、中医诊断依据

患者以突然昏仆、不省人事、半身不遂、口舌㖞斜、言语不利、偏身麻木为主症，或不经昏仆而仅以半身不遂、口舌㖞斜、言语不利为主症。常急性起病，发展迅速，与自然界"风"的特点相似。症状和体征持续在 24 小时以上，多发生于 40 岁以上。

五、常见临床证型及治法

（一）分证论治

1. 中经络

（1）风阳上扰

症状：半身不遂、偏身麻木、舌强语謇或不语，或口舌㖞斜，眩晕头痛，面红目赤，口苦咽干，心烦易怒，尿赤便干，舌红或红绛，苔薄黄，脉弦有力。

病机：肝阳暴张，风阳上扰，血随气逆，血瘀脑脉，故见半身不遂，偏身麻木。风阳上扰，舌络瘀滞则舌强语謇或不语，或口舌㖞斜。风阳上扰，经脉不利，则头痛眩晕，面红目赤，口苦咽干。心烦、易怒、脉弦为风火上扰之象。

治法：清肝泻火，息风潜阳。

方药：天麻钩藤饮。

常用天麻、钩藤平肝息风，石决明镇肝潜阳，川牛膝引血下行，黄芩、栀子、夏枯草清肝泻火。

加减：伴头晕头痛加菊花、桑叶，心烦易怒加牡丹皮、白芍，便秘加大黄。若见神识恍惚、迷蒙者，为风火上扰清窍，由中经络向中脏腑转化，可配合灌服牛黄清心丸或安宫牛黄丸以开窍醒神。若风火之邪夹血上逆，可加用生地黄、牡丹皮、赤芍凉血降逆之品以引血下行。

（2）风痰入络

症状：突然偏身麻木，肌肤不仁，口舌㖞斜，言语不利，甚则半身不遂，舌强语謇或不语，头晕目眩，舌质暗淡，苔白腻，脉弦滑。

病机：肝风夹痰，上扰清窍，流窜经络，脑脉瘀阻，故突然偏身麻木，肌肤不仁，口舌㖞斜，甚至半身不遂，言语謇涩或不语。风痰扰动清阳，则头晕目眩。舌暗、苔腻、脉弦滑为肝风夹痰瘀之象。

治法：息风化痰，活血通络。

方药：半夏白术天麻汤。

常用天麻平肝息风、化痰通络，半夏、茯苓、橘红、甘草燥湿化痰，白术、生姜、大枣健脾化湿。

加减：风痰较盛，加胆南星、天竺黄、珍珠粉平肝息风化痰。瘀血重，加丹参、桃仁、红花、赤芍活血化瘀。热结，加大黄、黄芩、栀子清热泻火。

（3）痰热腑实

症状：半身不遂，口舌㖞斜，舌强语謇或不语，偏身麻木，腹胀便干便秘，头晕目眩，吐痰或痰多，舌暗红或暗淡，苔黄或黄腻，脉弦滑或偏瘫侧脉弦滑而大。

病机：肝风夹痰热，上窜经络，故见半身不遂，口舌㖞斜，言语謇涩，偏身麻木，痰热阻于阳明，则见舌苔黄腻，脉弦滑，便秘。

治法：化痰通腑。

方药：星蒌承气汤。

常用胆南星、全瓜蒌清热化痰，生大黄、芒硝通腑泄浊，丹参、赤芍、鸡血藤活血通络。

加减：头晕较重，加钩藤、菊花、珍珠母。舌红，烦躁不安，彻夜不眠者，属痰热内蕴而兼阴虚，可加用生地黄、沙参、麦冬、玄参、茯苓、夜交藤等育阴安神之品。腑气不通，可合大柴胡汤。

（4）气虚血瘀

症状：半身不遂，口舌㖞斜，舌强语謇或不语，偏身麻木，面色无华，气短乏力，口角流涎，自汗，心悸，便溏，手肿胀。舌暗淡，舌苔薄白或白腻，脉沉细。

病机：气虚运血无力，脑脉瘀阻，则半身不遂，口舌㖞斜，舌强语謇或不语。气虚血少，经脉失养，则面色无华，气短乏力，偏身麻木。心脾两虚，则口角流涎，自汗，心悸，便溏。气虚血瘀，经脉瘀滞，则手肿胀。

治法：益气活血，扶正祛邪。

方药：补阳还五汤。此方亦适用于中风恢复期和后遗症期的治疗。

常用黄芪补气，当归养血，赤芍、川芎、桃仁、红花、地龙活血化瘀通络。

加减：气虚重，加红参益气；血瘀重，加莪术、水蛭、鬼箭羽、鸡血藤破血通络；肢体拘挛，加穿山甲、水蛭、桑枝活血通络；肢体麻木，加木瓜、伸筋草、防己舒筋活络；上肢偏废，加桂枝、桑枝通经活络；下肢瘫软无力，加川续断、桑寄生、杜仲、牛膝强壮筋骨。

（5）阴虚风动

症状：平素头晕头疼，耳鸣目眩，少眠多梦，腰膝酸软，突然一侧手足沉重麻木，口舌㖞斜，半身不遂，舌强语謇，舌红绛或暗红，少苔或无苔，脉细弦或细弦数。

病机：肝肾阴虚，肝阳偏亢，肝风夹痰上扰，流窜经络，则突然发生舌强语謇，口舌㖞斜，半身不遂。阴虚阳亢，上盛下虚，则头晕头痛，耳鸣目眩，少眠多梦，腰膝酸软。舌红，少苔或无苔，脉细弦数为阴虚阳亢之证。

治法：滋养肝肾，潜阳息风。

方药：镇肝熄风汤。

常用龙骨、牡蛎、代赭石镇肝潜阳，钩藤、菊花息风清热，白芍、玄参、龟甲滋养肝肾之阴，牛膝、川楝子引血下行，茵陈、麦芽清肝解郁，石菖蒲、远志、地龙、红花通窍活络。

加减：痰盛者，去龟甲，加胆南星、竹沥。心中烦热，加黄芩、生石膏。心烦失眠，加黄芩、栀子清心除烦，夜交藤、珍珠母镇心安神。头痛重，加石决明、夏枯草清肝息风。舌苔黄腻，大便秘结，加全瓜蒌、枳实、生大黄。偏身麻木不遂，因肝经郁热复受风邪，用清肝散风饮。

2. 中脏腑

（1）阳闭

症状：突然昏仆，不省人事，牙关紧闭，口噤不开，两手握固，大小便闭，肢体强痉，还可兼有面赤身热，气粗口臭，躁扰不宁，苔黄腻，脉弦滑而数。

病机：肝阳暴张，阳亢风动，痰火壅盛，气血上逆，神窍闭阻，则突然昏倒，不省人事。风火相煽，痰热内闭，则见面赤身热，气粗口臭，口噤，便闭。

治法：清热化痰，开窍醒神。

方药：羚羊角汤合安宫牛黄丸。

常用羚羊角（山羊角代替）、钩藤、珍珠母、石决明平肝息风，胆南星、竹沥、半夏、天竺黄、黄连清热化痰，石菖蒲、郁金化痰开窍。

加减：兼有抽搐加全蝎、蜈蚣，兼呕血加水牛角、牡丹皮、竹茹、生地黄、白茅根。临床还可选用清开灵注射液静脉滴注。

（2）阴闭

症状：突然昏倒，不省人事，牙关紧闭，口噤不开，两手握固，大小便闭，肢体强痉，还可兼有面白唇暗，四肢不温，静卧不烦。

治法：温阳化痰，开窍醒神。

方药：涤痰汤合苏合香饮。

常用半夏、茯苓、橘红、竹茹化痰，郁金、石菖蒲、胆南星豁痰开窍，天麻、钩藤、僵蚕息风化痰。

加减：寒象明显加桂枝温阳化饮，兼有风象加大天麻、钩藤用量以平肝息风。如见戴阳证，属病情恶化，宜急用参附汤、白通加猪胆汁汤（鼻饲），以扶元气敛浮阳，临床还可以选用参附注射液静脉滴注。

（3）脱证

症状：突然昏仆，不省人事，目合口张，鼻鼾息微，手撒肢冷，汗多，大小便自遗，肢体瘫软，舌萎，脉微欲绝。

病机：正不胜邪，元气衰微，元神散乱，故见突然昏倒，人事不省，目合口张，鼻鼾息微，手撒遗尿，汗多不止，四肢冰冷。

治法：回阳固脱。

方药：参附汤合生脉散。

常用人参、附子补气回阳，麦冬、五味子、山茱萸滋阴敛阳，也可用参附注射液静脉滴注。

加减：汗出不止，加黄芪、龙骨、牡蛎、山茱萸、五味子敛汗固脱。阳气恢复后，如患者又见面赤足冷，虚烦不安，脉极弱或突然脉大无根，是由于真阴亏损，阳无所附而出现虚阳上浮欲脱之证，可用地黄饮子滋养真阴，温补肾阳。

3. 后遗症

（1）半身不遂

症状：半身不遂，或肢体强痉而屈伸不利，或肢体瘫软而活动不能，常伴偏身麻木，重则感觉完全丧失，舌紫暗，或有瘀斑，苔薄白，脉细弦滑。

病机：风痰痹阻经络，经脉失养，故肢体废而不用成半身不遂，阴虚亏虚，筋失濡养，患侧肢体强痉而屈伸不利。中气不足，血不养筋，患侧肢体瘫软无力而屈伸不能。

治法：益气活血。

方药：补阳还五汤。

常用黄芪益气，当归养血，赤芍、川芎、红花、地龙活血化瘀通络，肢体拘挛，加穿山甲、水蛭、桑枝活血通络，祛瘀生新。

加减：兼有言语不利，加石菖蒲、远志化痰开窍。阳气不足，心悸，加桂枝、炙甘草。下肢瘫软无力，加桑寄生、续断、牛膝、地黄、山茱萸、肉苁蓉补肾。

（2）言语不利

症状：舌欠灵活，言语不清，或舌暗不语，伸舌多偏斜，苔或薄或腻，脉象多滑。本证或单独出现，或与半身不遂同见。

病机：风痰上阻，经络失和，故舌强语謇或舌暗不语，肢体麻木，脉弦滑。

治法：祛风除痰开窍。

方药：解语丹。

常用天麻、全蝎、白附子平肝息风除痰，制南星、天竺黄豁痰宁心，石菖蒲、郁金香开窍，远志交通心肾，茯苓健脾化痰。肾虚精气不能上承，心悸、气短、腰膝酸软，治宜滋阴补肾利窍，用地黄饮子。肝阳上亢，痰邪阻窍，可予天麻钩藤饮或镇肝熄风汤。

（二）针灸治疗

1. 中经络

治法：疏通经络，醒脑调神。取穴以督脉、手厥阴及足太阴经穴为主。

主穴：水沟、内关、三阴交、极泉、尺泽、委中。

配穴：肝阳暴亢，配太冲、太溪。风痰阻络，配丰隆、合谷。痰热腑实，配曲池、内庭、丰隆。气虚血瘀，配气海、血海、足三里。阴虚风动，配太溪、风池。上肢不遂，配肩髃、曲池、手三里、合谷。手指不伸，配腕骨。下肢不遂，配环跳、风市、阳陵泉、足三里、悬钟、太冲。病侧肢体屈曲拘挛者，肘部配曲泽，腕部配大陵。足内翻，配丘墟透照海。足外翻，配太溪、中封。足下垂，配解溪。口角㖞斜，配地仓、颊车、合谷、太冲。语言謇涩，配廉泉、通里、哑门。头晕，配风池、天柱。吞咽困难，配廉泉、金津、玉液。复视，配风池、睛明。便秘，配天枢、丰隆、支沟。尿失禁、尿潴留，配中极、关元。

方义：中风病位在脑，督脉入络脑，水沟为督脉要穴，可醒脑开窍、调神导气。心主血脉藏神，内关为心包经络穴，可调理心气、疏通气血。三阴交为足三阴经交会穴，可滋补肝肾。极泉、尺泽、委中，可疏通肢体经络。

操作：水沟用雀啄法，以眼球湿润为度。余穴取患侧，内关用泻法。针刺极泉时，在标准定位下1寸心经上取穴，避开腋毛、动脉，直刺进针，用提插泻法，以患者上肢有麻胀感和抽动感为度。尺泽、委中直刺，用提插泻法，使肢体抽动。三阴交用提插补法，可用电针。

2. 中脏腑闭证

治法：平肝息风，醒脑开窍。取穴以督脉、手足厥阴经穴和十二井穴为主。

主穴：水沟、内关、太冲、十二井。

配穴：牙关紧闭，配颊车、合谷。语言不利，配廉泉、哑门、关冲。

方义：脑为元神之府，督脉入络脑，水沟为督脉穴，可醒脑开窍，调神导气。内关为心包经络穴，可调理心气，促进气血运行。太冲为足厥阴肝经原穴，可降逆平肝。十二井穴点刺出血，开窍启闭。

操作：水沟用雀啄法，以眼球湿润为度。十二井穴用三棱针点刺出血。余穴以毫针刺，泻法。

3. 中脏腑脱证

治法：回阳固脱。以任脉穴为主。

主穴：关元、神阙。

方义：关元、神阙均为任脉穴位，为元气、真气所系，故重灸两穴，以回阳救逆。

操作：神阙用隔盐灸，关元用大艾炷隔姜灸，灸至四肢转温为止。

六、相关现代诊疗疾病类型

中风与西医学中的急性脑卒中大体相同，其包括出血性脑卒中、缺血性脑卒中。

1. 脑出血

脑出血是指由脑部动脉、静脉或毛细血管破裂引起的脑实质内或脑室内出血，其中动脉破裂出血最为常见，脑出血是急诊常见急症，起病急、病情重、病残率高。脑出血多数发生在大脑半球内，只有少部分原发于小脑、脑干和脑室。基底节区壳核出血最多见，占50%~70%。出血动脉主要来源于大脑中动脉深穿支豆纹动脉，丘脑出血次之，约占20%。脑叶出血或大脑皮质下出血约占15%。皮质下动脉破裂出血、小脑出血约占10%。小脑上动脉、小脑后下动脉穿支原发性脑干出血约占10%。

脑出血多发于50岁以上有高血压病史的患者，60~70岁更多见。一年四季皆可发病，寒冷或气温骤变时节发生较多，通常在情绪激动、精神紧张、剧烈活动、用力过度、咳嗽、排便等诱因下发病，起病突然，出血前多数无前驱症状，出血后临床表现轻重与出血的原发动脉、血肿扩展的方向、脑实质破坏程度、出血量等有关。持续性出血致血肿扩大是病情加重的原因之一，表现为患者突然或逐渐意识障碍加深和血压持续升高。

2. 脑梗死

脑梗死又称缺血性卒中，是脑血液供应障碍引起缺血、缺氧所致局限性脑组织坏死或软化，包括脑血栓形成、腔隙性梗死和脑栓塞等，是最常见的脑血管病急症。

脑血栓形成是指由于脑动脉粥样硬化导致的血管腔狭窄、闭塞，或在狭窄基础上形成血栓，造成局部脑组织急性血液供应中断，致缺血缺氧性坏死，出现局灶性神经系统症状和体征。多见病因为动脉粥样硬化，较少见的有脑动脉炎，还有真性红细胞增多症、多发性骨髓瘤等。脑组织对缺血、缺氧非常敏感，阻断血流 30 秒脑代谢即发生改变，1 分钟后神经元功能活动停止，脑动脉闭塞导致缺血超过 5 分钟可发生脑梗死。

脑栓塞指血液循环中的固体、液体或气体等各种栓子随血液进入颅内动脉，使管腔急性闭塞，造成供血区脑组织缺血缺氧性坏死而出现的急性脑功能障碍。按照栓子来源不同可分为心源性、非心源性和来源不明三类，临床上以心源性脑栓塞最多。脑栓塞起病年龄不一，如风心病所致，发病年龄以中青年为主；冠心病、心肌梗死、心律失常所致者以中老年居多，安静和活动时均可发病。起病急骤，在数秒内症状达到高峰，是所有脑血管病中发病最快者。少数患者起病时可伴有一过性意识障碍，当颈内动脉系统主干或椎基底动脉栓塞时可发生昏迷。由于发病快，常引起血管痉挛，癫痫发作较其他血管病常见。

七、相似病证的鉴别诊断

1. 中风与口僻

口僻俗称吊线风，主要症状是口眼㖞斜，常伴有耳后疼痛、口角流涎、言语不清，而无半身不遂或神志障碍，多为正气不足，风邪侵入脉络，气血痹阻所致，不同年龄均可罹患。

2. 中风与厥证

厥证也有突然昏仆、人事不省的表现，一般而言，厥证神昏时间短暂，发作时常伴有四肢逆冷，移时可自行苏醒，醒后无半身不遂、口眼㖞斜、言语不利等表现。

3. 中风与痉证

痉证以四肢抽搐、项背强直，甚至角弓反张为主症，发病时也可伴有神昏，需与中风闭证相鉴别。但痉证之神昏多出现在抽搐之后，而中风患者多在起病时即有神昏，而后可以出现抽搐。痉证抽搐时间长，中风抽搐时间短。痉证患者无半身不遂、口眼㖞斜等症状。

4. 中风与痿证

痿证可以有肢体瘫痪，活动无力等类似中风的表现。中风后半身不遂日久不能恢复者，亦可见肌肉瘦削，筋脉弛缓，两者应予以区别。但痿证一般起病缓慢，以双下肢瘫痪或四肢瘫痪，或肌肉萎缩，筋惕肉瞤为多见，而中风的肢体瘫痪多起病急骤，且以偏瘫不遂为主。痿证起病时无神昏，中风则常有不同程度的神昏。

5. 中风与痫证

痫证发作时起病急骤，突然昏仆倒地，与中风相似。但痫证为阵发性神志异常的疾病，猝然倒地时口中作声，如猪羊啼叫，四肢频抽而口吐白沫。中风则仆地无声，一般无四肢抽搐及口吐涎沫的表现。痫证之神昏多为时短暂，移时可自行苏醒，醒后如常人，但可再发。中风患者昏仆倒地，其神昏症状严重，持续时间长，难以自行苏醒，需及时治疗方可逐渐苏醒，中风多伴有半身不遂、口眼㖞斜等症状，亦与痫证不同。

八、名家临证类案

医案一

人有卒暴僵仆，或偏枯，或四肢不举，或不知人，或死，或不死者，世以中风呼之，而方书亦以中风治之。

余尝考诸《内经》，则曰："风者，百病之始也。"又曰："风者，百病之长也。"至其变化，乃为他病，无常方；又曰：风者，善行而数变；又曰：风之伤人也，或为寒热，或为热中，或为寒中，或为疠风，或为偏枯，或为风也。其卒暴僵仆、不知人、四肢不举者，并无所论。止有偏枯一语而已。

及观《千金方》，则引岐伯曰中风大法有四：一曰偏枯，二曰风痱，三曰风懿，四曰风痹。解之者曰：偏枯者，半身不遂；风痱者，身无痛，四肢不收；风懿者，奄忽不知人；风痹者，诸痹类风状。《金匮要略·中风篇》曰："寸口脉浮而紧，紧则为寒，浮则为虚，寒虚相搏，邪在皮肤；浮者血虚，络脉空虚，贼邪不泻，或左或右，邪气反缓，正气即急，正气引邪，㖞僻不遂。邪在于络，肌肤不仁；邪在于经，即重不胜；邪入于腑，即不识人；邪入于脏，舌即难言，口吐涎沫。由是观之，知卒暴僵仆、不知人、偏枯、四肢不举等证，固为因风而致者矣，故用大小续命、西州续命、排风、八风等诸汤散治之。"

及近代刘河间、李东垣、朱彦修三子者出，所论始与昔人异矣。河间曰："中风瘫痪者，非谓肝木之风实甚而卒中之，亦非外中于风，由乎将息失宜，心火暴甚，肾水虚衰不能制之，则阴虚阳实而热气怫郁，心神昏冒，筋骨不用，而卒倒无所知也。"多因喜、怒、思、悲、恐五志有所过极而卒中者，由五志过极，皆为热甚故也。俗云风者，言末而忘其本也。东垣曰："中风者，非外来风邪，乃本气病也，凡人年逾四旬气衰之际，或因忧、喜、忿怒伤其气者，多有此疾，壮岁之时无有也，若肥盛则间有之，亦是形盛气衰而如此。"彦修曰："西北气寒为风所中，诚有之矣；东南气温而地多湿，有风病者，非风也，皆湿土生痰，痰生热，热生风也。三子之论，河间主乎火，东垣主乎气，彦修主于湿，反以风为虚象，而大异于昔人矣。"

吁！昔人也，三子也，果孰是欤？果孰非欤？以三子为是，昔人为非，则三子未出之前，固有从昔人而治愈者矣；以昔人为是，三子为非，则三子已出之后，亦有从三子而治愈者矣，故不善读其书者，往往致乱。以予观之，昔人、三子之论，皆不可偏废。但三子以相类中风之病视为中风而立论，故使后人狐疑而不能决。殊不知因于风者，真中风也；因于火、因于气、因于湿者，类中风而非中风也。三子所论者，自是因火、因气、因湿而为暴病暴死之证，与风何相干哉？如《内经》所谓三阴三阳发病，为偏枯痿易，四肢不举，亦未尝必因于风而后能也。

夫风、火、气、湿之殊，望、闻、问、切之间岂无所辨乎？辨之为风，则从昔人以治；辨之为火、气、湿，则从三子以治。如此，庶乎析理明而用法当矣。惟其以因火，因气，因湿之证，强因风而合论之，所以真伪不分，而名实相紊，若以因火、因气、因湿证分出之，则真中风病彰矣。所谓西北有中风，东南无中风者，其然欤？否欤？

（王履《医经溯洄集·中风辨》）

医案二

凡言中风，有真假内外之别，差之毫厘，谬以千里，何者？西北土地高寒，风气刚猛，真气空虚之人，猝为所中，中脏者死，中腑者成废人，中经络者可调理而瘳。治之之道，先以解散风邪为急，次则补养气血，此真中外来风邪之候也。其药以小续命汤，桂枝、麻黄、生熟附子、羌独活、防风、白芷、南星、甘草之属为本。若大江以南之东西两浙、七闽、百粤、两川、滇南、鬼方、荆、扬、梁三州之域，天地之风气既殊，人之所禀亦异。其地绝无刚猛之风，而多湿热之气，质多柔脆，往往多热多痰，真阴既亏，内热弥甚，煎熬津液，凝结为痰，壅塞气道，不得通利，热极生风，亦致猝然僵仆类中风证，或不省人事，或言语謇涩，或口眼㖞斜，或半身不遂。其将发也，外必先显内热之候，或口干舌苦，或大便闭涩，小便短赤，此其验也。

刘河间所谓此证全是将息失宜，水不制火；丹溪所谓湿热相火，中痰中气是也。此即内虚暗风，确系阴阳两虚，而阴虚者为多，与外来风邪迥别。法当清热、顺气、开痰以救其标；次当治本，阴虚则益血，阳虚则补气，气血两虚则气血兼补，久以持之。设若误用真中风药，如前种种风燥之剂，则轻变为重，重则必死，福祸反掌，不可不察也。初清热则天门冬、麦门冬、甘菊花、白芍药、白茯苓、瓜蒌根、童便，顺气则紫苏子、枇杷叶、橘红、郁金，开痰则贝母、白芥子、竹沥、荆沥、瓜蒌仁；次治本，益阴则天门冬、甘菊花、怀生地、当归身、白芍药、枸杞子、麦门冬、五味子、牛膝、人乳、白胶、黄柏、白蒺藜之属，补阳则人参、黄芪、鹿茸、大枣。

（缪希雍《中医非物质文化遗产临床经典读本：先醒斋医学广笔者·中风》）

医案三

中风之病，昔人有真类之分，盖以贼风邪气所中者为真，痰火食气所发者为类也。以愚观之，人之为病，有外感之风，亦有内生之风。而天人之气，恒相感召，真邪之动，往往相因。故无论贼风邪气从外来者，必先有肝风为之内应。即痰火食气从内发者，亦必有肝风为之始基。设无肝风，亦只为他病已耳。宁有卒倒、偏枯、喝僻、牵引等症哉。经云："风气通于肝。"又云："诸风掉眩，皆属于肝；诸湿肿满，皆属于脾；诸寒收引，皆属于肾。"由此观之，则中风之病，其本在肝，犹中湿之属于脾，中寒之属于肾也。虽五脏各有中风之证，然风在他脏，则又显他脏之证矣。岂如今人之所谓中风哉。而其为病，则有脏腑经络浅深之异。口眼歪斜，络病也，其邪浅而易治；手足不遂，身体重痛，经病也，邪差深矣，故多从倒仆后见之；卒中昏厥，语言错乱，腑病也，其邪为尤深矣。大抵倒仆之候，经腑皆能有之。其倒后神清识人者在经，神昏不识人者在腑耳。至于唇缓失音、耳聋目瞀、遗尿声鼾等症，则为中脏，病之最深者也。然其间经病兼腑者有之，脏病连经者有之，腑脏经络齐病者有之，要在临证详察也。至于真邪虚实之故，治法通塞之宜，苟不预为讲求，何以应斯仓促哉。夫邪气所触者，邪风暴至，真气反陷经络腑脏，卒然不得贯通，不相维系。《内经》所谓"邪风之至，疾如风雨"是也。脏邪所发者，脏气内虚，肝风独胜，卒然上攻九窍，旁溢四肢，如火之发，如泉之达，而不可骤止。肝象木而应风，而其气又暴故也。又邪气所触者，风自外来，其气多实。肝病所发者，风从内出，其气多虚。病虚者，气多脱。病实者，气多闭。脱者欲其收，不收则死；闭者欲其通，不通亦死。约言治要，盖有八法，兹用条列于后，神而明之，存乎其人耳。

夫医之治病，犹将之御敌，宰之治民也。御敌有法，奇正虚实，随机应变，不知法则不足以御敌矣。治民有道，邢政教化，以时而施，不明道则不足以临民矣。病有阴阳、表里、虚实、缓急之殊，医有寒、温、汗、下、补、泻、轻、重之异，不知此则不足以临病矣。故立中风八法，以应仓卒之变，至于随证缓调，另详其法于后。盖病千变药亦千变，凡病皆然，不独中风。余于此首言者，亦一隅三反之意尔。

一曰开关：卒然口噤目张，两手握固，痰壅气塞，无门下药，此为闭证，闭则宜开，不开则死。搐鼻、揩齿、探吐，皆开法也。

二曰固脱：卒然之候，但见目合、口开、遗尿、自汗者，无论有邪无邪，总属脱证，脱则宜固，急在元气也。元气固，然后可以图邪气。

三曰泄大邪：昔人谓南方无真中风病，多是痰火气虚所致，是以近世罕有议解散者，然其间贼风邪气，亦间有之，设遇此等，岂清热、益气、理痰所能愈哉！续命诸方，所以不可竟废也。俟大邪既泄，然后从而调之。

四曰转大气：大气，不息之真气也。不转则息矣。故不特气厥类中，即真中风邪，亦以转气为先。经云：大气一转，邪气乃散。此之谓也。

五曰逐痰涎：或因风而动痰，或因痰而致风，或邪气多附顽痰，或痰病有如风病，是以掉摇眩晕、倒仆昏迷等证，风固有之，痰亦能然，要在有表无表、脉浮脉滑为辨耳。风病兼治痰则可，痰病兼治风则不可。

六曰除热风：内风之气，多从热化，昔人所谓风从火出者是也。是证不可治风，惟宜治热。《内经》云，风淫于内，治以甘凉。《外台》云，中风多从热起，宜先服竹沥汤。河间云，热盛而动风，或热微风甚，即兼治风也，或风微热甚，但治其热，即风亦自消也。

七曰通窍隧：风邪中人，与痰相搏，闭其经隧，神暴昏，脉暴绝者，急与苏合、至宝之属以通之。盖惟香药力能达经隧，通神明也。

八曰灸腧穴：中风卒倒者，邪气暴加，真气反陷，表里气不相通故也。灸之不特散邪，抑以通表里之气。又真气暴虚，阳绝于里，阴阳二气不相维系，药石卒不能救者，亦惟灸法为能通引绝阳之气也。

（尤怡《金匮翼·中风》）

医案四

中风，北人多属寒，宜散寒；南人多属火，宜清火。而祛风消痰，则南北尽同。古方自仲景侯氏黑散、风引汤而外，则续命汤为主方。续命汤共有数首，不外祛风，其随证加减，皆有精义。从未有纯用温热滋补，不放风寒痰火一毫外出，以致重病必死，轻病则使之不死不生，惟日服人参以破其家而恋其命，最可伤也。又有稍变其说者，用地黄饮子，以为得阴阳兼补之法，亦大谬也。此方乃治少阴气厥不至，舌喑足痿，名曰痱证。乃纯虚无有邪，有似中风，与风寒痰火之中风正相反，刘河间之书可考也。乃用此方治有邪之中风，其害相等。余每年见中风之证，不下数十人，遵古治法，十愈八九；服温补之药者，百无一愈。未甚服补药者，尚可挽回。其不能痊愈，或真不治者，不过十之一二耳。奈何一患此证，遂甘心永为废人。旁人亦视为必不起之证，医者亦惟令多服重价之药，使之值得一死而可无遗憾，岂不怪哉！愿天下之中风者，断勿以可愈之身，自投于必死之地也。

（徐大椿《慎疾刍言》）

今之患中风偏痹等病者，百无一愈，十死其九，非其证俱不治，皆医者误之也。凡古圣定病之名，必指其实，名曰中风，则其病属风可知。既为风病，则主病之方必以治风为本，故仲景侯氏黑散、风引汤、防己地黄汤及唐人大小续命等方，皆多用风药，而因症增减。皆以风入经络，则内风与外风相煽，以致痰火一时壅塞，惟宜先祛其风，继清痰火，而后调其气血，则经脉可以渐通，今人一见中风等症，即用人参、熟地、附子、肉桂等纯补温热之品，将风火痰气尽行补住，轻者变重，重者即死，或有元气未伤，而感邪浅者，亦必迁延时日，以成偏枯永废之人。此非医者误之耶？

或云"邪之所凑，其气必虚"，故补正即所以祛邪，此大谬也。惟其正虚而邪凑，尤当急祛其邪，以卫其正，若更补其邪气，则正气益不能支矣。即使正气全虚，不能托邪于外，亦宜于祛风药中，少加扶正之品，以助祛邪之力，从未有纯用温补者，譬之盗贼入室，定当先驱盗贼，而后固其墙垣，未有盗贼未去，而先固其墙垣者。或云补药托邪，犹之增家人以御盗也，是又不然。盖服纯补之药，断无专补正不补邪之理，非若家人之专于御盗贼也，是不但不驱盗，并助盗矣。

况治病之法，凡久病属虚，骤病属实。所谓虚者，谓正虚也；所谓实者，谓邪实也。中风乃急暴之症，其为实邪无疑，天下未有行动如常，忽然大虚而昏仆者，岂可不以实邪治之哉？其中或有属阴虚属阳虚，感热感寒之别，则于治风方中，随所现之症加减之。汉唐诸法俱在，可取而观也。故凡中风之类，苟无中脏之绝症，未有不可治者。余友人患此症者，遵余法治病，一、二十年而今尚无恙者甚多，惟服热补者，无一存者。

（徐大椿《医学源流论》）

叔子静，素无疾。一日，余集亲友小酌，叔亦在座，吃饭至第二碗仅半，头忽垂，箸亦落。同坐问曰："醉耶？"不应。又问："骨鲠耶？"亦不应。细视之，目闭而口流涎，群起扶之别座，则颈已歪，脉已绝，痰声起，不知人矣。亟取至宝丹灌之，始不受，再灌而咽下。少顷，开目，问扶者曰："此何地也？"因告之故。曰："我欲归。"扶之坐舆内以归。处以祛风、消痰、安神之品。明日已能起，惟软弱无力耳，以后亦不复发。此总名卒中，亦有食厥，亦有痰厥，亦有气厥，病因不同，如药不预备，则一时闭塞，周时而死。如更以参、附等药助火助痰，则无一生者。及其死也，则以为病本不治，非温补之误，举世皆然也。

莳门金姓，早立门首，卒遇恶风，口眼㖞斜，噤不能言，医用人参、桂、附诸品，此近日时医治风证不祧之方也。趣余视之，其形如尸，面赤气粗，目瞪脉大，处以祛风消痰清火之剂，其家许以重赀，留数日。余曰："我非行道之人可货取也。"固请。余曰："与其误药以死，莫若服此三剂，醒而能食，不服药可也。"后月余，至余家拜谢，问之果服三剂而起，竟不敢服他药，惟腿膝未健，手臂犹麻，为立膏方而痊愈。此正《内经》所谓虚邪贼风也，以辛热刚燥治之固非，以补阴滋腻治之亦谬，治以辛凉，佐以甘温，《内经》有明训也。

运吏王公叙揆，自长芦罢官归里，每向余言，手足麻木而痰多。余谓公体态丰腴，又善饮啖，痰流经脉，宜撙节为妙。一日忽昏厥遗尿，口噤手拳，痰声如锯，皆属危证，医者进参附、熟地等药，煎成未服。余诊其脉洪大有力，面赤气短，此乃痰火充实，诸窍皆闭，服参附立毙矣。以小续命汤去桂附，加生军一钱为末，假称他药纳之，恐旁人之疑骇之，戚党莫不哗然。太夫人素信余，力主服余药，三剂而有声，五剂而能言，然后以消痰养血之药调之，一月后步履如初。

风痱。新郭沈又高，续娶少艾，未免不节，忽患气喘厥逆，语涩神昏，手足不举，医者以中风法治之，病益甚。余诊之曰："此《内经》所谓痱证也。"少阴虚而精气不续，与大概偏中风、中风、痰厥、风厥等病，绝不相类，刘河间所立地黄饮子，正为此而设，何医者反忌之耶？一剂而喘逆定，神气清，声音出，四肢展动，三剂而病除八九，调以养精益气之品而愈。余所见类中而宜温补者，只此一人，识之以见余并非禁用补药，但必对证乃可施治耳。

（重订古今名医临证金鉴·中风卷·徐大椿《回溪医案》）

医案五

陶氏，六十八岁。左肢拘挛，舌厚而謇不能言，上有白苔，滴水不能下咽，饮水则呛。此中风挟痰之实症，前医误予补阴，故隧道俱塞。先予开肺。

生石膏（四两），杏仁（四钱），鲜桑枝（五钱），茯苓块（五钱），防己（五钱），白通草（钱半），姜半夏（五钱），陈皮（三钱）。服一帖而饮下咽，服七帖而舌肿消。服二十帖，诸病虽渐减而无大效，左肢拘挛如故，舌虽消肿而语言不清，脉兼结。余曰：此络中痰堵塞，皆误补致壅之故，非针不可。于是延郏七兄针之，舌上中泉穴一针，出紫黑血半茶碗，随后有物如蚯蚓，令伊子以手探出，即从针孔中拉出胶痰一条，如匀粉，长七八寸，左手支沟穴一针，透左关手背三阳之络，用小针十数针。以后用药日日见效。前方止减石膏之半，服至七十余帖，自行出堂上轿矣。

哈氏，六十六岁。中风湿，口歪，臂不举，腿肿，脉洪数，口渴，胃不开。与辛凉开水道法。

生石膏（四两），茯苓皮（一两），桂枝（三钱），飞滑石（一两），晚蚕沙（三钱），防己（二钱），半夏（五钱），通草（二钱），桑叶（五钱）。煮三杯，分三次服。二帖而效，十四帖痊愈，后以补脾胃收全功。

叶氏，三十六岁。中风，神呆不语，前能语时，自云头晕，左肢麻，口大歪，不食，六脉弦数，此痱中也，与柔肝法。

生地黄（八钱），生白芍（三钱），左牡蛎（五钱），生鳖甲（五钱），麦冬（二钱），炙甘草（三钱）。煮三杯，分三次服。一帖而神有清意，人与之言能点头也。又于前方加生阿胶三钱，丹皮四钱，三帖而半语，七帖而大愈能食，十二三帖而如故。

（吴瑭《吴鞠通医案·中风》）

医案六

中风在急性发病时，主要有两种类型：一是肝阳上亢，内风肆扰；二是痰热壅盛，蒙窍阻络。内风肆扰则抽搐瘛疭；蒙蔽清窍则昏仆不知人事；横窜经络则㖞斜不遂，肢体偏瘫；痰热内盛则面赤烦躁，喉际痰鸣，便难。

至于治疗，临床体会，凡见头胀而痛，甚则昏愦，面赤目红，烦躁口干，口秽喷人，大便秘结，舌红，苔黄糙腻，脉弦滑者，是内有痰热，熏胃扰心之征，应急予通腑泄热，化痰通络，往往收效较好。临床常用生大黄、芒硝、陈胆星、全瓜蒌、寒水石、石菖蒲、竹沥、黛蛤散等品。由于腑气畅通，痰热泄化，神昏烦躁自除。

抽搐甚者，可加羚羊角粉（分吞）0.6 g。言语謇涩，半身不遂者，宜重用黄芪，配合地龙、丹参、赤芍、豨莶草、威灵仙、炙远志、石菖蒲、炙全蝎（研末分吞）。

如偏瘫仍不恢复，可加用虫类药，如广地龙、炮山甲、炙乌梢蛇各等份，研磨成极细末，装胶囊，每服5粒，每日3次，能促进痿废之恢复。

若面色晦暗，神昏不语，喉中痰鸣，舌苔白腻或浊腻者，鼻饲苏合香丸1粒，温化痰浊，开窍复苏。

（古今名医临证金鉴：中风卷：朱良春·辨中风证分两型 起痿废虫药助功）

第八章　颤　证

一、概念

颤证是指以头部或肢体摇动、颤抖，不能自制为主要临床表现的一种病证。颤证又称颤振、振掉、震颤，发病早期表现为肢体的某个局部轻微颤动，轻者仅有头摇或手足微颤，尚能坚持工作和自理生活；重者头部震摇大动，甚至有痉挛扭转样动作，两手及上下肢颤动不止，或兼有项强，四肢拘急。本病老年人发病较多，男性多于女性。

二、源流

《内经》无颤证之名，但《素问·至真要大论》所谓"诸风掉眩，皆属于肝"的"掉"，即指颤振，说明此类疾患属于风象，与肝有关。《素问·脉要精微论》有"骨者，髓之府，不能久立，行则振掉，骨将惫矣"，指出肾虚可致震颤。《素问·五常政大论》又有"其病摇动""掉眩巅疾""掉振鼓栗"等描述，阐述了本病以肢体摇动为主要症状，属风象，与肝、肾有关，为后世对颤证的认识奠定了基础。

汉代张仲景《伤寒论》在颤证的病因、证候和治法方药方面的认识有了新发展。《伤寒论·六十七条》曰："伤寒，若吐，若下后，心下逆满，气上冲胸，起则头眩，脉沉紧，发汗则动经，身为振振摇者，茯苓桂枝白术甘草汤主之。"此指出吐下伤及脾阳，若误用辛温发汗，则动摇经气，经脉失养，出现身为振振摇的变证。《伤寒论·八十二条》曰："太阳病，发汗，汗出不解，其人仍发热，心下悸，头眩，身瞤动，振振欲擗地者，真武汤主之。"此乃发汗后损伤肾阳，阳虚失于温养，水气浸渍肌肉，则出现肌肉跳动。此两证均有颤证的表现，均属阳虚水泛之证，但一在脾，一在肾，病机不同，则证治有别。汉代华佗《中藏经·论筋痹第三十七》中云："行步奔急，淫邪伤肝，肝失其气，因而寒热所客，久而不去，流入筋会，则使人筋急而不能行步舒缓也。"肝主筋，外邪伤肝，则筋急而"行步奔急""筋急而不能行步舒缓"。

至宋代，诸医家在著书立说过程中，开始以"颤掉"来描述该证候，并提出治疗方药。如《太平惠民和剂局方》一书载有"麝香天麻丸治风痹手足不随，或少力颤掉，血脉凝涩，肌肉顽痹，遍身疼痛，转侧不利，筋脉拘挛，不得屈伸""左经丸治左瘫右痪手足颤掉，言语謇涩，浑身疼痛，筋脉拘挛，不得屈伸，项背强直，下注脚膝，行履艰难，骨节烦疼，不能转侧""黑神丸治一切风疾……手足颤掉，浑身麻痹，肩背拘急，骨节疼痛"，对震颤的临床表现做了详尽描述，如"手足不随""转侧不利，筋脉拘挛，不得屈伸""手足颤掉，言语謇涩……筋脉拘挛，不得屈伸，项背强直"等。

金元医家张子和在《儒门事亲》中记载有颤证"病大发则手足颤掉，不能持物，食则令人代哺"的临床表现。危亦林于《世医得效方》中论述大秦艽丸功效时也说，其可"治风壅痰盛，四体重着……或拘挛，麻痹颤掉"。

颤证作为独立的证名始见于明代，楼英在《医学纲目·颤振》中云："颤，摇也；振，动也。风火相乘，动摇之象，比之瘛疭，其势为缓。"他认为"《内经》云：'诸风掉眩，皆属于肝。掉即颤振之谓也'""又曰：'诸禁鼓栗，如丧神守，皆属于热。鼓栗亦动摇之意也'"。故"此证多由风热相合，亦有风寒所中者，亦有风夹湿痰者，治各不同也"。楼氏肯定了《内经》肝风内动的观点，扩充了病因病机内容，阐明了风寒、热邪、湿痰均可作为病因而生风致颤，并指出本病与瘛疭有别。在方药证治方面，除引用《备急千金要方》中金牙酒疗积年久症外，还载星附散治中风虽能言，口不喎斜，手足𤸷曳者；独活散治风痰之证；单用独活一味药渍酒，治疗本病。

孙一奎在《赤水玄珠全集·颤振门》提出"颤振者非寒禁鼓栗，乃木火上盛，肾阴不充，下虚上实，实为痰火，虚则肾亏，法则清上补下"，在《医旨绪余》中又说"此病壮年鲜有，中年以后乃有之，老年尤多。夫老年阴血不足，少水不能灭盛火，极为难治……作木火兼痰而治，得效"，明确指出本病系精血亏虚，阴不制阳，肝火夹痰所致。木火太盛，肾阴不充，下虚上实。实为痰火，虚为肾亏，属本虚标实、虚实夹杂之证，发病之基本原因在于肝肾不足。故而治疗应"清上补下"，充分体现出其扶正祛邪、标本兼顾的治疗原则。孙氏《赤水玄珠全集》中将其分五型，载方五首论述治疗，用《普济本事方》钩藤散治"肝厥头摇眩晕，能清头目"；用《医学统旨》秘方补心丸和定心丸分别治"心虚手振""老人战动风气所致，及血虚而振"；用撮肝丸以"镇火平肝，消痰定颤"；用参术汤治"气虚颤掉"。至今上述治法仍有指导临床的应用价值。

王肯堂除收录《内经》《难经》《医学纲目》《赤水玄珠全集》有关颤证的内容外，还对病机做了进一步的论述。在《证治准绳·杂病·颤振》中指出，"肝主风，风为阳气，阳为动，阳化为风，此时木气太过而克脾土，或土虚木横而犯脾，脾主四肢，四肢者，诸阳之末，木气鼓之故动，经谓风淫末疾者此也。亦有头动而手足不动者，盖头乃诸阳之首，木气上冲，故头独动而手足不动；散于四末，则手足动而头不动也，皆木气太过而兼火之化也"，认为本病是由肝气太过，乘土侮金，化火生风而致筋膜不能约束而使然。

迨至清代，张璐《张氏医通·颤振》在系统总结了前人经验的基础上，结合临床实践，对颤证的病因病机、辨证治疗及其预后有了较全面的阐述，从风、火、痰、瘀、虚、热几方面论述了本病病因，并载列相应的治疗方药十余首，使本病的理法方药认识日趋充实。他还对颤证的脉象做了具体论述，如"颤证之脉，小弱缓滑者可治。虚大急疾者不治，间有沉浮涩难治，必湿痰结滞于中之象。凡久病脉虚，宜于温补；暴病脉实，宜于峻攻。若久病而脉反实大，暴病而脉反虚，绝无收功之理也"，对本病的判断预后有重要的指导意义。高鼓峰《医宗己任编》对该症病因病机又增补了"大抵气血俱虚，不能荣养筋骨，故为之振摇，而不能主持也"，治则"须大补气血，人参养荣汤或加味人参养荣汤；若身摇不得眠者，十味温胆汤倍加人参，或加味温胆汤"。高氏以大补气血治疗本病虚证，仍为现今颤证论治的重要法则。

新中国成立后，运用中医中药治疗震颤性麻痹综合征等疾病，取得了一定的效果。当今，随着我国进入老龄化社会，该病的患病率也在增加，中医药治疗本病取得了一定进展。

三、病因病机

（一）病因

1. 禀赋不足

禀赋不足，先天肾精亏虚或嗜欲无度，摄生不慎，耗竭肾精，脏气失调，以致肾精亏虚不能濡养筋脉，虚风内动，或肾精亏虚不能濡养肝木，肝木失养，肝风内动，风阳上扰。

2. 年老体虚

中年之后，脾胃渐损，肝肾亏虚，精气暗衰，筋脉失养；或罹患沉疴，久病体弱，脏腑功能紊乱，气血阴阳不足，筋脉失养，虚风内动；或素体阳虚，或治疗不当，汗下太过，损伤脾肾阳气。

3. 情志过极

情志失调，郁怒忧思太过，脏腑气机失于调畅。郁怒伤肝，肝气郁结不畅，气滞而血瘀，筋脉失养；或肝郁化火生风，风阳暴张，窜经入络，扰动筋脉；若思虑太过，则损伤心脾，气血化源不足，筋脉失养；或因脾虚不运，津液失于输布，而聚湿生痰，痰浊流窜经络，扰动筋脉。

4. 饮食不节

恣食膏粱厚味或嗜酒成癖，损伤脾胃，聚湿生痰，痰浊阻滞经络而动风；或滋生内热，痰热互结，壅阻经脉而动风；或因饥饱无常，过食生冷，损伤脾胃，气血生化乏源，致使筋脉失养而发为颤证。

5. 劳逸失当

行役劳苦，动作不休，使肌肉筋膜损伤疲极；或房事劳欲太过，肝肾亏虚，阴血暗耗，虚风内动；或贪逸少动，使气缓脾滞而气血日减，筋脉失于调畅而不得任持自主，发为颤证。

（二）病机

颤证病机多为内伤所致，以虚证多见。常因肝肾阴亏，气血不足，髓海不足，阳气虚弱，筋脉失养，虚风内动而致；或因风火夹痰互阻络道而成。

1. 病理因素

以风、火、痰、瘀为病理因素，其中风为主导。风性动荡，摇摆不宁。

震颤、拘挛为风邪内动之象，为内风暗煽。风以阴虚生风为主，肝血亏虚，肾精不足，阴不敛阳，阳无所制，肝阳上亢，虚风内动。也有阳亢风动或痰热化风者。痰或因脾虚不能运化水湿而成，或因热邪煎熬津液所致。痰邪多与肝风或热邪兼夹为患，闭阻气机，致使肌肉筋脉失养，或化热生风致颤。火有实火、虚火之分。虚火为阴虚生热化火，实火为五志过极化火，火热耗灼阴津，扰动筋脉不宁。久病多瘀，瘀血常与痰浊并病，虚风内动，扰逆窜动，影响气血、水液的正常运行，进一步加重瘀血内生，痰浊阻滞。虚风夹死血顽痰走窜经脉，经脉不通，致筋脉肌肉失养而病颤。因此，内风是颤证病变过程贯穿始终的因素，是发病的动因。

2. 发病

发病机制为肝风内动，扰动筋脉，不能自主。本病的基本病机为肝风内动，筋脉失养。"肝主身之筋膜"，为风木之脏，肝风内动，筋脉不能任持自主，随风而动，牵动肢体及头颈颤摇动。其中又有肝阳化风、血虚生风、阴虚风动、瘀血生风、痰热动风等不同病机。

3. 病位

病位在筋脉，主要责之于肝，与肾、脾关系密切。肝藏血而主筋，《素问·经脉别论》说："食气入胃，散精于肝，淫气于筋。"由于筋膜有赖于肝血的滋养，筋失所养，风从内生，主要责之于肝的功能失调。肾主骨，为作强之官，主司伎巧，肾精亏损，肝肾乙癸同源，若水不涵木，肝肾交亏，肾虚髓减，脑髓不充，伎巧不能，作强失司，下虚则高摇。若脾胃受损，痰湿内生，隧道凝滞，土不栽木，筋失濡养，亦可致风木内动。因而，颤证病在筋脉，与肝、肾、脾脏关系密切。

4. 病性与病势

本病的病理性质总属本虚标实。本为脏腑气血阴阳亏虚，其中以肝、肾、脾，阴津精血亏虚为主；标为风、火、痰、瘀为患。标本之间密切联系，风、火、痰、瘀可因虚而生，诸邪又进一步耗伤阴津气血。

颤振之脉，小弱缓滑为佳；虚大急疾预后欠佳。沉伏涩滞为痰湿结滞之象。若久病而脉反实大，暴病脉反弱小皆为难治之象。

本证多见于中老年患者，多为原发；亦可由温热病、痹证、中毒、颅脑外伤及脑瘤等引起，一般治疗不易，或取决于原发病本身治疗的进展。

5. 病机转化

风、火、痰、瘀之间也相互联系，甚至也可以互相转化，如阴虚、气虚可转为阳虚，气滞、痰湿也可化热等。

（1）肝肾阴亏：是颤证的常见原因，尤其以老年人多见。肝主藏血，肾主藏精。如摄生不慎，或疾病所伤，肝肾阴虚，精血俱耗，以致水不涵木，风阳内动，筋脉失养，颤动振掉，或拘急强直等证，遂由此而作。

（2）气虚血少：气血亏虚造成颤证，亦为临床所常见。多因劳倦过度，饮食失节，或思虑内伤，心脾俱损，以致气血不足，不能荣于四末，则筋脉瞤动，成颤振之疾。

（3）痰热动风：风火交盛，痰热互阻所致之颤证属实证，多因五志过极，木火太盛，而克脾土，脾为四肢之本，四肢为脾之末，故见四肢颤动，如头摇动者，为木火上冲所致。若风火盛而脾虚，则不能行津液，津液不行，痰湿停聚，故多夹痰，风痰邪热阻滞经络，亦发为颤证。

以上情况，可以单独发病，也可相兼为病。

四、中医诊断依据

本病以头及四肢颤动、振摇为临床特征，多见于中、老年患者。根据其临床表现，一般不难做出诊断。

五、常见临床证型及治法

（一）辨证要点

对本病的辨证，主要应当分辨标本、虚实。肝肾不足、气血虚弱者为虚，风火夹痰者为实。如虚实相兼为病者，多以肝肾阴亏、气血不足为病之本，风痰为病之标。

（二）治疗原则

益肾调肝，补气养血，清化痰热，兼以息风，此为治疗本病大法。盖颤证多由肝肾亏虚、气血不足、痰热互阻、肝风内动为患，故治疗当以此为纲。

（三）分证论治

1. 肝肾不足

症状：颤振日久不愈，多见于中壮年及老年，有因禀赋不足幼年发病者，其震颤幅度、程度较重。常兼头目眩晕，耳鸣，失眠多梦，腰酸腿软，肢体麻木，老年可兼见呆傻健忘、筋脉拘紧、动作笨拙等症；舌体偏瘦，舌质暗红、少苔，脉细弦或沉细弦。

病机：肝肾精血不足，筋脉失养则颤动不定，肢体麻木；肝阳偏亢，阳盛化风则眩晕耳鸣；失眠多梦是虚阳上扰、神舍不安的表现。腰为肾府，肾虚则腰膝酸软。至于老年人，多兼呆傻健忘，是肾虚脑髓不充的缘故。

治法：滋补肝肾，育阴息风。

方药：大补阴丸合六味地黄汤加减。药用龟板、生熟地、何首乌、山萸肉、玄参滋补肝肾阴液而潜纳浮阳；丹皮、知母、黄柏滋阴降火；加入钩藤、白蒺藜、生牡蛎以平肝息风；茯苓、生山药益气健脾而利生化之源。滋生清阳汤、滋荣养液膏亦可选用，顽固症可选用大定风珠。

2. 气血两虚

症状：肢体颤振日久，程度较重，伴面色无华，精神倦怠，四肢乏力，头晕眼花，舌体胖、边有齿痕，舌质暗淡或夹有瘀点，脉细弱。

病机：气血两虚，筋脉失于濡养，或久病入络，血瘀气滞，故颤振症状较重。倦怠、乏力、腿软、自汗是气不足；头晕眼花是血虚不能上荣清窍；舌胖，脉细弱，为气血不足之征。若夹血瘀，则舌有瘀斑。

治法：益气养血，息风活络。

方药：八珍汤合天麻钩藤饮加减。药用人参、茯苓、白术补气，当归、白芍、熟地养血，天麻、钩藤、生石决明平肝息风，杜仲、桑寄生益肾，益母草、川牛膝、丹参活血通络。或用人参养荣丸。心血虚少者，用平补镇心丹；心气虚热而振者，用琥珀养心丹（上方去肉桂，山药、麦冬、五味加琥珀、牛黄、黄连）；心虚夹痰而振者，用秘方补心丹（平补镇心丹去龙齿、肉桂、山药、麦冬、五味子，加琥珀、川芎、胆星、麝香、甘草）；心虚夹血而振，用龙齿清魂散。

3. 痰热动风

症状：颤证或轻或重，尚可自制。常兼胸脘痞闷，头晕，内热口干，咳痰色黄，或多汗，舌苔黄腻，脉弦滑数。

病机：痰热内蕴，阳盛风动，而筋脉失于约束，以致颤证发作。胸痞内热，头晕口干，咳痰色黄，皆由痰热而生；苔腻，脉滑亦属痰热动风之象。

治法：清化痰热，兼以息风。

方药：宜摧肝丸，或用导痰汤加竹沥合天麻钩藤饮加减。导痰汤即二陈汤加入南星（清化痰热，可用胆南星）与枳实，本方可以燥湿豁痰，行气开郁，再与天麻钩藤饮中山栀、黄芩苦寒清热之品配伍，药效更好。天麻、钩藤、生石决明、川牛膝用以平肝息风，潜阳降逆。若属痰湿内聚，胸闷昏眩，恶心呕吐痰涎，肢麻震颤，手不能持物，甚则四肢不知痛痒，咳喘，舌胖舌边有齿痕，苔厚腻、质红，脉沉滑或沉濡，宜二陈汤加煨皂角 1 g，硼砂 1 g，胆南星 2 g。

（四）其他疗法

1. 中成药

（1）小柴胡汤去参加防风，治猝然头部摇摆不能自制。

（2）定振丸（《临证备要》）：生地、熟地、当归、白芍、川芎、黄芪、防风、细辛、天麻、秦艽、全蝎、荆芥、白术、威灵仙治阴血不足，不能制火而见颤振。

（3）化痰透脑丸：制胆星 25 g，天竺黄 100 g，煨皂角 5 g，麝香 4 g，琥珀 50 g，郁金 50 g，清半夏 50 g，蛇胆陈皮 50 g，远志肉 100 g，珍珠 10 g，沉香 50 g，石花菜 100 g，海胆 50 g。上药共为细末，蜜为丸（重约 6 g），每服 1 丸，每日 3 服，白开水送下。

2. 单方验方

（1）生地 10 g，熟地 10 g，当归 10 g，白芍 10 g，川芎 10 g，黄芪 15 g，防风 10 g，细辛 3 g，天麻 10 g，秦艽 10 g，全蝎 6 g，荆芥 10 g，白术 10 g，威灵仙 15 g。水煎，每日 1 剂，分 2 次服。适用于阴血不足，不能制火的颤证者。

（2）制南星 25 g，天竺黄 100 g，煨皂角 5 g，麝香 4 g，琥珀 50 g，郁金 50 g，清半夏 50 g，蛇胆陈皮 50 g，远志肉 100 g，珍珠 10 g，沉香 50 g，石花菜 100 g，海胆 50 g。上药共为细末，蜜炼为丸，每丸重约 6 g，每次 1 丸，每日 3 次，白开水送下。适用于风痰阻络而引起的颤证。

（3）柴胡 12 g，黄芩 9 g，半夏 9 g，生姜 9 g，甘草 6 g，大枣 4 枚，防风 10 g。水煎，每日 1 剂，分 2 次服。适用于颤证属痰热动风者。

（4）黄芪 20 g，防风 6 g，桂枝 6 g，麻黄 5 g，鸡血藤 15 g，地龙 10 g，当归 10 g，白芍 10 g，白附片 3 g，制川乌 5 g，制草乌 5 g。将制川乌、制草乌加水 200 mL 先煎至沸，加白蜜 30 mL，待再沸半小时，取汁后加上药，再加水 1000 mL，并煎取汁 200 mL，再次加水煎取汁 100 mL，2 次共取汁约 300 mL，分 2 日频服，患儿若年龄大可分 4 次频服，每日服 2 次。适用于颤证属阳虚络阻证。

3. 饮食疗法

（1）参芪炖肉汤：党参 30 g，黄芪 50 g，当归 15 g，大枣 10 枚，瘦肉 500 g，加盐等调味熬汤。食肉喝汤。适用于颤证属气血不足者。

（2）当归羊肉羹：羊肉 500 g，当归 25 g，黄芪 25 g，党参 25 g，生姜片 25 g，食盐少许。将羊肉洗净，切小块，当归、黄芪、党参包在纱布里，加水共煨熟，至羊肉将烂时，放入生姜、食盐，待肉熟烂即可食用，常食用。适用于颤证属气血亏虚者。脾虚湿盛者忌用。

（3）太子鸡：太子参 15 g，鸡肉 500 g。加水共炖，加食盐等调料熬汤，饮汤食肉。适用于颤证体虚、气血亏虚者。

（五）护理与调摄

颤证的预防，主要应注意精神、生活起居、饮食调摄等几个方面。保持心情愉快，避免忧思郁怒等不良的精神刺激；减少房事；饮食宜清淡。前人所谓"中年以后，便宜淡味独宿"，是有一定道理的。此外，适当参加一些力所能及的体育活动，如气功、太极拳、体操等，不仅可以增强体质，对于预防颤证，亦有积极意义。

具体来说如下。

（1）保持心情愉快，避免忧思郁怒等不良精神刺激。

（2）注意饮食清淡，避免油腻厚味，并宜减少房事。

（3）适当参加一些力所能及的体育活动，如气功、太极拳、体操等，增强体质，有利于治疗。

（4）长年患本病者，不宜从事高空、驾驶及有一定危险的工作。

六、相关现代诊疗疾病类型

根据本病的临床表现，西医学中凡具有颤证临床特征的锥体外系疾病和某些代谢性疾病，如震颤麻痹、肝豆状核变性、小脑病变的姿位性震颤、特发性震颤、甲状腺功能亢进等，均可参照本章辨证论治。

七、相似病证的鉴别诊断

颤证应与瘈疭相鉴别。瘈疭多见于急性热病或某些慢性疾病急性发作，其症见手足屈伸牵引，常伴发热、神昏、两目窜视，头、手颤动；颤证则为慢性疾病，以头、手的颤动、振摇为主要临床表现，一般无发热、神昏及其他特殊神志改变症状，有手足颤动而无抽搐牵引。如再结合病史（有无原发病以及发病的急缓等）分析，二者不难鉴别。

颤证与中风牵动也有一定区别，《医学纲目·颤振》谓："战摇振动，轻利而不痿弱，比之中风弹曳，牵动重迟者，微有不同。"

【小结】

颤证以四肢或头动摇、颤抖为主要临床症状，多为肝肾不足，气血亏虚，风痰邪热内盛，筋脉失养所致。本病治法如下。肝肾亏损，治当填精补肾；肝风内动，治当养肝息风；气血双亏，治当补气益血；痰热动风，治当化痰熄风。本虚标实，虚实夹杂者，又当根据具体情况，或急治其标，缓治其本，或攻补兼用，皆须灵活施治。

颤振的预防，主要着重在精神、起居、饮食的调摄。

张璐《张氏医通·卷六·颤振》中，经云：寒气客于皮肤，阴气盛，阳气虚，故为振寒寒栗。深师曰：振乃阴气争胜，故为战；栗则阳气不复，故为颤。骨者髓之府，不能久立，行则振掉，骨将惫矣。颤振与瘈疭相类，瘈疭则手足牵引，而或伸或屈；颤振则但振动而不屈也，亦有头动而手不动者，盖木盛则生风生火，上冲于头，故头为颤振，若散于四末，则手足动而头不动也。《经》曰：诸风掉眩，皆属于肝。若肝木实热，泻青丸；肝木虚热，六味丸；肝木虚弱，逍遥散加参、术、钩藤。挟痰，导痰汤加竹沥。脾胃虚弱，六君子汤加芎、归、钩藤。卫虚多汗恶寒，加黄芪二钱，附子五分。脾虚，补中益气加钩藤。心血虚少而振，平补正心丹。心气虚热而振，本方去肉桂、山药、麦冬、五味，加琥珀、牛黄、黄连，名琥珀养心丹。心虚挟痰而振，本方去龙齿、肉桂、山药、麦冬、五味，加琥珀、川芎、胆星、麝香、甘草，为秘方补心丹。心虚挟血而振，龙齿清魂散。肾虚而行步振掉者，八味丸、十补丸选用。实热积滞，可用汗吐下法。戴人治马曳，手足振掉，若线提傀偏，用涌法，出痰数升而愈。此必痰证痰脉，而壮盛气实者，不可不知。

诊颤振之脉，小弱缓滑者可治，虚大急疾者不治，间有沉伏涩难者，必痰湿结滞于中之象。凡久病脉虚，宜于温补；暴病脉实，宜于峻攻。若久病而脉反实大，暴病而脉反虚弱，决无收功之理也。

八、名家临证类案

医案一

魏某，男，12 岁，于 1973 年 11 月 18 日来诊。

其父代主诉：1970 年 9 岁时，曾受一次大的惊恐，并较长时期的忧惧，以致大便日溏泻 2~3 次，手颤抖不休，平举更甚，腿痿软，走路曾跌倒过，目远视模糊，头晕，后脑尤严重。中医按风治，西医给镇静剂，3 年来未效。故来就诊。切其脉两尺虚，左关现弦细，舌红无苔。综合脉证，是属阴虚，阴如何虚，"治病必求于本"。《素问·阴阳应象大论》："恐伤肾"；肾"在志为恐"；《素问·举痛论》："恐则气下""恐则精却"；《灵枢·本神》："恐惧不解则伤精，精伤则骨酸痿厥"；又《素问·藏气法时论》："肝虚则目䀮䀮无所见，耳无所闻，善恐，如人将捕之"。总观《内经》诸说，正说明患儿的病源，肾因恐损伤阴精而累及肝，致发生种种病态，其本在肾，应取六味地黄丸为主以滋养肾肝，从培本入手。处方：熟地黄 12 g，山茱萸 6 g，怀山药 6 g，建泽泻 4.5 g，粉丹皮 4.5 g，云茯苓 4.5 g，枸杞果 6 g，甘菊花 3 g，五味子 4.5 g，麦门冬 4.5 g，补骨脂 3 g，胡桃肉 3 g。水煎服。本方以六味地黄丸合麦味、杞菊再加入青娥丸之半而成，六味地黄丸是宋钱仲阳治小儿脚软行迟等属于肾虚之方。因小儿稚阳纯气，不宜补阳，乃减去《金匮要略》肾气丸之桂附以应用于小儿，此方合麦味以敛肺纳肾，合杞菊以治头晕目弱，更反佐以轻量的温品，故予补骨脂、胡桃，推动阴药，兼照顾大便溏泻。

二诊：1973 年 12 月 23 日。服药 30 余剂，左关弦象已无，颤抖见稳定，腿不软，大便日 1 次。唯目不能远视，多梦。原方加龙骨再服，以效目神而止多梦。

三诊：1974 年 3 月 14 日。颤抖已基本痊愈，余症亦消失，唯着急时颤抖仍稍出现，前方加巴戟肉、鹿角以壮肾，善后。

（《岳美中医案集》）

按：大凡颤证，一般始于中年，老年多见，而小儿较少。但小儿脏腑娇嫩，全而未实，形气未充，故七情过极，最易扰乱脏腑气机，动摇根本。本案患者年仅 12 岁，已病 3 年。寻其病源，因为大惊猝恐，忧惧日久。大便溏泻不已，更致化源亏耗，阴精不足，故见两手颤抖，腿软痿弱。后天化源不足，肝血不荣则目视模糊，眈眈无所见，舌红无苔，两尺脉虚，左关弦细，为阴虚见证。诸证合参，系属恐伤肾精而累及于肝。治病求本，故取六味地黄丸为主，以培养肾肝，其组方妙在用六味合麦味以敛肺纳肾，子母双补，加杞菊以养肝明目，更反佐以补骨脂、胡桃肉制阴药之柔腻，又可固肾止泻。此案可谓治本之范例，处方精炼周全，疗效满意，给后来学者以启发。

医案二

孙某，男，45 岁。于 1971 年 8 月 30 日初诊。主症：两手震颤，右手为甚，不能写字达 6 年之久。每逢思想紧张则颤抖更甚，核桃大的字也无法写成，因此不能坚持工作，深感苦闷。患者消瘦乏力，心悸，汗出，自述有周期性麻痹病史，发作时周身软弱无力，肢体麻痹，舌质淡，少苔，脉细弱。辨证：属气血双亏，筋脉失养，虚风内动。治则：补气血，益肝肾，潜摄息风。处方：黄芪 9 g，党参 9 g，茯神 9 g，白芍 15 g，生地黄 9 g，当归身 9 g，龟板 9 g，牡蛎 15 g，龙骨 9 g，枸杞子 12 g，桑寄生 18 g，桑枝 18 g。3 剂，水煎服。

二诊：服上药后精神好转，自感较前有力，但近日觉腰痛。宗原法继进。处方：白芍 24 g，生地黄 9 g，当归身 15 g，北沙参 9 g，玉竹 15 g，龟板 9 g，鳖甲 9 g，龙骨 9 g，牡蛎 18 g，枸杞子 12 g，茯神 9 g，桑枝 24 g，桂枝 3 g，川续断 12 g。3 剂，水煎服。

三诊：腰痛治愈，手颤抖亦减轻，但仍头晕，心悸，汗出。宗前法出入继进。处方：白芍 24 g，生熟地（各）9 g，当归身 15 g，制首乌 9 g，玉竹 15 g，龙骨 9 g，牡蛎 24 g，龟板 9 g，茯神 12 g，桑枝 30 g，桂枝 6 g，紫石英 9 g。5 剂，水煎服。

四诊：服上药后头晕、心悸、汗出等症均愈，手颤抖大有好转，已能写字，并恢复工作。拟丸药方进一步调理。处方：白芍 24 g，生熟地各 9 g，当归身 12 g，阿胶 9 g，鸡子黄 2 枚，党参 15 g，黄精 12 g，桑枝 24 g，桂枝 4.5 g，络石藤 9 g，川续断 12 g，桑寄生 24 g，牡蛎 24 g，虎胫骨 9 g，炙甘草 6 g。

上药 6 剂，共研细末，炼蜜为丸，每丸重 9 g。每日早、午、晚服 1 丸，白开水送服。

上药共服 3 个月，两手颤抖消失，病获痊愈，其周期性麻痹未发作。

（《临证医案医方》）

按：《内经》云："诸风掉眩，皆属于肝。"颤证属风象，与肝有关，有虚实之别。虚者，或因肝肾阴亏，或因气血不足，本案患者两手震颤达 6 年，久病必虚。观其症，消瘦，乏力，汗出，肢体麻痹，舌质淡少苔，脉细弱，乃气血双虚，筋脉失养，虚风内动所致，尤以阴虚少为重。"治风先治血，血行风自灭"，气血充足则脏腑得濡，筋脉得养，虚风自灭。所以，治法始终以补气血，益肝肾，潜摄息风为主，守法出入，终获良效。方中以黄芪、党参、黄精补气，白芍、生地、熟地、当归、何首乌、阿胶、鸡子黄、沙参、玉竹等大补阴血，桑寄生、枸杞、川断等补益肝肾，强壮筋骨，龟板、鳖甲、牡蛎、龙骨等潜摄息风。处方药专力宏，加减出入循序有则。

医案三

马某，女，53 岁。初诊：患全身颤抖已 7~8 年之久，近时渐觉增甚，据述每遇事故即发。经事应断不断，项背强，背心发冷。脉象濡细，而舌红干。肝肾精血两虚，风从内动，病久根深，猝难取效。处方：羚羊角粉 0.6 g，明天麻 4.5 g，全蝎粉 1.8 g，酒白芍 6 g，生熟地各 9 g，阿胶珠 9 g，陈木瓜 4.5 g，制狗脊 9 g，石决明 15 g，灵磁石 30 g，青龙齿 12 g，五味子 1.8 g。2 剂。

二诊：药后颤抖较瘥。年逾 50 而经未断，血不养筋，此系关键所在。宗原法续服，以观其后。处方：羚羊角粉 0.6 g，明天麻 4.5 g，全蝎粉 2.4 g，阿胶珠 9 g，生熟地各 9 g，五味子 1.8 g，炒丹皮 6 g，川黄柏 6 g，炙龟板 30 g，甘菊花 6 g，生石决 30 g，生白芍 6 g，海螵蛸 12 g。3 剂。

三诊：经事见即止，此属佳象，颤抖亦较减轻。仿原法再接再厉。但胃纳不佳，腻药暂缓。处方：羚羊角粉 0.6 g，明天麻 4.5 g，全蝎粉 2.4 g，怀山药 9 g，甘菊花 6 g，嫩钩藤 9 g，川石斛 9 g，生石决明 15 g，三角胡麻 9 g，生牡蛎 30 g，北沙参 9 g，酒白芍 6 g，资生丸 9 g。3 剂。

四诊：胃纳较增，夜不安寐。原法佐以安神。处方：北沙参 6 g，洛党参 6 g，甜白术 6 g，怀山药 9 g，甘菊花 6 g，嫩钩藤 9 g，明天麻 4.5 g，全蝎粉 2.4 g，生石决明 15 g，炒枣仁 9 g，琥珀多寐丸 3 g（吞）。3 剂。

五诊：夜寐较安，颤抖见瘥。原方再进 3 剂。

六诊：血虚肝失所养，风从内动，所以头摇手颤。迭予养血息风，病减过半，还宜进一步治疗，仿定风珠法，滋水清肝，以定内风。处方：玳瑁片

6 g，生熟地各9 g，阿胶珠9 g，炙龟板30 g，明天麻4.5 g，五味子2 g，桑寄生9 g，全蝎3 g，广地龙9 g，大淡菜9 g，酒白芍6 g，琥珀多寐丸3 g（吞）。3剂。

七诊：滋肾清肝，息风安寐，均能得心应手。寐渐安，颤抖见瘥。但病根已种，恐以后烦劳即发耳。处方：玳瑁片6 g，明天麻6 g，甘菊花6 g，生熟地各9 g，甘枸杞子6 g，阿胶珠9 g，炙龟板30 g，酒白芍6 g，石决明15 g，五味子1 g，三角胡麻9 g，琥珀多寐丸3 g（吞）。5剂。

（内科名家严苍山学术经验集：《严苍山医案·风颤》）

按：本案患者，全身颤抖已7～8年，近时增甚。虽已年届53岁，但经事未断，项背强，背心发冷，脉象濡细。病为肝肾精血亏虚，血不养筋，虚风内动。肝为藏血之脏，主润宗筋，主风易动。肾藏精，主骨，为髓海之源。久病体虚，藏摄无权，故月事时下，应断不断；精血暗耗，则虚风鸱张，病渐转甚；血不温充，经脉时疏，故项背强几几，背心发冷；舌红口干，脉濡细皆阴血亏虚之征。治疗主以滋补肝肾，养血息风。方中芍药、地黄、阿胶、狗脊、山药、龟板、寄生、木瓜皆滋肾填精，养肝补血之品，配以羚羊角粉、全蝎、天麻、石决明、玳瑁、龙齿等潜摄息风，随证守法加减，经诊7次而虚风定止，病情见瘥。

医案四

陈某，女，62岁。病名：颤证。病因：3年前曾患颤证，经中西医治疗数年余，症状消失。近日因外感发热，重发其表，致阳气、阴精两伤，筋脉失濡。证候：身晃欲坠，头摇齿叩，手抖，行立振掉，语言不利，口角流涎，精神委顿，面色不华，食纳呆钝，大便不畅，小便正常，情绪激动时震颤加剧，但随动作时震颤略有减轻，入寝则停止发作，历时2个月。诊断：脉微细，舌苔薄白，质淡红而润，血压13.6/12.7 kPa，血常规化验示血红蛋白80 g/L，白细胞计数3.1×10^9/L，中性粒细胞0.64%，淋巴细胞0.33%，嗜酸性粒细胞0.03%，西医诊断为帕金森病。脉证合参，此发汗过剧，损伤阳气阴精，筋脉失其濡养所致。治法：补益气血，温养筋脉。处方：党参15 g，黄芪30 g，白术10 g，当归10 g，白芍10 g，熟地10 g，熟附子10 g，桂枝10 g，云茯苓10 g，炙甘草10 g，生姜3片，红枣4枚。水煎服。效果：服5剂，身振减轻，摇头击齿停止，手颤亦轻，口流涎减少，继守原方连服10剂，震颤完全消失，纳香，神振，能从事家务劳动。

（《奇效验案·振栗》）

按：本案患者 3 年前患颤证，虽经治愈，但年老体弱，气血素亏。此次复因外感发热，重用解表，发汗太过，导致阳气阴精两伤，筋脉失于温煦濡养，而致旧病复发，故身晃欲坠，头摇齿叩，手抖，行立震颤；阳气不足则精神委顿，血虚不能上荣则面色不华；脾失运化则食纳呆钝，口角流涎，大便不畅；阳虚"烦劳则张"，故遇情绪波动则易动摇精气，而震颤加剧；舌淡红，脉细微均为气血不足之征。

《医宗己任编》云："大抵气血俱虚不能荣养筋骨，故为之振摇，而不能主持也。"治疗"须大补气血，人参养荣汤或加味人参养荣汤"。此案治法，正是宗此旨，以党参、黄芪、白术、云茯苓益气健脾，当归、白芍、熟地补养阴血，生姜、大枣益脾和营，熟附子、桂枝振奋阳气，温煦筋脉。诸药合用，5 剂见效，药已对证，守方继服 10 剂，颤证全消，收效甚佳。

医案五

张某，女，32 岁。病史：产后 7 个月，身躯不自主前后振摇欲坠，痛苦难言已 2 月余。曾经于神经科检查，疑为椎体外系疾病，经治罔效。症见：面色萎黄，神疲倦怠，躯体不自主振摇，头晕失眠，纳呆便溏，四肢欠温，舌质淡而胖大，苔薄，脉细弱。是为气弱阳虚，筋脉失养，而致诸筋脉不能主持而摇。治以补中益气，温养筋脉，选用补中益气汤加减治之。处方：黄芪 30 g，党参 15 g，怀山药 15 g，白术 15 g，柴胡 10 g，熟地 10 g，菟丝子 10 g，升麻 10 g，当归 12 g，仙灵脾 12 g，陈皮 8 g，炙甘草 6 g。服上药 2 剂，振摇大减，精神好转，纳谷增加，效不更方，再投 10 剂而愈。随访半年未见复发。

（《中医内科医案精选·颤震》）

按：患者系新产妇女，多有气血损伤。若素体既弱或产后不善调养，复因哺乳，则气血亏虚，难以速复。本案患者产后 5 个月，出现躯体不自主振摇，是为阳气、精血亏虚，筋脉失养所致，非肝风内动之象。伴面色萎黄，神疲倦怠，头晕失眠，纳呆便溏，四肢欠温，舌淡而胖大，脉细弱，更是气衰血弱之见证，尤以阳气虚衰为著。中焦气虚，脾运无力，故纳呆便溏。阳气不充则神疲、肢冷，气虚血少不能上荣则头晕失眠，舌淡而胖大。脾为后天之本，生化之源，中气虚则宗气衰，血无以生，肝体失荣而变生本证，所以培土之本，补益中气，温养筋脉是治疗的关键所在。选用补中益气汤加减治之，服药 10 余剂，病证全消，提示颤证并非全由肝风所致，应据证审因，详求其本，如是才能收到预期疗效。

第九章　肝　著

一、概念

肝著指肝经气血受阻，留滞而不行所致之病。著，着也。《辞海》"着"通于"著"，而"著"又通"宣"。李善注："宣，犹积也。"可见肝著，实则是肝的气血瘀滞不行，进而可发展成为积块的一种疾病。肝著的特征征象为喜热饮、欲以手捶胸，临床主要表现为胸部或胁部疼痛，胁部肿块，可伴有肝功能正常或异常。

肝著或作肝着，为肝脏气血郁滞，着而不行命名，又名"肝胀"，是因肝热病（急性病毒性肝炎）、肝瘟（急性病毒性重症肝炎）等病之后，湿热疫毒之邪内蕴，肝胆失其疏泄，气血郁滞不行而成。其为临床以右胁疼痛，胁下肿块、用手揉按捶击稍舒，肝功能异常等为主要表现的内脏胀（著）病类疾病。

二、源流

肝著之病见于张仲景《金匮要略·五藏风寒积聚病脉证并治第十一》第七条："肝着，其人常欲蹈其胸上，先未苦时，但欲饮热，旋覆花汤主之……旋覆花汤方：旋覆花三两，葱十四茎，新绛少许。"此处提出肝著的概念，并从肝阳虚、气滞而兼血瘀论治。

《伤寒论》109 条有"伤寒发热，啬啬恶寒，大渴欲饮水，其腹必满，自汗出，小便利，其病欲解，此肝乘肺也，名曰横。"故尤在泾在《金匮要略心典》里说："肝脏气血郁滞，着而不行，故名肝着。然肝虽着，而气反注于肺，所谓横之病也，故其人常欲蹈其胸上。胸者肺之位，蹈之欲使气内鼓而出肝邪，以肺犹橐龠，抑之则气反出也。先未苦时，但欲饮热者，欲着之气，得热则行，迨既着则亦无益也。"由此阐释肝气郁血滞，乘犯肺金而发生肝着之病。

周扬俊《金匮玉函经二注》曰："肝主疏泄，言其用也，倘郁抑不舒，势必下乘中土，土必弱而时满，气必结而不开，故喜人之按之揉之也。"探讨肝郁乘脾，脾虚气滞而出现肝着。

魏荔彤《金匮要略方论本义》中有"肝着者，风寒湿合邪，如痹病之义也……以气邪而凝固其血，内着于肝，则为之肝着也"，从风寒湿合邪着肝而引起肝着之病。

高学山《高注金匮要略》中有"肝以阳气为贵……着者留滞之义。脏中阳虚，而阴寒之气不能融和舒畅，且肝络从少阳之胁而上贯于胸……则其胸中，常有似板似紧之候……曰常欲蹈其胸上，甚言其欲得重按之意。苦，即胸中板紧者是，先未苦时常欲饮热者，热乃阳类，胸将着而求助于外火也"，着重从肝阳虚寒，寒气凝滞来探讨。

唐容川《金匮要略浅注补正》中有"盖肝主血，肝着即是血黏着而不散也。血生于心而归于肝，由胸前之隔膜，以下入胞室，今着于胸前隔膜中，故欲人蹈其胸上以逼之也"，突出强调了肝着的胸膈血瘀。

由此可见，病位有肝（络）、肝脾、肝肺、胸膈之不同；病因有外邪之实，亦有内伤之虚；至于病机，有认为寒气凝滞的，有认为肝失疏泄、血行郁滞，甚至血瘀的。总的病机是气血不畅、阳气痹阻。

三、病因病机

（一）病因

中医学认为，湿热之邪，疫毒之气，饮食不节，嗜酒过度，劳逸失当，情志所伤等原因，导致肝脏功能失调而发肝热病或肝瘟病，上述肝病未及时治愈，正虚邪恋，留着不去，迁延缠绵，进一步损伤肝脏功能，气机郁滞，久则更入肝络而血液瘀阻，加之原来湿热疫毒蕴结，或困遏阳气，或耗损阴血，终致气滞、血瘀、湿郁、热蕴、阴阳气血耗损等复杂的病理变化，并且延及肝、胆、脾、胃、心、肾等多脏腑功能失调，发为本病。

（二）病机

1. 发病

肝著是风寒之邪积聚肝经所致。其风寒之邪既可是外来直中而未达、邪气滞留于肝经，也可以是自内而生。

2. 病位

肝著的病位当在两腋间之胁部——肝经循行的部位。

3. 病性与病势

此病初起时病在气分属轻，热饮能助阳散寒，使气机通利，脉络暂得宣畅通行，则胸中痞结等症可暂时得以缓解；待肝著既成，气郁及血，经脉血行凝瘀，则虽得热饮而不得缓解，若以手按揉或捶打胸部，可使气机舒展，气血运行暂时通畅，则稍舒，故其人常欲蹈其胸上。故肝著之病当有瘀血，但治气重于治血。所以，肝著之病虽有瘀血，但瘀血并非该病的主要矛盾点。

4. 病机转化

本病乃病时日久，由气入血，进而影响肝脏的形态与功能的改变，所谓疾病迁延不愈，或活动复作。

四、中医诊断依据

慢性迁延性肝炎症状大多轻微，如自觉肝区隐痛，局部有压痛，乏力，纳差，情绪不稳等，常因劳累、情绪波动、饮食等因素发生或加重。慢性活动性肝炎则症状明显，肝区胀痛或刺痛，有压痛，常欲以手揉按，肝脏肿大、质软或稍硬，肢倦乏力，食欲不振，厌油，恶心呕吐，腹胀，嗳气，大便溏薄，或有轻度黄疸，瘙痒，小便黄，部分患者还可出现肝外症状，如关节疼痛、水肿、皮疹、干燥综合征等。

（1）本病常有肝热病发病史。一般认为肝热病病程超过 6 个月，症状持续和肝功能异常者，即为肝著。部分病例因病程日久，病史不明确，而于检查后发现。

（2）临床表现右胁或剑突下胀痛或刺痛，常欲以手揉按，伴食欲不振、嗳气、腹胀、便溏、乏力等症。

（3）肝脏肿大，质软或稍硬，有压痛，或有轻度黄疸，部分患者可见蜘蛛痣及肝掌，脾脏一般无明显肿大。

（4）肝功能或可正常，常见谷丙转氨酶、锌浊、碱性磷酸酶、谷胺酰转肽酶轻度升高，白蛋白减少，球蛋白增高，γ-球蛋白或见增高。

五、常见临床证型及治法

（一）辨证要点

（1）辨病情轻重：轻者胸胁苦闷，重者胁痛，欲人蹈其胸上，用手捶击稍舒。

（2）辨病证特征：若胸胁痞满，捶按则舒，则多为肝郁气滞；若胸胁板闷刺痛，欲人蹈之，则多为瘀阻肝络；若见黄疸、发热口渴、尿黄便秘等症，则为肝胆湿热；若胸胁胀痛，又兼见神倦食差，则多为肝郁脾虚；若畏寒懒动，食少便溏，多为寒湿困脾；若口苦咽干，五心烦热，则多为肝肾阴虚。

（3）辨邪正虚实：本病多为虚实夹杂之证。实者，气血郁滞，著而不行；虚者，肝、脾、肾不足。病初以邪实为主，久则以正虚为主，但气血郁滞的病机贯穿整个病程。

（二）治疗原则

此病病位在肝，初起时病在气分属轻，温通气机，则胸中痞结等症可暂时得以缓解；待肝著既成，气郁及血，经脉血行凝瘀，以调气兼顾治血。治则重在疏肝理气，并考虑相关脏腑之虚实进行补泻。

（三）分证论治

1. 肝郁脾虚证

症状：胁肋胀痛，精神抑郁，饮食减少，口淡，胸闷腹胀，胁下肿块，神疲倦怠，面色萎黄，大便不实或溏薄，舌淡苔薄白，脉细弦。

治法：疏肝解郁，健脾和中。

方药：柴芍六君子汤加减。柴胡 10 g，白芍 12 g，白术 10 g，人参 15 g，茯苓 15 g，枳壳 10 g，甘草 5 g，郁金 10 g，当归 9 g。

四君子汤方中人参为君，甘温益气，健脾养胃；臣以苦温之白术，健脾燥湿，加强益气助运之力；佐以甘淡茯苓，健脾渗湿，苓术相配，则健脾祛湿之功益著；使以炙甘草，益气和中，调和诸药。四药配伍，共奏益气健脾之功。本方重在补益脾胃之虚，兼以苦燥淡渗以祛湿浊，颇合脾欲缓、喜燥恶湿之性。结合肝郁的特点，合白芍、当归柔以健肝之体，以柴胡、郁金、枳壳疏解肝气之郁。

加减：胁痛明显者加川楝子，郁金加量；脘痞腹胀甚者，加生麦芽、佛手；气郁化火，口苦，舌红，脉弦数者，加炒栀子、丹皮；大便稀溏者加砂仁、扁豆。

2. 肝胆湿热证

症状：右胁胀痛，按之疼痛，身目发黄，或无黄染，恶心厌油，脘腹满闷，发热口渴，心中懊恼，口干而苦，大便秘结或成灰白色，小便短黄，舌红苔黄腻，脉弦滑数。

治法：清利肝胆湿热。

方药：茵陈四苓散加减。茵陈 20 g，猪苓 10 g，茯苓 10 g，泽泻 10 g，柴胡 10 g，枳壳 10 g，郁金 10 g，白术 10 g。

方中茵陈为君，清利湿热，利胆退黄。合柴胡以疏达肝郁。四苓散功偏渗湿健脾，适用于脾虚湿阻之泄泻，小便不利。本方治湿生于内，小便不利，大便溏泄。方中白术燥而淡，燥则能健脾，淡则能利湿；茯苓甘而淡，甘则能补中，而淡亦渗湿；猪苓苦而淡，泽泻咸而淡，苦者有渗利而无补益，咸者能润下而兼渗利。合而观之，茵陈四苓散具有清热利湿退黄作用，适用于黄疸病湿多热少，小便不利之证。

加减：湿重于热，舌苔白腻者加苍术、白豆蔻；发热口渴者加黄芩、滑石；胁痛明显者加川楝子、延胡索；恶呕者加半夏、藿香。

3. 肝气郁滞证

症状：两胁隐痛，胁下有肿块，腹胀不舒，脘痞便溏，嗳气频作，舌苔薄白或薄黄，脉弦细。

治法：疏肝理气解郁。

方药：柴胡疏肝散加减。柴胡 10 g，白芍 10 g，枳壳 10 g，川芎 10 g，陈皮 6 g，炙甘草 10 g，香附 10 g，郁金 10 g，延胡索 10 g，丹参 10 g。

方中以柴胡疏肝解郁，用以为君。香附理气疏肝而止痛，川芎活血行气以止痛，二药相合，助柴胡以解肝经之郁滞，并增行气、活血、止痛之效，共为臣药。陈皮、枳壳理气行滞，芍药、甘草养血柔肝，缓急止痛，均为佐药。甘草调和诸药，为使药。诸药相合，共奏疏肝行气、活血止痛之功。

加减：胁痛甚者，加青皮、川楝子；嗳气频作者，加藿香、代赭石；口苦、脉弦数者，加龙胆草、栀子。

4. 寒湿困脾证

症状：右胁疼痛，胁下肿块，身目发黄，晦暗不泽，脘腹痞胀，下肢轻度水肿，精神困倦，畏寒懒动，食少，大便稀溏，舌苔白滑或白腻，脉沉缓。

治法：温中散寒，健脾利湿。

方药：茵陈术附汤加减。茵陈15 g，白术15 g，干姜8 g，熟附片10 g，泽泻10 g，甘草5 g，草果5 g，茯苓15 g。

本方由四逆汤加味化裁而成。主治寒湿阻滞中焦，胆液被阻，溢于肌肤而致的阴黄。治宜温阳利湿。方中茵陈为治黄疸之专药，与温中回阳之四逆汤并用，则可温化寒湿退黄；肉桂暖肝温肾驱寒，白术益气温中燥湿。诸药合用，共奏温中健脾、利湿退黄之功。

加减：脘痞苔腻者加厚朴、苍术10 g；水肿者，加泽泻、猪苓；胁痛甚者，加木香、延胡索。

5. 瘀滞肝络证

症状：右胁刺痛，或痛有定处，胁下痞块，按之痛甚，腹大胀满，口渴不欲饮，面色暗滞，皮肤甲错，或青缕红掌，脉络怒张，大便或黑，舌质紫暗或有瘀斑（点），脉弦涩。

治法：活血化瘀，疏肝通络。

方药：膈下逐瘀汤加减。丹参15 g，桃仁5 g，檀香5 g，川芎10 g，丹皮10 g，赤芍10 g，红花8 g，枳壳10 g，香附15 g，延胡索10 g，甘草5 g。

本方证系肝郁气结，瘀血阻滞所致。方用红花、桃仁、五灵脂、赤芍、牡丹皮、延胡索、川芎、当归活血通经，行瘀止痛；香附、乌药、枳壳调气疏肝。与血府逐瘀汤相比，本方活血祛瘀之品较多，因而逐瘀之力较强，止痛之功更好。至于本方中之甘草所以用量较重，一则是取其调和诸药，使攻中有制；二则是协助主药以缓急止痛，更好地发挥其活血止痛之能。

加减：胁下肿块者加三棱、莪术，或配合鳖甲煎丸；大便色黑者加参三七、侧柏炭；血虚寒凝血瘀，见脉细欲绝，手足不温者，合当归四逆汤加减；病久气血亏虚者加当归、黄芪。

6. 肝肾阴虚证

症状：肝区隐痛，头晕目胀，两目干涩，腰膝酸软，口燥咽干，五心烦热，或午后潮热，失眠多梦，腹胀纳差，倦怠乏力，舌红少苔，脉弦细而弦数。

治法：滋养肝胃。

方药：滋水清肝饮加减。生地 20 g，沙参 15 g，枸杞 15 g，虎杖 15 g，麦冬 10 g，当归 10 g，玄参 10 g，川楝子 10 g，丹皮 10 g，酸枣仁 10 g，五味子 6 g，甘草 6 g，山栀 6 g。

滋水清肝饮由六味地黄汤与丹栀逍遥散加减化裁而成，具有滋阴益肾、清肝泻火之功效，用于治疗肾阴不足、肝郁化火证，含有"肝肾同治"之意。临证时，要抓住肾阴不足、肝郁化火这一主要病机。方中以六味地黄丸滋养肝肾之阴，丹栀逍遥散去白术、薄荷以疏肝清热、养血柔肝，配合酸枣仁宁心安神。

加减：气阴两虚，午后低热者，加黄芪、制黄精、鳖甲、百合、地骨皮；阴虚肝火亢盛，面热颧红者，加龙胆草；胁痛明显者加鳖甲 15 g，郁金 10 g；低热者加知母 10 g，地骨皮 10 g；失眠者加麦冬 10 g，枣仁 10 g。

（四）其他疗法

1. 中成药

（1）肝必复，每次 2 粒，每日 3 次，半年为 1 个疗程。用于乙型肝炎、肝硬化、慢性活动性肝炎。

（2）云芝肝泰冲剂，温开水冲服，每次 1 袋，每日 2～3 次。用于乙型肝炎、慢性迁延性肝炎、慢性活动性肝炎。

（3）乙肝解毒胶囊，成人每次 4 粒，每日 3 次，小儿酌减，3 个月为 1 个疗程，连续服用 3 个疗程。适用于肝胆湿热内蕴之证。

（4）乙肝扶正胶囊，成人每次 4 粒，每日 3 次，小儿酌减，3 个月为 1 个疗程，连续服用 3 个疗程。适用于肝肾两虚之证。

（5）健肝乐颗粒，开水冲服，每次 30 g，每日 2 次，连服 45 天为 1 个疗程。用于各型肝炎。

（6）益肝灵片，每次 2 片，每日 3 次，满 3 个月后，剂量减至每次 1 片，每日 3 次。适用于本病各证型的辅助治疗。

（7）复肝能胶囊，每次 6 粒，每日 2～3 次，3 个月为 1 个疗程。用于慢性肝炎。

（8）鸡骨草丸，每次 4 粒，每日 3 次。用于湿热内蕴型。

（9）舒肝止痛丸，成人每次 4 ~ 4.5 g，每日 2 次，小儿酌减。用于肝气不舒、气机郁结之证。

2. 单验方

（1）解毒护肝汤：白花蛇舌草、土茯苓、黄芪各 30 g，贯众、蚤休、丹参、党参、当归各 15 g，枸杞子 12 g。水煎服，每日 1 剂，2 个月为 1 个疗程，随证加减，用于湿热疫毒留恋、气虚血瘀之证。

（2）益气活血化瘀汤：白术、黄芪、茯苓、甘草各 15 g，丹参、当归、鸡血藤、鳖甲各 20 g，郁金、陈皮各 12 g。水煎服，每日 1 剂，2 个月为 1 个疗程。用于无明显湿热者。

（3）一贯煎加减：生地 15 g，枸杞子 15 g，沙参 10 g，当归 15 g，麦冬 10 g，黄精 10 g，制首乌 10 g，郁金 15 g，川楝子 15 g，白蒺藜 15 g，陈皮 6 g。水煎服，每日 1 剂。2 个月为 1 个疗程，功用滋补肝肾、养血柔肝。用于肝肾不足之证。

（4）血府逐瘀汤加减：桃仁 10 g，红花 6 g，生地 15 g，川芎 10 g，赤芍 10 g，丹参 10 g，泽兰 10 g，柴胡 7 g，枳壳 10 g，甘草 6 g，生鳖甲 15 g（先煎）。水煎服，每日 1 剂，20 天为 1 个疗程。定期复查出凝血时间，有出血倾向者停用。适用于本病久治不愈，向肝积发展者。

（5）复肝煎剂：垂盆草、海金沙、生薏苡仁各 30 g，平地木、蒲公英各 15 g，郁金、云茯苓、茜草、赤芍、白芍各 12 g，柴胡、枳壳各 9 g，生甘草 4 g。每日 1 剂。用于本病湿热型。

（6）疏肝活血汤：白芍 20 g，柴胡、桃仁、川芎、郁金、枳壳各 10 g，黄芪、茵陈各 30 g，红花、党参、白术、丹参各 15 g。每日 1 剂。

3. 食疗方

（1）薏米粥：薏米 60 g，加水适量，煮烂成粥，每日 1 次。用于脾虚不运者。

（2）黑木耳汤：黑木耳 15 g，煎汤代茶，加糖适量，可小量长期食用。用于无湿热者。

（3）垂盆草：垂盆草 30 ~ 60 g，煎汤代茶饮，可降低转氨酶。

（4）党参粥：党参（或黄芪）15 g，切为米粒状，加粳米适量煮粥，早餐用。有益气健脾的功效，适用于脾虚型。

（5）鲜番茄250 g洗净切块，牛肉100 g切为薄片，加少许油、盐、糖调味同煮。有养肝补脾的功效，用于肝脾两虚型。

（6）女贞子当归粥：女贞子、当归各15 g，粳米75 g，同煮粥，加白糖适量调味，早餐用。有滋补肝肾的功效，适用于肝肾阴虚型。

（五）护理与调摄

（1）早期发现，早期治疗，早期预防。切断传染源和传播途径，提高卫生意识，避免或减少复发因素如疲劳过度、情绪波动、饮食不节等。

（2）患者于慢性肝炎活动期需完全卧床休息，直到临床症状及肝功能好转，才能逐渐增加运动量，慢性迁延型肝炎及缓解期患者不需卧床休息，但要防止疲劳过度。

（3）必须保持情绪稳定，切忌暴怒、抑郁、焦虑、恐惧、悲观，这些不良情绪对病情恢复不利，医务人员要热情、耐心对待患者，不能疏远、嫌弃患者。

（4）无症状慢性肝炎病毒感染者和慢性迁延型肝炎无须盲目应用所谓"保肝药"，只需进行病原治疗。活动期用药应合理，不宜大量、繁杂、无针对性地用药，因药物引起的肝损伤常加速病程。

患者要养成良好生活习惯，做好生活调养。

一是注意休息：《素问·五脏生成篇》曰"人卧则血归于肝"，说明卧床休息可使回流于肝脏的血量增加，为肝脏提供充足的营养和氧气，促进机体的合成与代谢。

二是合理饮食：中医学讲求食物分寒热属性、气味厚薄的不同，需要针对不同患者、不同疾病采取相应的忌口、清淡、营养等饮食措施。

三是调节情志：凡郁郁寡欢、闷闷不乐、忧虑焦躁等情志过激，皆能导致肝气逆乱而发病。患者患病后本身思想负担较重，容易产生消极情绪，而不好的情绪变化又可加重疾病，互相影响，形成恶性循环，情绪因素对疾病发生发展及其转归有重要影响。

四是慎防感冒：《素问·上古天真论》中有"虚邪贼风，避之有时"，患者在积极治疗的同时，顺应四时自然规律，注意气候寒暖变化，防止感冒发生，早预防早治疗，有利于疾病的恢复。

六、相关现代诊疗疾病类型

目前可归属肝著范畴论述的，包含两大类西医学疾病：一是病毒性，主要指慢性病毒性肝炎；二是非病毒性，主要指神经官能症、前胸壁综合征、胸肌痛、精神抑郁症等病症。

七、相似病证的鉴别诊断

（1）肝热病：起病较急，病程不超过 6 个月。初有类似感冒症状，后有胃肠表现，常伴发热，肝区胀痛，黄疸或无黄疸，黄疸指数、转氨酶明显增高。

（2）肝积：肝脏变硬缩小，表面呈结节状，脾脏大，晚期伴有腹水，全身情况较差，瘀血指征更明显。B 超检查有鉴别诊断意义。

（3）肝癖：肝脏大，肝区疼痛，但一般无急性病毒性肝炎病史，血脂增高，以三酰甘油增高为主。无血清免疫学检查异常等。

八、名家临证类案

医案一

郑某，女，29 岁。近 2 个月来睡前必先蹈其胸，或饮热茶才觉舒服，别无他苦。1984 年 9 月 15 日求治于余，观其面色萎黄，精神不振，舌苔薄黄，自诉食少纳呆，常喜太息，溲便正常，查两脉弦细无力，唯临睡前必蹈其胸，其病为肝著（着）可知。

《金匮要略》曰："肝着，其人常欲蹈其胸上，先未苦时，但欲饮热，旋覆花汤主之。"由于肝经气血郁滞，着而不行，故名肝著，又肝脉贯隔，胸中气机痞塞，苦闷不堪，故其人常欲人蹈其胸上，气血遇寒则滞，得热则行，故于先未苦时，但欲饮热，而蹈其胸者，使气血流通，才觉舒快。遂以旋覆花汤加减为治。

旋覆花（包煎）、葱茎各 50 g，紫降香、五谷虫各 10 g，郁金、槟榔、甘松、橘络、台乌药各 15 g。水煎服，每日 2 次。3 剂，睡前已无蹈胸要求。又服 3 剂，心胸舒快而愈。

（李仁述《临床治验四则》）

医案二

赵某，女，39 岁。主诉：左胸胁部隐痛 2 月余。患者平素性情急躁，近 2 个月来常感左胸胁部隐痛，以手抚之稍舒，注意力分散时不痛，生气时加重，时有口苦，纳谷正常，小便正常，大便偏干，舌质红，舌苔薄白，脉弦。胸部 CT：未见异常。心电图：正常。上腹部 B 超：胆囊壁毛糙。胃镜：胆汁反流性胃炎。辨证：肝气不舒，肝络不和（肝著）。治则：疏肝理气，和血化瘀。处方：旋覆花 12 g（布包），茜草 10 g，柴胡 10 g，延胡索 15 g，炒白芍 20 g，当归 12 g，川芎 15 g，香附 10 g，炙甘草 10 g，葱 1 根。共 21 剂。每日 1 剂，水煎服，分 2 次服用。

二诊：药后左胁肋部隐痛好转，服药后嗳气频，口苦减轻。效不更方，原方继进，7 剂。

三诊：药后大便通畅，胸胁痛消失十之七八，加茯苓 15 g。7 剂。后以逍遥丸调治 2 月余，病皆向愈。

［金殿春旋覆花汤治肝著（着）案］

按："肝著（着）"出自《金匮要略》，"肝着，其人常欲蹈其胸上，先未苦时，但欲饮热，旋覆花汤主之"，是指因情志所伤或寒热失调导致肝经气血郁着不行反影响肺而引起的一系列的证候表现。旋覆花汤以旋覆花通肝络而行气，以茜草活血化瘀，助以葱茎温通阳气而散结。此方被叶天士推崇为"络以辛为泄"的治法祖方。从原方之意，旋覆花、茜草、葱，疏肝理气、活血止痛。但仅用三味药，药单力薄，故配川芎、当归增强活血之力；香附被推崇为"气病之总司，女科之主帅"，气血同治；配柴胡增强疏肝之力，配延胡索行气止痛；炒白芍养血柔肝，与甘草同用亦有"酸甘化阴"之意。

医案三

孙某，男，63 岁，2015 年 12 月 8 日初诊。病史：患者右胸疼痛间作 2 年余，呈胀痛或刺痛，用手捏掐胸部，疼痛可缓解，发作时无心慌汗出，无胸闷憋气，无肩背放射痛，疼痛与劳累休息亦无明显关系，曾于当地医院查心电图、肝功能、心脏彩超及胸腹部 CT，均未见异常。追问病史，患者平素易生气，适逢 1 个月前丧偶后过于悲戚出现右胸部疼痛加重，遂来我处就诊。刻下：右胸部疼痛，牵及左胸，饮食如常，夜寐欠安，小便调，大便色黄成形，每日 1 次，舌暗红有瘀斑，苔白，脉沉弦。诊断：肝著（着）。辨证：肝郁血瘀证。治法：治拟疏肝解郁，活血化瘀。处方：丹参 15 g，郁金

24 g，莪术 12 g，三棱 12 g，柴胡 12 g，白芍 24 g，青皮 12 g，姜黄 12 g，酸枣仁 30 g，炙甘草 12 g。7 剂，常法煎服。

二诊：2015 年 12 月 15 日服药后疼痛略有减轻，于初诊方中加入香附 12 g，薤白 15 g，水蛭 6 g，土鳖虫 6 g。继服 7 剂。

三诊：2015 年 12 月 22 日胸痛大减，于初诊方中加入川芎 9 g，香附 12 g。再服 7 剂。

四诊：2015 年 12 月 29 日患者疼痛消失，病情稳定。予以大黄䗪虫胶囊、逍遥丸口服半个月巩固疗效，并告知患者保持心情愉快，3 个月及半年后电话随访，疼痛未作。

（谢旭善治疗肝著（着）案）

按：患者平素易生气，肝气郁结，肝疏泄失常，久而久之局部气血运行不畅，病情进一步发展瘀阻经络形成肝著（着）。病成初期，病变较轻，尚在气分，久病入血入络，造成气滞血瘀，以血瘀为主，出现胸部刺痛，故治疗从疏肝理气、活血化瘀入手。以丹参、三棱活血化瘀；郁金、姜黄、青皮行气、解郁、止痛。柴胡、白芍疏肝柔肝，调肝气、养肝血。患者已有 2 年病史，经脉气血瘀滞较甚，一般活血化瘀药难以收功，遂投以化瘀散结、破血消癥药物，以水蛭和土鳖虫通经络、利血脉；薤白通阳气，宽胸阳，散瘀结；香附条达肝气。再以首方加川芎、香附继服以疏肝行血。最后以疏肝化瘀药巩固善后。整个治疗过程中治气郁与血瘀同步，治血重于治气，以治血瘀为主。疏肝行气始终贯彻整个治疗过程，一方面针对病因；另一方面血以通为贵，气为血之帅，气行则血行。除药物治疗外，患者自身情绪调节也是十分必要的，告知患者保持心情舒畅，心身与药物同调，双管齐下，可增强疗效，减轻病情，使疾病速愈。

中篇

肝病证治规律

第十章　肝气郁结证治

肝失疏泄，气机郁滞，以情志抑郁，喜叹息，胸胁或少腹胀闷窜痛，妇女乳房胀痛，月经不调，脉弦为常见临床表现的证候就是肝气郁结证。

一、历代名医各论

《内经》云："土疏泄，苍气达，阳和布化，阴气乃随，生气淳化，万物以荣。"

《内经》云："肝欲散，急食辛以散之，用辛补之，酸泻之。"姚止庵注曰："肝何以欲散也？盖肝者木也，木性生发，喜畅而恶郁，故肝郁则病，《经》曰：'木郁则达之'是也。欲散肝郁，莫如用辛，辛既能发散肝郁，是散之即所以补之也。"

《难经》对于肝之脉证论述是这样说的，其脉"春脉弦者，肝东方木也……故其脉之来，濡弱而长，故曰弦"。其外证"善洁，面青，善怒"；其内证"脐左有动气，按之牢若痛"；其病"四肢满闭，淋溲便难，转筋"。

隋代《诸病源候论·五脏六腑病诸候》中将肝病证候分为肝气盛与肝气虚两大类，其中肝气盛云："肝气盛，为血有余，则病目赤，两胁下痛引小腹，善怒；气逆则头眩，耳聋不聪，颊肿，是肝气之实也。"

宋代陈无择《三因极一病证方论·卷之八·七气证治》载："怒伤肝者，上气，不可忍，热来荡心，短气欲绝，不得息，故《经》曰：'怒则气击（一作上）'。"

宋代薛古愚在《薛氏济阴万金书·经闭》首次运用"肝气郁"一词，曰："乃若气郁而血滞，如肝气郁而愤怒、心气郁而积想、脾气郁于忧思、肺气郁于悲哀、肾气郁于恐惧。"

金代张元素曰："木性条达，郁遏之则其气不扬，辛以补之，所以达其气。"

张元素所著《脏腑虚实标本用药式》对肝脏总体病候进行了描述：

"肝……诸风眩晕，僵仆强直，惊痫，两胁肿痛，胸胁满痛，呕血，小腹疝痛，瘕，女人经病。"

金元时期李东垣《脾胃论·卷上·脾胃盛衰论》曰："肝木旺，则挟火势，无所畏惧而妄行也。故脾胃先受之，或身体沉重，走疰疼痛。盖湿热相搏，而风热郁而不得伸，附着于有形也。或多怒者，风热下陷于地中也……皆风热不得生长，而木火遏于有形中也。"肝木旺因木火遏于有形，其下陷不得生长均是取象自然春之升发的态势。

元代朱丹溪在《格致余论·阳有余阴不足论》中有"主闭藏者肾也；司疏泄者肝也。二脏皆有相火，而其系上属于心。心君火也，为物所感则易动，心动则相火亦动，动则精自走，相火翕然而起，虽不交会，亦暗流而疏泄矣。所以圣贤只是教人收心养心，其旨深矣"，进而提出了"阳有余阴不足"的"相火论"，且肝司疏泄的称谓由此而生。

《丹溪心法·六郁》有"人身诸病，多生于郁""凡郁皆在中焦，以苍术、抚芎开提其气以升之"。

《格致余论·乳硬论》言："乳房，阳明所经；乳头，厥阴所属……怒忿所逆，郁闷所遏，浓味所酿，以致厥阴之气不行……阳明之血沸腾，故热甚而化脓……治法：疏厥阴之滞，以青皮。"乳痈形成过程中，在情志因素怒的作用下，厥阴气机不行而滞的病理机制。

《内外伤辨惑论》中详细论述了"食伤太阴有形之物，窒塞于胸中，克制厥阴木气伏潜于下，不得舒伸于上"。

《圣济总录·肝胀》则专列肝胀一节，认为其病机在于"夫肝受邪，则令气血不通。故令胁下胀满，引少腹而痛也"。

明代孙一奎在《赤水玄珠·郁证门》中将肝气郁结简称为"肝郁"，并指出其病症及用药："肝郁者，两胁微膨，嗳气连连有声，治宜青皮、川芎、吴茱萸"，明确指出了五脏本气自郁之证，其属于五郁范畴，五郁亦有因五脏相乘而成。在五脏本气自郁之证里，肝郁作为证被首次提出。

明代《滇南本草》中首次运用了"肝气不舒"这一同义词，并介绍了橙子、陈皮治疗肝气不舒之梅核气的病案："昔李姓男子患积痰，结核于咽喉中，与梅核相似，喉中有碍，吐咯不出，咽之不下，似有似无，有时阻滞。（补注）按此症，症因肝气不舒，忧思气郁，结成梅核，偶着气动怒即发。"

明代薛立斋《内科摘要》中有将"司疏泄者，肝也"改为"肝主疏泄"，但是疏泄内涵仍同丹溪之说。

明代武之望《济阳纲目·卷二十七·郁证》曰："王节斋曰：丹溪先生治病，不出乎气、血、痰三者……又云久病属郁，立治郁之方，曰越鞠丸……故予每用此三方治病时，以郁法参之……荫按：叶氏曰，六郁为病，不可太拘。如木郁达之，达者通畅之谓，或升发，或轻散，或宣越，皆达之之法，不可以吐为达也……然须审其人之虚实，病之久近浅深，切不可混杂施治。若邪气既去，正气必虚，又当调平以复其常，如此方尽治郁之妙。"所载二人亦重申丹溪六郁之说，且久病属郁，后者更提出达木郁者不尽吐法，达以通畅而言。治郁之法应当以调平为期，审体之虚实，病之新久。这是整体治郁法则，初病在气，久病或虚，也是肝郁的治疗法则。

明代张介宾《景岳全书》曰："凡气血一有不调而致病者……或表或里，但使经络通行，则木郁自散。"

张介宾《景岳全书·胁痛》也提出气逆不顺可伤及肝胆，导致郁结伤肝之胁痛，曰："内伤肝胆，气逆不顺而胁痛者，宜排气饮、推气散、沉香降气散、木香调气散之类主之。若郁结伤肝，中脘不快，痛连两胁，或多痰者，宜香橘汤。"

张介宾《类经·诸经疟刺》曰："肝郁则气逆，故太息。"

张介宾《景岳全书》曰："怒郁者，方其大怒气逆之时，则实邪在肝，多见气满腹胀，所当平也。及其怒后而逆气已去，惟中气受伤矣，既无胀满疼痛等证，而或为倦怠，或为少食，此以木邪克土，损在脾矣。"

赵献可《医贯》肯定"百病皆生于郁"，认为"凡病之起，多由于郁。郁者，抑而不通之义。《内经》五法，为因五运之气所乘而致郁，不必作忧郁之郁。忧乃七情之病，但忧亦在其中"。郁证不仅是运气、外感所致，在内伤杂病中以情志为因亦多有之。

……

世人因郁而致血病者多，凡郁皆肝病也。木中有火，郁甚则火不得舒，血不得藏而妄行。

清代沈金鳌《杂病源流犀烛·诸郁源流》曰："诸郁，脏气病也。"脏腑失衡，升降失常，气血乃郁。针对木郁以吐训达，认为是后解者自误，吐字不能尽达之意，采用具有清扬之性的药材，在表疏通其经，在里疏通其脏，使气通行便谓达，这与张介宾所言不论表里，经络以通为用，木郁自散的认识是一致的。那么木郁的落脚点在于行气是不言而喻的，曰肝"其性条达而不可郁"。

清代何梦瑶《医碥》言："木郁者，肝气不舒也。"《医碥·郁》云："气行则数者皆行，故所重在气，不易之理也……按百病皆生于郁，与凡病皆属火，及风为百病之长，三句总只一理。盖郁未有不为火者也，火未有不由郁者也（浓酒浓味，房劳损阴，以致火炎，似无关于郁，然亦必由不能运散乃然耳），而郁而不舒则皆肝木之病矣。"

清代林佩琴在《类证治裁》曰："郁则经气逆，为嗳，为胀，为呕吐，为暴怒胁痛，为胸满不食，为飧泄，为疝，皆肝气横决也。"

《类证治裁·肝气肝火肝风论治》曰："治肝气，先疏其郁，宜逍遥散"。

周学海在《读医随笔》中说"凡病之气结、血凝、痰饮、跗肿、鼓胀、痉厥、癫狂、积聚、痞满、眩晕、呕吐、哕呃、咳嗽、哮喘、血痹、虚损，皆肝气之不能舒畅所致也。"肝气不舒是肝郁的本质表现所在，而所包含的病症此时已扩展到了全身的诸多疾病，也体现了当时医学理论与临床结合的发展。《肝胆源流论》载："所以善治郁者必善调肝，肝气一和则气枢得畅，诸郁未有不解之理。"

清代祁坤《外科大成·瘿瘤》曰："清肝芦荟丸治肝气郁结为瘤。"

清代唐宗海《血证论·脏腑病机论》云："木之性主于疏泄，食气入胃，全赖肝木之气以疏泄之，而水谷乃化。"此时总体治疗原则为疏肝、散肝。

清代王泰林《环溪草堂医案》载："《局方》逍遥散，为女科圣剂，大意重在肝脾二经，因郁致损。其方下云：养血以润之，指归、芍也。培土以生之，指术、草也。佐柴胡以升春生之气，令木气敷荣，即《内经》木郁达之之意。"

清代顾锡《银海指南》曰："黑珠内、瞳神外，初起如雾，渐渐浓大，名内障。左关脉细涩，属肝郁不舒……（目）不红肿而痛，属忧思郁怒，肝气不舒。"

清代李冠仙《知医必辨》曰："人之五脏，惟肝易动而难静。其他脏有病，不过自病，亦或延及别脏，乃病久而生克失常所致。惟肝一病，即延及他脏。肝位于左，其用在右。肝气一动，即乘脾土，作痛作胀，甚则作泻。又或上犯胃土，气逆作呕，两胁痛胀。肝之大脉，布于两胁，而胃之大络，亦在两胁也。又或上而冲心，致心跳不安；又或上而侮肺，肺属金，原以制肝木，而肝气太旺，不受金制，反来侮金，致肺之清肃不行而呛咳不已，所谓木击金鸣也。又或火化为风，眩晕非常。又或上及巅顶，疼痛难忍；又或血不荣肝，因不荣筋，四肢搐搦，周身抽掣。又或疏泄太过，致肾不闭藏，而二便不调。又或胀及背心，痛及头顶。其变幻不测，不能尽述；其往来无常，不可思议。总之，肝为将军之官，如象棋之车，任其纵横，无敢当之者。五脏之病，肝气居多，而妇人尤甚。"

清代汪涵暾《笔花医镜》曰："肝气者，妇女之本病。妇女以血为主，血足则盈而木气盛，血亏则热而木气亢，木盛木亢，皆则易生怒，故肝气唯妇女为易动焉。然怒气泄则肝血必大伤，怒气郁则肝血又暗损。怒者，血之贼也。其结气在本位者，为左胁痛；移邪于肺者，右胁亦痛；气上逆者，头痛目痛、胃脘痛；气旁散而下注者，手足筋脉拘挛、腹痛、小腹痛、瘰疬、乳岩、阴肿阴痒阴挺诸症，其变病也不一，随症而治之。"

清代黄元御《四圣心源》曰："木以发达为性，己土湿陷，抑遏乙木发达之气，生意不遂，故郁怒而克脾土，风动而生疏泄，凡腹痛下利，亡汗失血之证，皆风木之疏泄也。肝藏血而华色，主筋而荣爪，风动则血耗而色枯，爪脆而筋急。凡眦黑唇青，爪断筋缩之证，皆风木之枯燥也。及其传化乘除，千变不穷。故风木者，五藏之贼，百病之长。凡病之起，无不因于木气之郁。以肝木主生，而人之生气不足者，十常八九，木气抑郁而不生，是以病也"。

《四圣心源》亦曰："经脉崩漏，因于肝木之陷。肝木主生，生意畅遂，木气条达，则经血温升，不至下泄。生意郁陷，木气不达，经血陷流，则病崩漏。木气疏泄，血藏肝木，而不致疏泄者，气举之也。气性降而血性升，气降于下，又随肝木而左升，血升于上，又随肺金而右降。血之在上者，有气以降之，血之在下者，有气以升之，是以藏而不泄也。肝木郁陷，升发不遂，气愈郁而愈欲泄。木欲泄而金敛之，故梗涩而不利；金欲敛而木泄之，故淋漓而不收。金能敛而木不能泄，则凝瘀而结塞，木能泄而金不能敛，则滂沛而横行。"

《四圣心源》木郁成为病起的缘由，在黄元御看来是"以肝木主生，而人之生气不足者，十常八九，木气抑郁而不生，是以病也。"

清代尤在泾《静香楼医案》曰："脐下积块，扪之则热，病者自言，前后二阴，俱觉热痛，其为热结可知。况自来之病，皆出于肝耶。鄙见非泄厥阴，不能获效。"尤在泾《金匮要略心典》曰："此奔豚气之发于肝邪者。

往来寒热，肝脏有邪，而气通于少阳也。肝欲散，以姜、夏、生葛散之；肝苦急，以甘草缓之；芎、归、芍药理其血；黄芩、李根下其气。桂、苓为奔豚之药，而不用者，病不由肾发也。"

晚清张锡纯《医学衷中参西录》曰："肾为二便之关，肝行肾之气，肝又主疏泄，大便之通与不通，实于肝有关系也。调其肝郁，即可以通行大便，此中原有至理。"

《佟阔泉老医生治肝经验点滴》曰："肝为内科万病之贼，肝和则其气生发为诸脏生化，若肝失疏泄就会导致气机紊乱，脏腑功能失调，故有万病不离于郁，诸郁皆属于肝之说。然不独本经自病，并能累及它脏，导致许多疾病的产生。"

二、验案分析

1. 伤寒论译释医案

诊得六脉举之有似沉细，按之数大有力，察其面青肢冷，爪甲鲜红，此火极似水，真阳证也。暂拟四逆散一服，继用大剂寒凉为合法也。

春柴胡 12 g，赤芍 6 g，麸炒枳实 3 g，甘草 3 g。

（《伤寒论语释》）

按：脉似沉细，面青肢冷，貌似阳虚，但脉按之数大有力，爪甲鲜红，鲜属"真阳证"，然大别于"戴阳""格阳"之证，全从"面青肢冷"语出，乃阳郁不伸故也。

2. 朱丹溪医案

一女新嫁后，其夫经商二年不归，因不食，困卧如痴，无他病，多向里床坐。丹溪诊之，肝脉弦出寸口，曰：此思男子不得，气结于脾，药难独治，得喜可解。不然，令其怒。脾主思，过思则脾气结而不食。怒属肝木，木能克土，怒则气升发而冲，开脾气矣。其父掌其面，呵责之，号泣大怒，至三时许，令慰解之。与药一服，即索粥食矣。朱曰：思气虽解，必得喜，庶不再结。乃诈以夫有书，旦夕且归。后三月，夫果归而愈。

（《朱丹溪医案评析》）

3. 张子和医案

一妇人年四十余，病额角上耳上痛，俗呼为偏头痛。如此五、七年，每痛大便燥结如弹丸，两目赤色，眩运昏涩，不能远视。世之所谓头风药、饼子风药、白龙丸、芎犀丸之类，连进数服。其痛虽稍愈，则大便稍秘，两目转昏涩。其头上针灸数千百矣。连年著灸，其两目且将失明，由病而无子。一日问戴人。戴人诊其两手脉，急数而有力，风热之甚也。余识此四、五十年矣，遍察病目者，不问男子妇人，患偏正头痛，必大便涩滞结硬，此无他。头痛或额角，是三焦相火之经，及阳明燥金胜也。燥金胜，乘肝则肝气郁，肝气郁则气血壅，气血壅则上下不通，故燥结于里，寻至失明。治以大承气汤，令河水煎三两，加芒硝一两，煎残顿令温，合作三、五服，连服尽。荡涤肠中垢滞结燥积热，下泄如汤，二十余行。次服七宣丸、神功丸以润之，菠菱葵菜，猪羊血为羹以滑之。后五、七日、十日，但遇天道晴明，用大承气汤，夜尽一剂，是痛随利减也，三剂之外，目豁首轻，燥泽结释，得三子而终。

（《儒门事亲·偏头痛》）

4. 壶仙翁医案

壶仙翁治乡进士许崇志，病呃逆。医以雄黄烟熏其鼻，倏然目暗，热剧甚。翁诊之，曰：此由恼怒伤肝，肝气上逆而呃。《经》云：木郁达之。投以涌剂，更为之疏肝平气，数服而愈。所以如崇志病者，其脉左关沉而弦，右寸微而数。沉弦为郁，微数为热，郁不行，故指为怒气致呃也。

（《古今医案按·呃逆》）

5. 叶天士医案

因悒郁动肝致病，久则延及脾胃中伤，不纳不知味，火风变动，气横为痛为胀，疏泄失职，便秘忽泻，情志之郁，药虽霍然。数年久病，而兼形瘦液枯，若再香燥劫夺，必致格拒中满。与辛润少佐和阳。柏子仁、归须、桃仁、生白芍、小川连、川楝子。

因抑郁悲泣，致肝阳内动，阳气变化火风，有形有声，贯膈冲咽，自觉冷者非真寒也。《内经》以五志过极皆火，但非六气外来，芩、连之属，不能制伏。固当柔缓以濡之，合乎肝为刚脏，济之以柔，亦和法也。生地、天冬、阿胶、茯神、川斛、牡蛎、小麦、人中白。熬膏。

郁勃日久，五志气火上升，胃气逆则脘闷不饥，肝阳上僭，风火凌窍，必眩晕咽痹，自发冷者非真寒也。皆气痹不通之象，《病能篇》以诸禁鼓栗属火。丹溪谓上升之气，从肝胆相火，非无据矣。生地、阿胶、玄参、丹皮、川斛、稽豆皮。

……

139

惊惶忿怒，都主肝阳上冒，血沸气滞瘀浊，宜宣通以就下。因误投止塞，旧瘀不清，新血入瘀络中，匝月屡屡反复。究竟肝胆气血皆郁，仍宜条达宣扬，漏肠在肛，得体中稍健设法。旋覆花、新绛、青葱管、炒桃仁、柏子仁。

客邸怀抱不舒，肝胆郁遏，升降失度，气坠精开为遗泄。地黄龙牡钝涩，气药者更郁，理气和肝获效，未经调理全功。当今冬令温舒，收藏之气未坚，失血之后，胸中隐隐不畅，未可凝阴，只宜降气和血。钩藤钩、降香、米仁、郁金、茯苓、杜苏子、丹皮、炒桃仁。

（《清代名医医案精华·叶天士医案·郁》）

6. 易思兰医案

易思兰治一妇患崩，去血极多，用止血药，崩愈甚。卧床月余，羸瘦食少，面青爪黑，气促痰喘。易诊之，心脉平和，肝脉弦大，时一结，肺脉沉而大且有力，脾胃脉沉涩，两尺沉而无力，曰：此气郁证也。询之，果因怒而致。乃用香附、乌药、苏梗为君，抚芎、白芷为臣，当归、白术、神曲、甘草为佐使。服药后，顿觉神爽，诸证减半，举家欣跃。易曰：未也。明日子时分，指甲变桃红色，方可救。至期甲色过红。又诊之，左三部如前，肺脉微起，脾胃虽沉缓而不涩，两尺照旧，谓其家曰：午时血当大崩，毋得惊惶以骇病者。至期，果然下紫黑血块数枚，自此遂止。或问曰：崩，血证也，人用血药不效，公用气药而止者，何也？易曰：崩虽在血，其源在气。气如橐籥血随气行。欲治其血，先调其气。然有调气而血疾不愈者，有不调气而治血亦愈者，又何也？盖所因有不同耳。有因血而病气者，有因气而病血者，能以脉证辨之，而治法之先后定矣。如人禀来血虚者，血虚必气盛，为咯血、潮热、咽痛等证，此则以血为主，而用滋阴降火之剂。今此证时值秋令，肺脉宜浮短而反沉大，失其令矣。有云：下手脉沉，便知是气。大者火也，气有余便是火。沉而兼大，是气郁而不运也。况肝木至秋，脉当微弱，兹反弦大而结。肝脉结者，血积于内也。病因肝家怒火郁结，血不归经而妄行，非因气而病血者乎，故以治气为先也。曰：指甲已黑矣，君断子时变红；血已止矣，君断午时复来，何也？易曰：此正阴阳生长之妙也。盖血活则红，血凝则黑。爪甲黑者，血凝而不散。今用药以行其气，至子时一阳初动，气行则血活，故黑甲变而红矣。至午时一阴复生，肝乃乙木，乙木生于午，肝气得令，其邪不能容，故积血于此时尽出，积出则气运血行，循环经络而病已矣。

（《古今医案按·崩漏》）

7. 王旭高医案

肝胃气痛，痛久则气血瘀凝，曾经吐血，是阳明胃络之血，因郁热蒸迫而上也。血止之后，痛势仍作，每发于午后。诊脉小紧数，舌红无苔，乃血去阴伤，而气分之郁热，仍阻于肝胃之络，而不能透达。宜理气疏郁，取辛通而不耗液者为当。川楝子、延胡、郁金、香附、茯苓、陈皮、旋覆花、山栀、白螺蛳壳、左金丸。

（《清代名医医案精华·王旭高医案·脘腹痛》）

8. 尤在泾医案

寒热无期，中脘少腹剧痛，此肝脏之郁也，郁极则发为寒热；头不痛，非外感也。以加味逍遥散主之。

……

胁下素有痞气，时时冲逆；今见中满，气攻作痛，吞酸呕吐，能俯而不能仰。此厥阴郁滞之气，侵入太阴之分，得之多怒且善郁也。病久气弱，不任攻达；而病气久郁，亦难补养，为掣肘耳。姑以平调肝胃之剂和之，痛定食进，方许万全。半夏、广陈皮、川楝子、橘核、茯苓、青皮、炙甘草、木瓜。

（《明清十八家名医医案》）

9. 秦伯未医案

《谦斋医学文稿》一例发热病案以一般退热法治疗无效后，察其患者自发热后心情烦躁，便以疏郁退热法得愈，认为五脏都有郁证，郁而发热，原因上以七情为主，在内脏中以肝胆两经为多。症状表现：午后发热，或时寒、时热，或心中不称意即觉浑身烘热，面部充血，性情急躁，易于恼怒，头胀，耳鸣，睡眠多梦惊醒，妇女月经失调。肝郁证极易影响脾胃，往往伴有纳呆、胸闷、嗳气、便闭等症。治宜疏通肝气，肝气条达则火自散，血自和，消化系统也自然恢复正常。方用逍遥散、化肝煎出入。

（《谦斋医学文稿》）

10. 姜春华医案

黄某，男，35 岁。主诉：两胁胀痛，胸闷，嗳气不舒，纳差 1 年。现病史：患者患慢性肝炎已 1 年半，谷丙转氨酶异常，多在 90 U/L 以上。刻下：胁痛，乏力，纳差，腰膝酸软，畏寒肢冷，口苦。体检：神清语利，皮肤巩膜无明显黄染，全身淋巴结未触及肿大，肝、脾未触及，腹软无压痛、无反跳痛。舌边红、苔薄腻，脉弦微数。中医诊断：胁痛（肝气犯胃）。西医诊断：慢性肝炎前期。治则治法：疏养和胃。方药：四逆散及一贯煎化裁。柴胡、白芍、枳实、当归、生地、枸杞子各 9 g，田基黄、全瓜蒌各 30 g，半夏、甘草各 6 g。每日 1 剂，水煎服。连服 10 剂。

二诊：谷丙转氨酶下降到 35 U/L，但胃纳不香。上方去田基黄，加嫩紫苏梗 12 g。连服 10 剂后，纳食香，肝功能正常，病愈。

按：此患者属于肝气犯胃的慢性肝炎患者，多于慢性肝炎前期，症见胁痛（胀痛），胸闷不舒，纳差，嗳气，苔薄腻，脉弦或濡滑。治宜疏养和胃。姜春华认为，肝的疏泄功能与肝体密切相关。若肝血充沛，肝体不燥，则疏泄有度；若肝血不足，肝气有余，则易于横逆致变，临床多见肝气犯胃或肝脾不和。清代沈金鳌在《杂病源流犀烛·胃病源流》谓："胃痛，邪干胃脘病也。唯肝气相乘为尤甚，以木性暴，且正克也。"肝郁日久，又可化火生热，邪热犯胃，导致肝胃郁热而痛。若肝失疏泄，气机不畅，血行瘀滞，又可形成瘀血胃痛。肝与胆相表里，皆属木，肝气不舒，可导致胆失疏泄，通降失常，逆行犯胃。肝胆胃气机阻滞，也可发生胃痛。故姜春华提出治疗慢性肝炎需疏养结合，常用四逆散及一贯煎加减。盖四逆散取柴胡入肝胆经，升发阳气，疏肝解郁，透邪外出，为君药。白芍敛阴养血柔肝为臣，与柴胡合用，以补养肝血，条达肝气，可使柴胡升散而无耗伤阴血之弊。佐以枳实理气解郁，泄热破结，与白芍相配，又能理气和血，使气血调和。使以甘草调和诸药，益脾和中，是疏泄中不忘柔养。又一贯煎是柔养肝体的要方，既有沙参、生地、麦冬、枸杞子滋养肝阴，又有川楝子疏肝，当归活血，是柔养中不忘疏泄。本案加半夏、嫩紫苏梗和胃理气，加田基黄、全瓜蒌降低谷丙转氨酶，疗效满意。

（《海派中医肝病名家医案集·姜春华》）

11. 陈建杰医案

徐某，男，30 岁，2011 年 5 月 27 日初诊。主诉：患者全身乏力，腹胀 10 日余。现病史：患者近期体检发现脂肪肝。身高 170 cm，体重 65 kg。辅助检查：肝功能示谷丙转氨酶 96 U/L，谷草转氨酶 49 U/L，γ-谷氨酰转肽酶 135 U/L。肾功能示尿酸 508 μmol/L。B 超示脂肪肝。刻下：自觉乏力，头身困重，胃纳欠馨，恶心，无胁痛，腹胀明显，夜寐可，大便调、溲黄，舌质红，苔白腻，脉小弦。中医诊断：胁痛（脾虚湿热内滞）。西医诊断：非酒精性脂肪性肝病，高尿酸血症。治则治法：疏肝解郁，健脾化湿。方药：柴胡 6 g，炒党参 12 g，炒白术 9 g，制半夏 9 g，炙甘草 6 g，旋覆花

9 g（包煎），陈皮 9 g，青皮 9 g，大腹皮 12 g，苍术 12 g，鹿衔草 30 g，车前草 30 g，荷叶 6 g，菊花 9 g，炒谷芽 30 g。14 剂。

二诊：患者腹胀症状减轻，胃纳尚可，夜寐安，二便调，舌质偏红，苔薄白，脉小弦。实验室检查肝功能示 γ-谷氨酰转肽酶 81 U/L，尿酸呈阴性。方药：柴胡 6 g，炒白术 9 g，制半夏 9 g，炙甘草 6 g，旋覆花 9 g（包煎），陈皮 9 g，青皮 9 g，大腹皮 12 g，苍术 12 g，荷叶 6 g，菊花 9 g，炒谷芽 30 g，延胡索 12 g，炒莱菔子 30 g。14 剂。

治疗效果：目前仍坚持中药治疗，患者一直无特殊不适，检查肝功能、血清尿酸均正常。

按：脂肪肝当属中医痰饮、胁痛、积聚的范畴。陈建杰认为，本病多由过食肥甘厚味、机体肥胖、情志失调、感受湿热病邪等原因所致，肝失疏泄，脾失健运，气机失调，湿热内滞，导致机体内的痰湿积聚，结滞于肝络。正如《内经》云："肝之积，名曰肥气。"脾为后天之本，主运化水谷和水液。肝主疏泄，性喜条达而恶抑郁，有助于脾的运化功能，《素问》云："土得木而条达。"因此治疗中应以疏肝健脾，清热利湿为主。

（《海派中医肝病名家医案集·陈建杰》）

12. 刘渡舟医案

一青年，体甚壮，其妻从乡间来，风尘仆仆，一路劳乏，入夜而睡，未行夫妻之事，青年强之，则拒之甚力。由此，青年顿然阳痿，求医又多服补肾之药，则终不能起矣。切其脉弦，按之有力，此乃肝肾气郁，亦实证中之羸候也，给予四逆散原方，加知母 6 g，黄柏 6 g，凡 3 剂而愈。

（《新编伤寒论类方》）

陈某，女，47 岁。因其父猝然病逝，悲恸不能自拔，渐觉胸中满闷，时发太息，饮食不化，时有吞酸，腹中胀满，矢气则减。头目眩晕，神情恍惚。观其表情默默，舌苔薄白，六脉皆沉。辨为情志不舒，肝胆气郁，枢机不利之所致，刘老用小柴胡汤与越鞠丸接轨之法，调气解郁，疏利肝胆。柴胡 16 g，黄芩 10 g，半夏 14 g，党参 6 g，炙甘草 6 g，生姜 10 g，大枣 12 枚，川芎 10 g，香附 10 g，栀子 10 g，苍术 6 g，神曲 10 g。服药 6 剂，心胸畅快，胃和能食，诸症若失，继用加味逍遥散疏肝理脾，调和气血而愈。

按：本案所述诸症，其本在于气机郁勃。气郁为众病之源，如化火、生湿、动痰等证不一而足。故治疗当疏肝为先，刘老将经方小柴胡汤与时方越鞠丸古今接轨，使其功用互助，相得益彰，俾气机一开，则肝胆出入，脾胃

143

升降，一身之气血周流，邪气不得积聚，从而阴阳调和而病愈。胁肋疼痛者，加川楝子、延胡索；烦满者，加栀子、淡豆豉；失眠者，加酸枣仁、合欢皮；腹胀甚者，加厚朴、枳实。虽未明言，法则其中矣。

（《中医各家学说》）

第十一章　肝火证治

一、历代名医各论

《内经》曰："肝气热，则胆泄口苦，筋膜干，筋膜干则筋急而挛，发为筋痿。"

《内经》曰："五椎下间主肝热。"

《内经》曰："肝热病者，小便先黄，腹痛多卧，身热，热争则狂言及惊，胁满痛，手足躁，不得安卧，庚辛甚，甲乙大汗，气逆则庚辛死，刺足厥阴少阳……"

《伤寒论》曰："阳明病，下血谵语者，此为热入血室，但头汗出者，刺期门，随其实而泻之。"

《金匮要略》曰："夫肝之病，补用酸，助用焦苦，益用甘味之药调之。"

唐代孙思邈的《备急千金要方》曰："左手关上脉阴实者，足厥阴经也。病苦心下坚满，常两胁痛，息忿忿如怒状，名曰肝实热也。治肝实热，阳气伏邪热，喘逆闷恐，目视物无明，狂悖非意而言。"

元代朱丹溪《局方发挥》曰："上升之气，自肝而出；中挟相火，自下而出。"

明代《症因脉治·不得卧》曰："肝火不得卧之因，或因恼怒伤肝……或尽力谋虑……则夜卧不宁矣。"

明代吴崑在《医方考》中提出"肝移热于肺而咳嗽"，以当归龙荟丸治之。"咳嗽而两胁痛，多怒，脉弦者，病原于肝也。肝者将军之官，气常有余，气有余便是火，故宜泻之。是方也，芩、连、栀、柏、草龙、青黛、大黄，皆能泻火，而未必入肝；肝气臊，诸药得芦荟、麝香之燥，同气相求，可以入肝而平肝矣。"

明代李梴在《医学入门·脏腑条分》中阐发了肝系病证补泻温凉用药

法式，他提到"补以木瓜、阿胶……泻必青皮、芍药、柴胡……凉必鳖甲、菊花……温必木香、肉桂、半夏"。明代刘纯从五行生克制化、整体观念的角度出发，在《玉机微义》中指出："凡肝得病，必先察其肺肾两脏，根其病之所起，然后复其肝家本脏之虚实，方可治疗。然肾者肝之母，金者木之贼……不得不详审而求之。故其来在肺，先治其肺，攻其鬼也。其来在肾，先补其肾，滋其根也。然后审其肝家本脏之虚实而寒温之。"魏玉璜在整理《续名医类案》时，面对时医以辛燥治肝的时弊，大胆借鉴吕东庄和高鼓峰治疗肝病的临床经验，创制了流传后世的一贯煎，统治胁痛、吞酸、疝瘕一切肝病，为后世医家治疗肝系病证提供了新的思路。

明代汪机《医学原理》云："治肝火。以黄连之寒胜火除热，佐吴茱萸之辛散郁，为肝经引使。"

明代薛铠《保婴撮要》云："若因暴怒而击动其肝火者，宜用泻青丸。"

清代杂病大家沈金鳌在《杂病源流犀烛》中详细阐述了肝的生理病理特点及其治疗大法，他认为肝性喜条达而激暴易怒，治疗时宜审查肝体、肝用及二者关系，如他提到"肝火之实，因肝血之虚，然既虚，则不得废滋养"。

《临证指南医案》云："肝者，将军之官，相火内寄，得真水以涵濡，真气以制伏，木火遂生生之机，本无是症之名也。盖因情志不舒则生郁，言语不投则生嗔，谋虑过度则自竭，斯罢极之本，从中变火，攻冲激烈，升之不熄为风阳，抑而不透为郁气，脘胁胀闷、眩晕猝厥、呕逆淋闭、狂躁见红（血）等病，由是来矣。古人虽分肝风、肝气、肝火之殊，其实是同一源。若过郁者，宜辛宜凉，乘势达之为妥；过升者，宜柔宜降，缓其旋扰为先。自竭者，全属乎虚，当培其子母之脏。至于犯上、侮中、乘下诸累，散见各门，可考。"

清代叶天士《临证指南医案·肝火》又云："大滋肾母，以苏肝子，补胃阴以杜木火乘侮。"

《临证指南医案》亦云："人身气机，合乎天地自然，肺气从右而降，肝气由左而升，肺病主降日迟，肝横司升日速，咳呛未已，乃肝胆木反刑金之兆。"

《临证指南医案》亦云："肝阳化风，旋扰不息，致呛无平期。"

清代唐宗海《血证论》："金不制木则肝火旺，火盛刑金则蒸热、喘咳、吐血、痨瘵并作。"

清代李用粹《证治汇补》云："心为君，肝为相，君火一动，相火从之。"

清代陈士铎《辨证录》云："盖木中实有相火也，相火宜静不宜动，静则安，动则炽""然而木能生火，肝属木，肝木生于相火，实理之常也。"

清代萧壎《女科经纶》运用相火理论治疗此类病证颇有独到发挥。"子能令母实，是肝肾之相火，挟心火之势，从而相煽，所以月水错经妄行无时而泛溢也……然火亦有虚实之分。"

清代冯楚瞻《冯氏锦囊秘录》云："阳强者，非真阳之强，乃肝之相火强耳。夫五脏俱有火，惟相火之寄于肝者，善则发生，恶则为害，独甚于他火，其阴器既宗筋之所聚，凡人入房，强于作用者，皆相火充其力也。"

《冯氏锦囊秘录》还指出："怒伤肝而相火动，则疏泄者用事，而闭藏者不得其职。"

清代黄宫绣《本草求真》云："相火寄在肝胆，有泻无补，故龙胆之益肝胆之气，正以其能泻肝胆之邪热也。"

清代王泰林《西溪书屋夜话录》云："肝火燔灼，游行于三焦，一身上下内外皆能为病，难以枚举。如目红颧赤，痉厥狂躁，淋秘疮疡，善饥烦渴，呕吐不寐，上下血溢皆是。"

"一法曰：清肝。如羚羊、丹皮、黑栀、黄芩、竹叶、连翘、夏枯草。"

"一法曰：泻肝。如龙胆泻肝汤、泻青丸、当归龙荟丸之类。"

"一法曰：清金制木。肝火上炎，清之不已，当制肝，乃清金以制木火之亢逆也，如沙参、麦冬、石斛、枇杷叶、天冬、玉竹、石决明。"

"一法曰：泻子。如肝火实者，兼泻心，如甘草、黄连，乃'实则泻其子'也。"

"一法曰：补母。如水亏而肝火盛，清之不应，当益肾水，乃'虚则补母'之法，如六味丸、大补阴丸之类，亦乙癸同源之义也。"

"一法曰：化肝。景岳治郁怒伤肝，气逆动火，烦热胁痛，胀满动血等证，用青皮、陈皮、丹皮、山栀、芍药、泽泻、贝母，方名化肝煎，是清化肝经之郁火也。"

清代汪昂《医方集解》中云："此足厥阴药也。肝实则作痛，心者肝之子，实则泻其子，故用黄连泻心清火为君，使火不克金，金能制木，则肝平矣。吴茱萸辛热，能入厥阴肝，行气解郁，又能引热下行，故以为反佐。"

清代叶霖在《难经正义》中道："若以虚则补其母言之，肺虚则当补脾，岂知肝气正盛，克土之深，虽每日补脾，安能敌其正盛之势哉！纵使土能生金，金受火克，亦所得不偿所失矣。所以不补土而补水也。"

清代林佩琴《类证治裁》云："且相火附木，木郁则化火，为吞酸胁痛，为狂，为痿，为厥，为痞，为呃噎，为失血，皆肝火冲激也……故诸病多自肝来，以其犯中宫之土，刚性难驯，挟风火之威，巅顶易到，药不可以刚燥投也。《经》曰：肝苦急，急食甘以缓之；肝欲散，急食辛以散之，用辛补之，酸泻之。古圣治肝，法尽于此。夫肝主藏血，血燥则肝急。凡肝阴不足，必得肾水以滋之，血液以濡之，味取甘凉，或主辛润，务遂其条畅之性，则郁者舒矣。凡肝阳有余，必需介属以潜之，柔静以摄之，味取酸收，或佐酸降，务清其营络之热，则升者伏矣……大抵肝为刚脏，职司疏泄，用药不宜刚而宜柔，不宜伐而宜和，正仿《内经》治肝之旨也。"

清代李冠仙《知医必辨》云："予尝深思详考，治肝竟有十法焉。心为肝之子，实则泻其子，一法也；肾为肝之母，虚则补其母，二法也；肺为气之主，肝气上逆，清金降肺以平之，三法也；胆在肝叶之下，肝气上逆，必挟胆火而来，其犯胃也，呕吐夹酸、夹苦酸者，肝火苦，则胆火宜用温胆法，平其胆火，则肝气亦随之而平，所谓平甲木以和乙木者，四法也；肝阳太旺，养阴以潜之，不应，则用牡蛎、玄武版介类以潜之，所谓介以潜阳，五法也；肝病实脾，是仲景之老法，六法也；亦有肝有实火，轻则用左金丸，重则用龙胆泻肝汤，亦应手而愈，七法也；合之《内经》三法，岂非十法乎？若夫专用破气，纵一时较快，而旋即胀痛，且愈发愈重，此粗工之所为，不足以言法也。然而庸庸者，大抵以破气为先，否则投以逍遥散，至不应，则以为病重难治，岂不冤乎？予故特作肝气之论。"

"或问逍遥散一方，集方书者，无不取之。如子言，其方竟不可用欤？予应之曰：逍遥散本是良方，奈粗工不善用，遂觉不灵耳！其方以柴胡为君，主于散郁，所谓木郁达之也。果病者肝气郁结，或为人所制，有气不能发泄，郁而生火，作痛作胀，脉虽弦数而见沉意，投以逍遥，辛以散之，自然获效。若其人并无所制，而善于动怒，性不平和，愈怒愈甚，以致肝气肆横，胀痛交作，不时上火，头疼头晕，脉来弦数而无沉意，此乃肝火化风，平之不及，而犹治以辛散，譬如一盆炭火，势已炎炎，而更以扇扇之，岂有火不愈炽而病不加甚耶？故逍遥非不可用也，奈用之者，自不求甚解耳！"

清代唐大烈《吴医汇讲》云："《金匮》论治肝补脾，肝虚则用此法，此指肝之阳虚而言，非指肝之阴虚火旺而言也。肝阳虚而不能上升，则胃乏生发之气，脾无健运之力；而水无土制，肾水之阴寒得以上制心阳，周身阴盛阳衰，而纯乎降令，则肺阴之金气盛行，肝阳之生气愈病矣。必得补土之阳，以制肾水之阴寒，则心阳无水以克而火盛，火盛则肺金阴气不行，不至阴肃降令，从右行左，以伤发生之气，则肝木之阳气自必畅茂条达矣。古方用逍遥散治木郁土中，以宣阳气，是肝木阳虚，而用治肝补脾之法者也。乃后人用以治阴虚火旺之肝病，则以升令之太过者而复升之，宜其有升无降，而至厥逆矣。盖一阴一阳，可不明辨哉。其治阴虚火旺之肝病，如血虚宜滋水，虚则补其母也；火旺则苦泄，实则泻其子也；气升上逆则降气，以金制木也。其与治肝补脾之法正相反，岂可混治耶？"

清代尤在泾《静香楼医案》曰："左关独大，下侵入尺。知肝阳亢甚，下吸肾阴，阴愈亏，则阳益张矣。滋水清肝，乃正法也。"

……

"肾精不足，肝火乘之，故有筋挛骨痿，耳窍、二阴气出等证。夫肝火宜泄，肾精宜闭，于一方之中，兼通补之法，庶几合理，然非旦夕所能奏功也。"

……

"肝阳化风，逆行脾胃之分；胃液成痰，流走肝胆之络。右腿麻痹，胸膈痞闷，所由来也。而风火性皆上行，故又有火升，气逆，鼻衄等证。此得之饥饱劳郁，积久而成，非一朝一夕之故也。治法清肝之火，健脾之气，亦非旦夕可图也。"

……

"搦搦厥逆，合目则发。此肝胆痰热，得之惊恐，病名痫厥。"

……

"脉弦，小腹痛，食后胃脘痛，上至咽嗌。肝火乘胃。宜泄厥阴，和阳明。"

……

"左胁积块，日以益大，按之则痛，食入不安。凡痞结之处，必有阳火郁伏于中，故见烦躁口干心热等证。宜以苦辛寒药，清之开之。然非易事也。"

清代黄元御《四圣心源》云："经水适来之时，外感中风，发热恶寒，七八日后，六经既遍，表解脉迟，热退身凉，而胸胁痞满，状如结胸，语言谵妄，神识不清，此谓热入血室也。以少阳之经，下胸贯膈，而循胁里，少阳厥阴，表里同气，血藏于厥阴，热入血室，同气相感，自厥阴而传少阳，甲木逆升，经气不降，横塞胸胁，故状如结胸。君相感应，相火升炎，而烁心液，故作谵语。肝主血，心主脉，血行脉中，血热则心病也。"

二、验案分析

1. 朱丹溪医案

丹溪治一妇人，年十九岁，气实，多怒不发，忽一日大发，叫而欲厥。盖痰闭于上，火起于下，上冲故也。与香附末五钱，甘草三钱，川芎七钱，童便、姜汁煎。又与青黛、人中白、香附末为丸。稍愈，后大吐乃安。复以导痰汤加姜炒黄连、香附、生姜，下当归龙荟丸。

（《古今医案按·怒》）

2. 黄凯钧医案

钱（二九）中焦痞痛，旋变黄疸，脉来弦数而涩。属肝火内郁，时当溽暑，湿土用事，湿热相蒸，脾气欠运，此证成矣，宜清疏并用。川连八分，柴胡六分，山栀一钱五分，丹皮一钱五分，香附一钱五分，橘皮一钱，木通七分，茵陈一钱五分，泽泻一钱五分。六帖黄退，胸宽而愈。

（《友渔斋医话·肘后偶钞》）

3. 孙东宿医案（明）

孙东宿治徐三泉令郎，每下午发热，直至天明，夜热更甚。右胁胀痛，咳嗽吊疼，以疟治罔效，延及二十余日，热不退。后医谓为虚热，投以参、术，痛益增。孙诊之，左弦大，右滑大搏指，乃曰：《内经》云：左右者，阴阳之道路。据脉肝胆之火为痰所凝，必勉强作文，过思不决，木火之性，不得通达，郁而致疼。夜甚者，肝邪实也。初治只当通调肝气，一剂可瘳。误以为疟，燥其火；补以参、术，闭塞其气，致汗不出而舌苔如沉香色，热之极矣，乃以小陷胸汤，用大瓜蒌一两，黄连三钱，半夏二钱，加前胡、青皮各一钱，煎服。夜以当归龙荟丸微下之。遂痛止热退，两帖全安。

（《古今医案按》）

孙东宿治孙如亭令正，年过四十，眼偶赤肿，两太阳疼痛，大便不行者三日。平时汛期，一月仅两日。今行四日未止。眼科余云谷医治逾候，肿赤不消。而右眼内眦突生一白泡，垂与鼻齐，大二寸余，余见而骇走，以为奇疾，莫能措剂。又见其呕吐，眩晕，伏于枕上，略不敢动，稍动则眩愈极，吐愈急，辞不治。孙诊之，两寸关脉俱滑大有力，两尺沉微，孙曰：此中焦有痰，肝胆有火，必为怒气所触而然。《内经》云：诸风掉眩，皆属肝木；诸逆冲上，皆属于火。盖无痰不能运也。眼眦白泡，乃火性急速，怒气加之，气乘于络，上而不行，故直胀出眼外也。古壮士，一怒而目眦裂，与白泡胀出眦外理同。肝为血海，故血亦来不止。治当抑其肝木，清镇痰火，则诸症自瘳。先用姜汁益元丸压其痰火，以止呕吐。再以二陈汤加酒连、酒芩、天麻、滑石、吴茱萸、竹茹、枳实，一帖眩吐俱定，头稍能动，改用二陈加芩、连、谷精草、夏枯草、香附、吴茱萸、苡仁，四剂目疾痊愈，血海亦净。

（《古今医案按》）

4. 汪石山医案

一人年五十，形色苍白，性急，语不合，则叫号气喘呕吐。一日，左乳下忽一点痛，后有过劳恼怒，腹中觉有秽气冲上即嗽、极吐，亦或干咳无痰，甚则呕血，时发时疟。或以疟治，或从痰治，或从气治，皆不效。汪诊之，脉皆浮细，略弦而驶，曰：此土虚木旺也。性急多怒，肝火时动，故左乳下痛者，肝气郁也。秽气冲者，肝火凌脾而逆上也。呕血者，肝被火扰不能藏其血也。咳嗽者，金失所养，又受火克而然也。呕吐者，脾虚不能运化，食郁为痰也。寒热者，水火交战也。兹宜泄肝木之实，补脾土之虚，清肺金之燥，庶几可安。以青皮、山栀各七分，白芍、黄芪、麦冬各一钱，归身、阿胶各七分，甘草、五味各五分，白术一钱五分，人参三钱，煎服月余，诸证悉平。

（《古今医案按（2版)》）

汪石山治一人，年三十余，久病痫证，多发于晨盥时。或见如黄狗走前，则昏瞀仆地，手足瘛疭，不省人事，良久乃苏。或作痰火治，而用芩连二陈汤；或作风痰治，而用全蝎、僵蚕、寿星丸；或作痰迷心窍，而用金箔镇心丸，皆不中病。汪诊之，脉皆缓弱颇弦，曰：此木火乘土之病也。夫早辰阳分，而狗阳物；黄土色，胃属阳土，虚为木火所乘矣。《经》曰诸脉皆属于目，故目击异物而病作矣。理宜实胃泻肝而火自息。越人云：泄其肝者缓其中。遂以参、芪、归、术、陈皮、神曲、茯苓、黄芩、麦冬、荆芥穗，煎服。十余帖，病减，再服月余而安。

（《古今医案按（2版)》）

5. 叶天士医案

因抑郁悲泣，致肝阳内动，阳气变化火风，有形有声，贯膈冲咽，自觉冷者非真寒也。《内经》以五志过极皆火，但非六气外来，芩、连之属，不能制伏。固当柔缓以濡之，合乎肝为刚脏，济之以柔，亦和法也。生地、天冬、阿胶、茯神、川斛、牡蛎、小麦、人中白。熬膏。

（《清代名医医案精华》）

6. 胡希恕医案

王某，男，39岁。头晕，右目红赤，胸胁满闷，大便干，小便赤，口干苦，有口疮，咽喉不利而喑哑，苔黄燥，脉实。此乃肝胃热盛之象，予大柴胡汤加生石膏，三剂而愈。

（《胡希恕医论医案集粹（2版）》）

7. 薛立斋医案

一妇性急，每怒非太阳、耳、项、喉、齿、胸、乳作痛，则胸满吞酸，吐泻少食，经行不止，此皆肝火之证，肝自病则外证见，土受克则内证作。余先以四物加白术、茯苓、柴胡、炒栀、炒龙胆清肝养血；次用四君子加柴胡、芍药、神曲，合左金以培土制肝，渐愈。惟月经不止，是血分有热，脾气尚虚。以逍遥散倍用白术、茯苓、陈皮，又以补中益气加酒炒芍药，兼服而安。

（《中医古籍必读经典系列丛书古今医案按》）

一妇但怒必便血，寒热口苦，或胸胁胀痛，或小腹痞闷。薛曰：此怒动肝火而侮土。用六君子加柴胡、山栀而愈。用补中益气、加味逍遥二药，乃不复作。

（《中医古籍必读经典系列丛书古今医案按》）

一妇人因怒，月经去多，发热作渴，左目紧小，头项动掉，四肢抽搐，遍身疼痛。此怒动肝火，肝血虚而内生风。用加味逍遥加钩藤，数剂，诸证渐愈。又八珍汤调理而安。

（《名医类案》）

一妇体胖，素内热，月经失调，患痛风，下体微肿，痛甚，小便频数，身重脉缓。证属风湿，而血虚有热。先用羌活胜湿汤四剂，肿渐愈。用清燥汤数剂，小便渐清。用加味逍遥十余剂，内热渐愈。为饮食停滞，发热仍痛，面目浮肿，用六君子加柴胡、升麻而愈。又因怒气，小腹痞闷，寒热呕吐，此木侮脾土。用前药加山栀、木香而安。惟小腹下坠，似欲去后，此脾气下陷，用补中益气而愈。后因劳役怒气、作呕吐痰、遍身肿痛、月经忽来、寒热，用六君子加柴胡、山栀以扶元气、清肝火。肿痛呕吐悉退，用补中益气以升阳气、健营气，月经寒热渐瘥。

（《名医类案》）

一妇人，胸膈不利，内热作渴，饮食不甘，肢体倦怠，阴中闷痒，小便赤涩，此郁怒所致。用归脾加山栀、芎、归、芍药而愈。但内热晡热，用逍遥散加山栀，亦愈。后因劳役发热，患处胀肿，小便仍涩，用补中益气加山栀、茯苓、丹皮而愈。

（《古今医案按》）

8. 王旭高医案

病由丧子，悲愤抑郁，肝火偏盛，小水淋浊，渐至遗精。一载有余，日无虚度。今年新正，加以左少腹睾丸气上攻胸，心神狂乱，龈血目青，皆肝火亢盛莫制也。《经》云："肾主闭藏，肝司疏泄。"二藏皆有相火，而其系上属于心，心为君火，君不制相，相火妄动，虽不交合，精亦暗流而走泄矣。治法当制肝之亢，益肾之虚，宗越人东实西虚，泻南补北。川连、黑栀、延胡、赤苓、沙参、川楝子、鲜地、知母、黄柏、龟板、芡实、当归龙荟丸。

（《清代名医医案精华》）

9. 尤在泾医案

病从少阳，郁入厥阴，复从厥阴，逆攻阳明，寒热往来，色青，巅顶及少腹痛，此其候也。泄厥阴之实，顾阳明之虚，此其治也。人参、柴胡、川连、陈皮、半夏、黄芩、吴萸、茯苓、甘草。

（《柳选四家医案》）

······

脉弦，小腹痛，食后胃脘痛，上至咽嗌。肝火乘胃。宜泄厥阴，和阳明。川楝子、木通、茯苓、甘草、石斛、木瓜。

（《柳选四家医案》）

······

脐下积块，扪之则热，病者自言，前后二阴，俱觉热痛，其为热结可知。况自来之病，皆出于肝郁。鄙见非泄厥阴，不能获效。

龙荟丸五十粒酒下。

络病瘀痹，左胁板实，前年用虫蚁，通血升降开发已效，但胸脘似是有形，按之微痛。前药太峻，兹用两调气血，以缓法图之。

醋炒延胡、姜黄、阿魏、桃仁、生香附、麝香、归须。

为末蜜丸，每服二钱。

（《柳选四家医案》）

......

风邪中入经络，从肩膊至项强痛，舌干唇紫而肿，痛处如针刺之状。此是内挟肝火，不宜过用温散，惟宜养阴息肝火而已。羚羊角、细生地、甘菊、黄芩、钩勾、秦艽、丹皮。

10. 曹仁伯医案

神蒙善忘，包络之病为多。然左寸脉息上浮，关部独带弦数，右寸与关小而带弦，白苔满布，大便久溏，肢体无力，倦怠嗜卧。脾经之湿痰，被肝火所冲激，累及心包也。藿梗、党参、于术、半夏、陈皮、香附、砂仁、木香、沉香、远志、枳壳、葛根、菖蒲、竹油。

（《医案医话医论名著集成》）

......

心营与肾水交亏，肝气挟肝阳上逆，胸中气塞，口内常干，手震舌掉，心烦不寐；即有寐时，神魂游荡，自觉身非已有，甚至便溏纳少，脾胃亦衰，脉形细小无神，而有歇止之象。逐证施治，似乎应接不暇。因思精神魂魄，必令各安其所，庶得生机勃勃；否则悠悠忽忽，恐难卜其旋元吉。拟许学士珍珠母丸法。

石决明（盐水煅）一两，人参一钱，归身钱半，犀角五分，龙齿三钱，茯神三钱，生地四钱，麦冬二钱，枣仁二钱，炙草三分，淮药三钱，沉香（磨冲）三分。另珠粉四分，先服。

又接服方：

生地、白芍、人参、丹皮、橘红、茯神、枣仁、石决明、龙齿、秫米、佛手。

再诊：脉之歇止向和，便之溏泄不作，气塞稍平，手震亦定。但寤多寐少，内藏之魂魄未安；胸痞脘闷，上壅之浊痰未降。容将通阳镇逆法，参入前方，冀相与有成耳。

珍珠母丸（珍珠母、熟地、当归、人参、枣仁、柏子仁、茯神、犀角、龙齿、沉香）去柏子仁、当归，加旋覆花一钱五分，代赭石三钱，陈皮七分，冬术七钱，炙草五分，白芍二钱，麦冬三钱，甘澜水煎，竹沥一两，冲服。

三诊：夜半得寐，心肾已交，肺魄肝魂，自能各安其脏。无如心易烦动，神反疲乏，气犹短促，胸还痞闷，脉仍细小，两足不安。脉虚证虚，是谓重虚，而兼有湿痰从之为患。夫痰即有形之火，火即无形之痰也。法当固本为主，消痰佐之。

人参固本丸加龟板五钱，炙甘草、茯神三钱，枣仁二钱，白芍三钱，淮麦三钱，陈皮一钱，旋覆花一钱五分，柏子仁一钱五分，去油，冬术钱半。

另珠粉二分，竹油二十匙，鸡子黄一枚，和服。

四诊：风火痰三者之有余，留滞肝经，以致卧血归肝，魂不能与之俱归，筋惕肉瞤而醒，前次气短等证，莫不因此。而又起于有年病后，气血两亏，何堪磨耐。所治之方，不出许学士法加减。现在脉息细小带弦，虽无止歇之形，尚有不静之意，究属难免风波，未可以能食为足恃也。

石决明（盐水锻）三钱，麦冬二钱，犀角五分，柏子仁三钱，龙齿三钱，枣仁（盐水炒）三钱，归身七分，大熟地（浮石粉拌炒）六钱，羚羊角一钱，冬术一钱五分，白芍三钱，陈皮一钱，人参二钱，茯神三钱，银花一钱，薄荷五分。

另金箔二张，竹沥一两，珍珠粉三分，姜汁一匙，冲服。

五诊：前夜熟睡，昨又变为少寐，寐之时，适在子时以后，肝胆两经尚有余邪可知。更兼痰火阻气，时逆时平，其气逆时，必面赤心悸，甚则肉瞤筋惕，烦热不安，脉亦随之变异，所谓心火一动，相火随之是也。调治之外，必须静养，俾心火凝然不动，方可渐入坦途。

人参、丹参、麦冬、玄参各二钱，旋覆花、冬术各一钱五分，橘红一钱，小麦五钱，枣仁、川连煎汁拌炒。茯神、川贝各三钱，炙草四分，枇杷叶、竹茹各三钱，珠粉冲，三分。

六诊：所患小恙，无一不除，盖以清之、化之、补之、养之，无微不至，而得此小效耳。所嫌者，寐非其时，寤非其时，心阳太旺，神气外驰，是卫气独行于阳，阳跷重脉满，满则不入于阴，阴分之虚明矣。将滋阴之品，参入前方，未识能弋获否？

前方加大生地五钱，陈胆星五分。

另珍珠母丸、朱砂安神丸各五十粒。

七诊：人可以参天地之干者，莫贵于眠食如常。今食能知味，眠则未安，昨夜忽寐忽醒，醒则不爽，寐则不安，以昭卫气不得入于阴，独留行于阳之意。是阳跷脉满，营血不能充足，肌肉不能润泽，苟非阳生阴长，阴足恋阳，何以渐入佳境。然营中之血，既不生之于心，乌能藏之于肝，统之于脾？而欲借草木之无境？俾血肉之有情者，以生以长，谈何容易？况当此痰火易烦，得食暂安，以及虚风内动，筋惕肉瞤，支体牵摇，大便难通之候，更难为力矣。急宜加意调理。

前方去玄参、旋覆、珠粉、丹参，加黄芪一钱，远志三分，归身一钱，半夏一钱五分，猪胆汁炒，木香三分，圆眼肉三枚。

另珍珠母丸四十粒、朱砂安神丸三十粒。

八诊：彻夜好眠，神魂已定，是佳兆也。但脉形细小而兼滑数，数为有火，滑为有痰，细属阴虚，小属气弱，虚弱之中，兼有痰火，有时面红，有时咳嗽，有时气痞而短，有时烦热不安；更兼大便燥而小便短，筋惕肉瞤，肢体动摇，神情困倦，语言无力等证，均未平复。还宜谨慎小心。

前方加柏子仁三钱。

另朱砂安神丸三十粒、珍珠母丸四十粒。

九诊：脏之为言，藏也。心之神，肝之魂，肺之魄，脾之意，肾之志，无不各得其藏，五脏和矣。即有不和，因藏真不足，盖有待也。而与脏相表里者为腑，腑以通为补，与脏之以塞为补者有间。因思胃主下行，肠主津液，津液不充，下行失令，故大便燥结而难通。此际不以滋养营阴，俾得施润泽，非计也。目前之治如此，将来或痰，或火，或感，或伤，偶有违和，事难逆料，断无预定之理，随时斟酌为嘱。

麻仁、郁李仁、柏子仁、松子仁各三钱，桃仁七分、陈皮、人参、苏子各二钱。

另朝服膏滋药，晚服丸药。

清代柳宝诒评论：此王江泾病案也。是人素有肝火上升之病。想热病之后，必有余邪余火留于肝胆，乘虚窃发，气塞而不能卧起者，中有实痰，加于短气不足以息之体，神魂摇荡，身非己有，虚之甚矣。用珍珠母丸法，先以犀角治实火，参、地补气血，俾相火得清而奠安。第二方即参入陈皮、竹油、赭石、旋覆花，挟补挟化。第三方人参固本，入龟板、芪、芍、鸡黄。第四方加入羚羊、银花，清药与补药，俱加倍用之。第五六方，竟是十味温胆，吃重痰火一层。用药心细手和，既沉着，亦灵敏，洵可法可师之作。

（《中医必读百部名著：医案卷》）

11. 高鼓峰医案

一妇人，胃脘痛，勺水不入，寒热往来。或从火治，用芩、连、栀、柏；或从寒治，用姜、桂、茱萸。展转月余，形体羸瘦，六脉弦数，几于毙矣。高鼓峰曰：此肝痛也，非胃脘也。其病起于郁结生火，阴血受伤，肝肾枯干，燥迫成痛。医复投以苦寒、辛热之剂，胃脘重伤，其能瘳乎？急以滋肾生肝饮予之，一昼夜尽三大剂。五鼓熟寐，次日痛定觉饿矣。再用加味归脾汤，加麦冬、五味，十余剂而愈。

（《古今医案按》）

12. 王肯堂医案

一人六月途行受热，且过劳，性多躁暴，忽左胁痛，皮肤上一片红如碗大，发水疱疮三五点。脉七至而弦，夜重于昼。医作肝经郁火治之，以黄连、青皮、香附、川芎、柴胡之类，进一服，其夜痛极，且憎热。次早视之，皮肤上红大如盘，水疱疮又加至三十余粒。医教以水调白矾末敷，仍于前药加青黛、龙胆草进之，夜痛益甚，胁中如钩摘之状。次早视之，红及半身矣，水疱又增至百数。乃求王古潭，为订一方：以大瓜蒌一枚，重一二两者，连皮捣烂，加粉草二钱、红花五分。进药少顷，即得睡，比觉已不痛矣。盖痛势已急，而时医执寻常泻肝正治之剂，又多苦寒，愈添其燥，故病转增剧。水疱疮发于外者，肝郁既久，不得发越，乃侮所不胜，故皮腠为之溃也。瓜蒌味甘寒，《经》云"泄其肝者缓其中"，且其为物，柔而滑润，于郁不逆。甘缓润下，又如油之洗物，未尝不洁。此其所以奏效之捷也欤。

13. 张云鹏医案

吴某，女，48 岁，工人，1974 年 11 月 20 日初诊。主诉：有上腹疼痛伴发热 1 周。现病史：患者因"右上腹疼痛伴发热 1 周"入院。黄疸逐渐加深，烦躁神昏 1 日，腹胀满，大便 4 日未通，小便黄赤。查体：右上腹肌紧张，胆囊压痛明显，约有拳头大小，边界不清。血压 74/40 mmHg，脉搏100 次/分，舌红、苔焦黄而褐。实验室检查：白细胞 21.1×10^9/L，中性粒细胞 97%，淋巴细胞 3%，STB 50 μmol/L，凡登白试验示直接双相反应。病情危重，遂邀张云鹏会诊。中医诊断：黄疸，热厥。西医诊断：急性胆道感染，中毒性休克。治则治法：清热攻下，凉血解毒，芳香开窍。方药：大承气汤合茵陈汤合黄连解毒汤三方化裁。生大黄 30 g（后下），连翘 30 g，郁金 30 g，生地黄 30 g，玄明粉 24 g（冲服），黄芩 15 g，栀子 15 g，枳实15 g，牡丹皮 12 g，厚朴 12 g，金银花 60 g，茵陈 60 g，金钱草 60 g，木香

18 g，赤芍 9 g。3 剂。水煎，早晚分服。并配合灌肠。灌肠取生大黄 60 g（后下），玄明粉（冲）、枳实、厚朴、莱菔子各 30 g，水煎 200 mL，灌肠，每日 2 次。

患者服 1 剂药后，泻下黑便，神志转清，脉伏已起，舌质仍红、苔焦黄。仍予原方，再服 2 剂，灌肠方每日 1 剂。血压上升且平稳，腹痛减轻，血象正常，四肢转温，热厥已除，病情好转而出院。

治疗效果：好转。

（《海派中医肝病名家医案集》）

14. 刘渡舟医案

孙某，女，60 岁，1994 年 1 月 4 日初诊。患者近日因情志不遂而心烦不宁，坐立不安，整夜不能入寐，白昼则体肤作痛，甚则皮肉瞤动。胸胁苦满，口苦，头眩，周身乏力，小便涩赤，大便干结。舌绛，苔白腻，脉沉弦。辨为肝郁化火，痰热扰心之证。治以疏肝清热，化痰安神之法。方药：柴胡 18 g，黄芩 10 g，半夏 20 g，栀子 10 g，陈皮 10 g，竹茹 20 g，枳实 10 g，炙甘草 10 g，党参 10 g，龙骨 30 g，牡蛎 30 g，生姜 8 g，天竺黄 12 g，豆豉 10 g，大枣 12 个。服药 7 剂，心烦、口苦、头眩症减，每夜能睡 4 小时，唯觉皮肤热痛，二便少，舌苔白，脉沉，守方再进五剂，烦止寐安，诸症霍然。

按：《灵枢·营卫生会》篇有"气至阳而起，至阴而止""夜半而大会，万民皆卧，命曰合阴"。言人之寤寐与营卫气血阴阳的循环转运有关，阳入于阴则寐，阳出于阴则寤。今之治不寐一证，多从心神论治，鲜从气机运转角度考虑。殊不知少阳为营卫气血阴阳运转之枢纽，喜条达，恶抑郁，若情志抑郁不遂，使少阳枢机不利，气机不达，则阳不入阴而导致不寐，可伴有口苦、头眩、胸胁痞满、脉弦等肝胆气机不利之证。又气郁日久，必化火伤阴，炼津成痰，痰火上扰心胸，而使不寐加重，烦躁不宁。本案出现肌肤疼痛，瞤动，乃气火交阻，痰热内扰有动风之象，治疗宗"火郁发之""木郁达之"之原则，以疏肝开郁为大法，兼以清火化痰，安神为佐，本方由小柴胡汤、栀子豉汤、温胆汤三方加减而成。用小柴胡汤以疏利肝胆气机，栀子豉汤则清热除烦，温胆汤而化痰安神。俾枢转气活，热退痰化，则一身之气机通利，营卫气血相贯如环，阳入于阴，神敛于心肝则人自寐也。

（《失眠：心系病证医家临证精华》）

第十二章　肝风证治

一、历代名医各论

清代张璐《张氏医通》：《经》云："诸风掉眩，皆属于肝。"肝主风，风主动。脾主四肢，四肢者，诸阳之本，木气鼓之，故动，所谓风淫末疾也。此证在壮年，属热极生风；若病后、老年，属血液衰少，不能营养故也。

清代叶天士《临证指南医案》：肝为风木之脏，相火内寄，体阴用阳，其性刚，主动主升，全赖肾水以涵之，血液以濡之，肺金清肃下降之令以平之，中宫敦阜之土气以培之，则刚劲之质得为和柔之体，遂其条达畅茂之性，何病之有！倘津液有亏，肝阴不足，血燥生热，热则风阳上升，窍络阻塞，头目不清，眩晕跌仆，甚则痉厥矣。治当缓肝之急以息风，滋肾之液以驱热，如虎潜丸、地黄饮子、复脉等方，是介以潜之，酸以收之，浓味以填之，或用清上实下之法。若思虑烦劳，身心过动，风阳内扰，则营热心悸，惊怖不寐，胁中动跃。治以酸枣仁汤、补心丹、枕中丹，清营中之热，佐以敛摄神志。若因动怒郁勃，痰火风交炽，则有二陈、龙荟。风木过动，必犯中宫，则呕吐不食，法用泄肝安胃，或填补阳明。他如辛甘化风、甘酸化阴、清金平木，种种治法，未能备叙。然肝风一证，患者甚多，从古无此病名，医每忽略，特为拈出，以便后学考核云。

《临证指南医案》：肝为风木之脏，将军之官，性急而动，故肝脏之病，较之他脏为多，而于妇女尤甚。肝病必犯土，是侮其所胜也。本脏见证，仲景云："厥阴之为病，消渴，气上撞心，心中疼热，饥不欲食，食则吐蛔。"又《内经》所载肝病，难以尽述。大概其脉必弦，胁或胀或痛，偏寒偏热，或先厥后热。若一犯胃，则干呕吐酸，脘痞不食；克脾则腹胀肢麻，便或溏或不爽。治法有阴阳虚实之殊。若肝阴胃汁未亏，肝阳亢逆犯胃，用药则远柔用刚，泄肝如吴萸、椒、桂，通胃如半夏、姜、附，加益智、枳、朴等，则兼运脾阳。中虚必用人参，如大半夏汤、附子粳米汤、进退黄连；泻心、治中、温胆等汤是也。若肝阴胃汁已虚，木火炽盛，风阳扰胃，用药忌刚用柔。养肝则阿胶、生地、白芍、麻仁、木瓜，养胃则人参、麦冬、粳米。至于平治之法，则刚柔寒热兼用，乌梅丸、安胃丸、逍遥散。若四君、六君、异功、戊己，则必加泄肝之品。用桑叶、丹皮者，桑叶轻清，清泄少阳之气热，丹皮苦辛，清泄肝胆之血热。用金铃子散者，川楝苦寒，直泄肝阳，延胡专理气滞血涩之痛。如呕吐不食，胁胀脘痞，医者但认为脾胃之病，不知实由肝邪所致。且世人但知风、劳、鼓、膈为四大证，不知土败木贼，延至不救者多矣。

明代楼英《医学纲目》：肝有风，目连札不搐；有热，则直视亦不搐；得心热则搐。治肝，泻青丸。治心，导赤散。凡病或新或久，皆引肝风，风动而上于头目。目属肝，风入于目，上下左右如风吹不定，儿不任，故目连札也。若热入于目，牵其筋脉，两眦皆紧，不能转视，故目直视也。若得心热则搐，其子母俱有实热，风火相搏故也。治肝，泻青丸。治心，导赤散。

清代程文囿《程杏轩医案》：肝者，将军之官，罢极之本。其藏血，其主筋，肝病则血病，筋失所养，眩掉强直，诸证生焉。要知此乃肝家自生之风，非外中之风也，治肝之法，可不以为先着耶？但东方木生于北方水，使无此水，何以生之。使水不足，何以涵之。虚则补母，厥有深意。平昔嗜饮醪醴伤阴，足间常患流火，行步振掉，皮肉干瘠，春来渐有眩晕之象，肝风勃勃内动，加以阴络之血，又从痔孔内溢，淋漓不已，将何以荣筋泽肉乎。斯恙由来有自矣。目下年纪尚壮，犹可撑持，过此以往，欲求良治，不可得也。

清代林佩琴《类证治裁》：凡上升之气，自肝而出。肝木性升散，不受遏郁，郁则经气逆，为嗳，为胀，为呕吐，为暴怒胁痛，为胸满不食，为飧泄，为疝，皆肝气横决也。且相火附木，木郁则化火，为吞酸胁痛，为狂，为痿，为厥，为痞，为呃噎，为失血，皆肝火冲激也。风根据于木，木郁则化风，为眩，为晕，为舌麻，为耳鸣，为痉，为痹，为类中，皆肝风震动也。故诸病多自肝来，以其犯中宫之土，刚性难驯，挟风火之威，顶巅易到，药不可以刚燥投也。《经》曰："肝苦急，急食甘以缓之……肝欲散，急食辛以散之。用辛补之，酸泻之。"古圣治肝，法尽于此。夫肝主藏血，血燥则肝急。凡肝阴不足，必得肾水以滋之，血液以濡之，味取甘凉，或主辛润，务遂其条畅之性，则郁者舒矣。凡肝阳有余，必需介属以潜之，柔静以摄之，味取酸收，或佐酸降，务清其营络之热，则升者伏矣。治肝气，先疏其郁，宜逍遥散。因怒动肝，小柴胡汤加山栀、青皮。嗳而吐沫，代赭旋覆汤。呕而胀满，三因七气汤加枳壳、木香。怒伤胁痛，生白芍、金橘皮、山栀、枳壳、郁金汁、降香末。肠鸣飧泄，则泄木安土，人参安胃散加半夏曲。疝肿硬，则导滞和肝，橘核丸加减。若气有余便是火，治肝火实，吞酸胁痛，左金丸、抑青丸。胁大痛引腰背，汗泄，忌辛燥耗气劫液，宜甘酸化阴，甘草、柏子仁、枸杞子、枣仁、阿胶、牡蛎、木瓜、生白芍、五味子、鳖甲、金橘皮。虚痛久痛必入络，宜理营络，旋覆花汤加当归须、丹皮、延胡、桃仁。

宋代钱乙《小儿药证直诀》：身反折强直不搐，心不受热也，当补肾治肝。补肾，地黄丸；治肝，泻青丸主之。凡病或新或久，皆引肝风，风动而上于头目，目属肝，肝风入于目，上下左右如风吹，不轻不重，儿不能任，故目连扎也。若热入于目，牵其筋脉，两眦俱紧，不能转视，故目直也。若得心热则搐，以其子母俱有实热，风火相搏故也。治肝，泻青丸；治心，导赤散主之。

北宋赵佶《圣济总录》：论曰内经谓以春甲乙中风，为肝风。肝风之状，多汗恶风，善悲，嗌干善怒。时憎女子者，有头目瞤、两胁痛，行常伛偻。嗜甘如阻妇状者，有但踞坐，不得低头，绕两目连额色微青，唇青面黄者。治法宜灸肝俞。后以药治之。

晚清张锡纯《医学衷中参西录》：风名内中，言风自内生，非风自外来也。《内经》谓"诸风掉眩，皆属于肝"。盖肝为木脏，木火炽盛，亦自有风。此因肝木失和风自肝起。又加以肺气不降，肾气不摄，冲气胃气又复上逆，于斯，脏腑之气化皆上升太过，而血之上注于脑者，亦因之太过，致充塞其血管而累及神经。其甚者，致令神经失其所司，至昏厥不省人事。西医名为脑充血证，诚由剖解实验而得也。是以方中重用牛膝以引血下行，此为治标之主药。而复深究病之本源，用龙骨、牡蛎、龟板、芍药以镇息肝风，赭石以降胃降冲，玄参、天冬以清肺气，肺中清肃之气下行，自能镇制肝木。至其脉之两尺虚者，当系肾脏真阴虚损，不能与真阳相维系。其真阳脱而上奔，并挟气血以上冲脑部，故又加熟地、萸肉以补肾敛肾。从前所拟之方，原止此数味。后因用此方效者固多，间有初次将药服下转觉气血上攻而病加剧者，于斯加生麦芽、茵陈、川楝子即无斯弊。盖肝为将军之官，其性刚果，若但用药强制，或转激发其反动之力。茵陈为青蒿之嫩者，得初春少阳生发之气，与肝木同气相求，泄肝热兼疏肝郁，实能将顺肝木之性。麦芽为谷之萌芽，生用之亦善将顺肝木之性使不抑郁。川楝子善引肝气下达，又能折其反动之力。方中加此三味，而后用此方者，自无他虞也。心中热甚者，当有外感，伏气化热，故加石膏。有痰者，恐痰阻气化之升降，故加胆星也。

二、验案分析

1. 《王旭高临证医案·肝风痰火门》

（1）张案：头痛巅疾，下虚上实，过在足少阳、厥阴，甚则入肾，眴蒙昭尤。此段经文，明指肝胆风阳上盛，久痛不已，必伤少阴肾阴。肾阴一衰，故目眇眇无所见，而腰痛复起也。前方清镇无效，今以育阴、潜阳、镇逆法。生地、龟板、杜仲（盐水炒）、牡蛎、茯神、枣仁、磁石、阿胶（米粉炒）、女贞子（盐水炒）、沙苑子（盐水炒）、石决明。

（《王旭高临证医案》）

按：此厥阴头痛也。三阴经皆至颈而还，惟厥阴上额交巅。甚则入肾者，木燥水必亏，乙癸同源也。肝胆风阳上盛，故头痛巅疾；肝风扰动精室，肾失封藏，肾阴被劫，肾精亏耗，而腰痛复起。乙癸同源，即肝肾同治。本案属肝病及肾，王氏在治疗上采用滋阴潜阳以息风，故用生地凉血生血兼滋肝；磁石、龟板、牡蛎、石决明育阴潜阳息风，镇摄固脱；茯神、枣仁平肝息风，宁心安神；阿胶（米粉炒）滋阴养液以息内风；杜仲（盐水炒）、女贞子（盐水炒）补肾滋肝，壮水制火。

（2）唐案：肝风太旺，肝阴又虚。气旺则火动而风生，阴虚则液亏而血弱。血弱则心跳，液亏则口干。火动故发热，风生则头痛。拟佐金以平木，培土以息风，养血以柔肝，益阴以退热。白芍、归身、丹皮（盐水炒）、北沙参（吴萸三分，拌炒）、枣仁、陈皮、冬术（土炒）、刺蒺藜、豆皮、茯神、橘叶。

（《王旭高临证医案》）

按：肝风上逆，中虚纳少，胃阴不足，不能化生气血精液，故症见发热、头痛、心跳、口干，宜滋阳明，泄厥阴。白芍平肝，即"忌刚用柔"之体现。人参、甘草、玉竹、麦冬、丹皮（盐水炒）、北沙参、（吴萸三分，拌炒）滋补胃阴。

（3）钱案：外风引动内风，头偏右痛，不能着枕。用青空膏。羌活、柴胡、防风、川连（酒炒）、甘菊、焦栀、黄芩、桑叶、丝瓜络、钩藤。

（《王旭高临证医案》）

按：凡人必先有内风而后外风，亦有外风引动内风者，故肝风门中，每多夹杂，则搜风之药，亦当引用也。羌活、防风以治外风；甘菊疏泄肝风；黄芩、焦栀、桑叶清热。

2. 许帼光医案

余某，女，67 岁。主诉：口唇不自主左右颤动已 6 个月。病史：患者于 6 个月前被别人发现不自主口唇颤动不止，只在入睡时静止，头晕目眩，耳鸣腰酸，失眠多梦，肢体稍拘紧，口干，便结。查体：口唇左右颤动不止，血压 130/85 mmHg，心率 82 次/分，心律齐，舌体偏瘦，舌质暗红，少苔，脉细弦。辨证：肝肾阴虚，筋脉失养，肝阳偏亢，肝风内动。治则：滋肝补肾，育阴息风。西医诊断：帕金森病早期。中医诊断：震颤。

取穴：人中、承浆、肝俞、肾俞、合谷、太冲、三阴交、太溪。隔日 1 次，10 次为 1 个疗程。针刺两个疗程，症状控制。

按：人中为手足阳明、督脉之会，布有眶下神经支、面神经颊支；承浆为手阳明与督、任脉之会，布有面神经支颏神经分支，有醒脑、息风、止颤之作用；肝俞为肝经俞穴，既泻肝胆之火，又益肝肾之阴。肾俞为膀胱经腧穴，是肾之精气输注，转输之处，是治肾病之要穴。取肝俞、肾俞二穴，滋肝肾之阴，抑肝阳之余，除内动之肝风。取合谷、太冲为"开四关"，主治四肢、头面肌肉之颤动；三阴交为足太阴、足少阴、足厥阴三经之交会穴，有健脾和胃、养肝益肾之效，太溪为足少阴肾经之原穴俞穴，滋肾补阴。此组配穴虚实兼顾，攻补兼施，为治疗震颤取得了经验。

（《针灸对症治疗学》）

3. 曾庆荣医案

徐某，女，43 岁。主诉：阴道出血淋漓不尽月余。2016 年 8 月 17 日患者因月经淋漓不尽半月伴头晕乏力于某处就诊，辨为冲任不固证，予固冲汤加减：黄芪 18 g，山茱萸 30 g，白芍 10 g，煅龙骨 30 g，煅牡蛎 30 g，茜草 6 g，五倍子 1.5 g，海螵蛸 20 g，棕榈炭 10 g，白术 10 g，蒲黄炭 15 g，地榆炭 12 g。

服 7 剂后月经仍淋漓不尽，量略增。处理：守上方，黄芪增至 30 g。服药间血量增多故自行停药。刻下：阴道少量出血，色暗红，少量血块，小腹坠胀不适，左侧少腹隐痛，口干，知饥，偶嘈杂，平素性情急躁，纳眠可，二便平；既往有卵巢囊肿、子宫肌瘤病史；24岁结婚，孕4产1流3；脉细，欠流利；右弱，寸不足；左寸较旺，中取略弦；舌质偏暗，尖红，苔白。查体：手心热，左少腹压痛。中医诊断：崩漏。辨证：素体气血两亏，内有郁热，血行不畅，肝风内动。治法：双补气血，敛肝息风，滋阴清热兼活血。处方：黄芪15 g，党参12 g，炙甘草6 g，陈皮10 g，当归15 g，升麻5 g，柴胡10 g，黄连5 g，乌梅15 g，麦门冬7 g，生地10 g，牡丹皮6 g，川芎7 g，山药15 g。服3剂，阴道出血止。

按："漏下"多责冲任不固、血热妄行或气不摄血等，前医治以固冲摄血、健脾益气，选固冲汤加减。患者服后无好转，且经量略增，遂考虑气虚不摄为主，增黄芪量，服后血量反增。患者确有气血两虚，多次流产，头晕乏力、脉细、右弱、寸不足即其证；前医乏效，关键在忽视肝风内动的病机。小腹坠胀不适、漏下不止为肝风下迫，泄而不畅的典型表现。疏泄不畅在血行不畅，左少腹压痛、子宫肌瘤、血块、舌质偏暗、脉欠流利即其证，左寸较旺、尖红为有郁热。综上，素体气血不足，虚风内动夹瘀夹热才是漏下不止的最终病机。以补中益气汤合连梅汤化裁治之。补中益气汤加当归双补气血，加柴胡改升清为疏肝，配川芎、丹皮以疏肝行气，活血凉血；重用乌梅敛肝息风，以乌梅、黄连酸苦泄热，乌梅、生地、麦冬酸甘化阴。药应病机，故3剂而立效。

（"肝风内动"理论临床发微）

4. 邓铁涛医案

叶某，女，63岁，1999年10月21日初诊。病史：不自主咀嚼磨牙、弄舌、腰腹摇摆3年余。1996年下半年无诱因出现不自主地咀嚼磨牙，伤及牙齿，曾在当地（香港）西医诊所诊治无效。于1997年初经脑专科检查，疑为帕金森病，服用治疗帕金森病西药半年未效。同年下半年至1998年，先后转诊于内科、神经科及精神病科，曾经脑部CT、MRI等多项检查均未见异常。加服精神科药物后，上症未减，并出现嗜睡，不能持续进行简单数学运算，逐渐出现吐舌、弄舌，右上肢前掌腕部震颤摇摆。1999年4月因白内障行左眼玻璃体摘除术，术毕护士更衣时发现其腹部不自主运动，坐起时伴腰腹前后轻微摆动，后日渐加重，凡坐或立均腰腹不自主地前后摆动，行走或平卧时得以减缓。西医又增加治疗癫痫药物，内服药由原来2~3种增加至6~7种（药物不详），但症状仍未控制，患者苦不堪言，不思饮食，日渐消瘦。1999 年 9 月，经友人建议前往澳大利亚某医院诊治，经专家会诊，排除帕金森病，对咬牙、吐弄舌头、手震、腰腹摇摆未能确诊。并认为以往所服药物过多且剂量过大，建议减停所服西药，保留服 1 种，手震逐渐缓解。10 月中旬患者回家后对服西药失去信心，遂转中医诊治。诊见：患者除有上述症状外，兼见口腔溃疡，言语不畅，嗜睡，记忆力下降，不能写字及加减运算，纳呆，消瘦，大便秘结，情绪低落，时而烦躁，眼花，头痛，气促，喉间有痰，舌暗红、苔黄浊稍腻，脉弦稍数。神经科检查肌张力、腱反射均正常，未引出病理性神经反射。颅脑 CT、MRI 检查未见异常。诊断：弄舌身摇症。证属肝风内动，痰热上扰，腑气不通。治法：治以平肝息风，清热通腑，除痰开窍。

处方：钩藤（后下）、蒺藜、防风各 12 g，天麻、蝉蜕、石菖蒲、丹参、天竺黄各 10 g，大黄（后下）、琥珀末（冲服）、木香（后下）各 6 g，黄连、甘草各 3 g。21 剂，每日 1 剂，水煎服。

二诊（1999 年 11 月 11 日）：患者服上药 3 周，口腔溃疡接近愈合，疼痛缓解，大便已通，唯时有干结，咬牙弄舌减轻，腰腹部摇摆幅度减小，情绪转佳，纳增。药已对症，效不更方，以赤芍 12 g 易丹参，加僵蚕 10 g 助疏肝息风之力。

三诊（1999 年 12 月 20 日）：患者坚持服上方 1 月余，其间因宗教信仰自去僵蚕，又因睡眠不佳，曾电话联系调整部分药物，丹参易赤芍，并加龙齿 30 g。经 1 个月治疗后患者咬牙弄舌、腰腹摇摆等症状减轻接近缓解，口腔溃疡愈合无复发，对答主动切题，精神转佳，胃纳正常，体重增加，已无眼花，唯觉眼蒙，气短，睡眠不宁，舌稍暗红、苔白浊，脉稍弦数。处方：天麻、钩藤（后下）、蒺藜、防风、丹参、楮实子各 12 g，天竺黄、白芍、蝉蜕各 10 g，太子参 30 g，象牙丝、磁石（先煎）各 15 g，大黄（后下）、甘草各 6 g。

患者坚持服上方至 2000 年 3 月初，中间或感冒时停服，经过 3 个月的治疗，弄舌咬牙、身摇等症状消失且无复发，言语思维如常人。于 2000 年 10 月前往澳大利亚医院复查，颅脑 CT、腰椎 X 线摄片、腹部 B 超及血液相关项目等检查均未见异常，病已痊愈，并对中医药疗效表示赞叹。随访至 2002 年无复发。

按：本案以咬牙弄舌、腰腹摇摆为主症，西医诊断不明，实属罕见病例。中医如何诊治？靠审证求因、辨证论治作为指导。患者身摇、咬牙及手震等症乃"风胜则动"之候,《素问·至真要大论》曰:"诸风掉眩,皆属于肝。"掉,即摇摆振动貌,可见,患者腰腹摆动,咀嚼咬牙,头痛眼花,心烦气躁,皆因肝气郁结,肝风内动所致。患者舌头上下左右不停伸缩,中医学称之为"弄舌",弄舌症多见于小儿,成人间有发生。《中医临证备要》曰:"小儿时时伸舌,上下左右,有如蛇舔,多因心胃蕴热,挟有肝风。"《小儿卫生总微论》曰:"弄舌者,其证有二,一者心热,心系舌本,热则舌本干涩而紧,故时时吐弄舒缓之。二者脾热,脾络连舌,热则舌亦干涩而紧,时时吐弄舒缓之,皆欲饮水。因心热则发渴,脾热则津液耗,二者虽引饮相似,惟心热面赤,睡即口中气热,时时烦躁,喜冷咬牙,治宜清心经之热。脾热者,身面微黄,大便稠硬,赤黄色,治宜微导之。"以此分析,本病例不但挟有肝风,且有心脾胃热。此外,脾胃蕴热,故患者口腔溃疡,大便秘结,腑气不通,反之又更阻碍脾胃的受纳与运化,故见纳呆、消瘦;而湿聚成痰,可见苔黄浊腻;心有热,肝有风,风火相煽,引动痰湿上扰神明,则见语言不畅,神疲嗜睡,运算不能,舌红,脉弦数。本例病位在肝,与心、脾、胃相关,病理变化为肝风内动,挟痰上扰,湿热内蕴,腑气不通。治法则根据上述辨证,以平肝息风、清热通腑、除痰开窍之法。方中钩藤、天麻同入肝息风,缓肢体挛急,前人认为:"钩藤,去风甚速,有风症者必宜用之。"天麻为治风之神药,"风虚内作,非天麻不能治"。钩藤兼清肝热,"舒筋除眩,下气宽中"(《本草征要》),两者合用,相得益彰;再加蒺藜、蝉蜕、防风疏肝明目,祛风通络,助钩藤、天麻平肝息风,兼治患者目疾。针对痰热上扰之病机,方中选用天竺黄、石菖蒲,干祖望教授认为,天竺黄既清化热痰,又安神镇惊,滋补五脏,是一味有百利而无一弊之药;石菖蒲除湿豁痰,通心辟浊,《重庆堂随笔》曰:"石菖蒲舒心气、畅心神、怡心情、益心志,妙药也。故清解药用之,赖以祛痰秽之浊而卫宫城;滋养药用之,借以宣心思之结而通神明。"两药合用,除痰开窍相得益彰。根据"痰瘀相关"的理论,除痰不忘理血,故用丹参活血通心,琥珀安神化瘀。腑气不通,也是本病不可忽视的病理变化环节,热难清泄,气失流畅,肝失疏泄,风痰外煽内窜,易生他变,故选用泻下力宏之大黄,能走气血而推陈出新。此外,方中黄连与木香合用为香连丸,乃治痢之方,根据临床经验,此方可治急慢性口腔溃疡,黄连能清心火,木香理气止痛,配甘草为佐使之品。后期以太子参益气健脾;楮实子滋水涵木,柔肝息风;象牙丝、磁石镇惊安神。本案病在肝,辨证用药不离治肝,肝之失调常与五脏相关，随证治之，不离中医理论指导。若舍中医理论而从西医微观理论从脑、神经去思维，千方百计要去辨属西医何病，则理、法、方、药何所依从？欲愈此病难矣！

（《邓铁涛新医话2000—2013年》）

5. 朱广旗医案

马某，女，50岁，2014年10月6日初诊。病史：患者头部反复间歇性向右侧倾斜3年余，面部向左侧旋转，下颌指向健侧肩部，辗转就诊于多家医院，均诊断为"痉挛性斜颈"，予局部"肉毒素"注射治疗后症状改善不明显，今来就诊。症见：右侧不自主斜颈，感有侧颈部紧绷不适，纳眠可，二便调，舌暗紫，苔厚黄腻，脉弦细。中医诊断：颈证；证属肝肾亏虚，肝风内动。西医诊断：痉挛性斜颈。治法：治以"补益肝肾，平肝息风"为法。处方：自拟方如下：天麻30 g，钩藤30 g，龙骨20 g，牡蛎20 g，骨碎补20 g，制狗脊20 g，全蝎9 g（粉吞），蜈蚣2条（粉吞），僵蚕9 g（粉吞），茯苓30 g，木瓜20 g，葛根20 g，炙甘草6 g。7剂，水煎服，每日1剂，分3次服，饭后半小时服用。

二诊（2014年11月3日）：服前方后复诊斜颈症状较前明显改善，仍感右侧颈部紧绷不适，余无特殊不适，纳眠可，二便调，舌紫，苔薄腻，脉弦。患者目前病情较前明显改善，故守方守证，重用葛根30 g以解肌生津，通经活络，继服7剂。

三诊（2014年11月10日）：颈部未再出现斜颈症状，颈部紧绷感较前明显缓解，纳眠可，二便调，舌淡紫，苔薄白，脉弦。故嘱患者再服原方1剂后以巩固疗效，之后停药观察。电话随访1年患者未再出现斜颈等不适。

按：痉挛性斜颈归属中医"痉证"，痉者，强直之谓。吾师认为，其发病多与肝肾亏虚、肝风内动、血瘀阻络相关。正如《素问·至真要大论》云："诸暴强直，皆属于风。"清代叶天士的《临证指南医案·痉厥》中指出"五液劫尽，阳气与内风鸱张，遂变为痉""津液受劫，肝风内鼓，是发痉之源"。王孟英在《温热经纬》中云："木旺由于水亏，故得引火生风，反焚其木，以致痉厥"。阴血亏虚、肝风内动致气血运行不畅，血瘀阻络导致筋脉失养、拘急而成痉乃本病之病机，正如薛雪在其《湿热病篇》中云"湿热伤营，肝风上逆，血不荣筋而痉""湿热之痉自内出，波及太阳，治以息内风为主"。故朱广旗教授认为治疗该病主要以"补益肝肾，平肝息风"为要，临证中随证加减，方能显效。

（朱广旗教授治疗痉挛性斜颈验案）

6. 郭子光医案

杜某，男，43 岁，1998 年 12 月 25 日初诊。病史：自述数月前初觉腹中肠鸣亢进，沥沥有声，未予介意。病情逐渐增进，肠鸣音越来越大，乃至腹中整天无休止地"咕咚、咕咚"翻腾作响，甚至影响休息和睡眠，同时发现粪便变黑，但无腹痛腹胀等症状，乃就医于拉萨市某医院，做过多种检查，除粪便潜血强阳性外，B 超、X 线钡餐、肠镜、胃镜、CT 检查等，均未发现异常，试用过西药抗生素、止血药和中医中药，无效，而来就诊于成都某医院，再做肠镜、胃镜、CT 检查，仍未发现病之所在，而无从治疗，经友人介绍前来求治。现证：患者进入诊室离 1 米许即手指腹部，示意仔细听之，其"咕咚、咕咚"之肠鸣音清晰可闻。随即扣其腹部，腹壁较薄、柔软、无压痛和反跳痛，其肠之蠕动犹如巨浪起伏翻腾不已。自谓只觉腹中冲动难受，偶有轻微烧灼感，从无腹痛腹胀之苦，近日大便黑如咖啡发亮，小便清、口中和，饮食尚可，形体渐瘦，有疲乏之感，无烟酒嗜好。察其形体瘦长，面色晦暗，性情偏激，精神欠佳，呼吸平匀，舌质淡，苔白薄润，脉沉细乏力。辨治：肝之疏泄太过，内动肝风，扰动肠系，肝失藏血挟瘀滞。以平肝息风、通络逐瘀、凉血止血法治之。处方：全蝎 12 g，地龙 15 g，僵蚕 15 g，白芍 40 g，炙甘草 6 g，黄芩 15 g，地榆 15 g，生地 20 g，仙鹤草 30 g，玄胡 15 g。每日 1 剂，浓煎分 3 次服，嘱饮食清淡柔软。

二诊（1998 年 12 月 30 日）：患者服 2 剂后肠蠕动和肠鸣音明显减轻，粪便颜色变浅。服 4 剂，一日之中还有数次轻微的肠蠕动和肠鸣音的感觉，大便呈黄色，但潜血试验仍为弱阳性。察其精神好转，言谈中颇有信心，舌苔白润，脉细。效不更方，再加谷芽 30 g，确保胃气。再服 4 剂。

1999 年 1 月 25 日，其友人来云，患者服完 4 剂，一切正常，非常高兴，因商务事急回拉萨，不克亲来致谢，乃持原方回家继续服 10 余剂才停药。电话追访至同年 5 月 4 日，未复发。

按：本例患者性情偏急，肝之疏泄太过，肝为风木之藏，疏泄太过，势必内动肝风。肝风内动，扰动肠系，使肠系蠕动翻腾，犹树欲静而风不止，故肠鸣亢进。其病初风不盛而未动血，继则风盛动血，使肝失藏血之职而引起下血。又因出血必有瘀，血瘀致出血，致使下血不断加重，脉络瘀滞日甚。此种风瘀搏击，比之痰饮、寒气所引起之肠鸣亢进自然更胜一筹。此状与肝风挟痰上扰，气血奔逆所致眩晕、抽搐、痉挛等证同理，不过一内一外表现不同而已。还当指出，其瘀滞虽甚，可因强烈之蠕动而不断排出，故无腹痛腹胀之症状。

本案的治疗着重平肝息风，抑制肝之疏泄太过，所选药品全具平肝抑肝之用。其中芍药甘草汤平肝、柔肝、缓肝、敛肝；三虫药平肝、息风、解痉、通络；黄芩清肝泄热；地榆敛肝凉血；仙鹤草、生地入肝凉血止血；玄胡入肝行气活血。此种肝风内动，非风痰上扰，故不宜介类潜镇之品。本病例由于用药得当而一举中的。

（《中国百年百名中医临床家丛书：郭子光》）

第十三章　肝胆湿热证治

一、历代名医各论

《素问·六元正纪大论》：四之气，溽暑湿热相薄，争于左之上，民病黄瘅而为胕肿。

《素问·生气通天论》：湿热不攘，大筋緛短，小筋弛长，緛短为拘，弛长为痿。

《素问·阴阳应象大论》：热胜则肿，寒胜则浮，湿胜则濡泄。

诸热瞀瘛，皆属于火……诸痉项强，皆属于湿……诸腹胀大，皆属于热……诸病胕肿，疼酸惊骇，皆属于火。（《素问·至真要大论》）

汉代张仲景《伤寒论》：阳明病，发热汗出者，此为热越，不能发黄也。但头汗出，身无汗，剂颈而还，小便不利，渴饮水浆者，此为瘀热在里，身必发黄，茵陈蒿汤主之。方二十三。茵陈蒿六两，栀子擘十四枚，大黄去皮二两。上三味，以水一斗二升，先煮茵陈，减六升；内二味，煮取三升，去滓，分三服。小便当利，尿如皂角汁状，色正赤，一宿腹减，黄从小便去也。

金代成天己《注解伤寒论》：但头汗出，身无汗，剂颈而还者，热不得越也；小便不利，渴引水浆者，热甚于胃，津液内竭也；胃为土而色黄，胃为热蒸，则色夺于外，必发黄也。与茵陈汤，逐热退黄。

北宋史堪《史载之方》：黄疸有二，有肝热刑脾而疸，有湿极而疸。

元代朱震亨《脉因证治》：湿热内郁，冲发胃气，病虽有五，皆湿热也。

金代成天己《伤寒明理论》：脾经为湿热蒸之，则色见于外，必发身黄。

元代朱震亨《局方发挥》：郁积之久，湿中生热，故从火化，遂作酸味。

清代姚止庵《素问经注节解》：肝属木而生火。

元代朱震亨《格致余论》：大怒则火起于肝。

明代赵献可《医贯》：有太阴脾土所化之湿，不从外入者也，阳盛则火胜，化为湿热。

宋代《太平惠民和剂局方》：脾胃受湿，瘀热在里，或醉饱房劳，湿热相抟，致生疸病，身面皆黄。

金代刘完素《宣明论方》：湿本土气，火热能生土湿……湿病本不自生，因于火热怫郁，水液不能宣行，即停滞而生水湿也，故凡病湿者，多自热生，而热气尚多，以为兼证，当云湿极亦犹热义同。

汉代张仲景《金匮要略》：见肝之病，知肝传脾，当先实脾。

清代薛生白《湿热病篇》：湿热病属阳明太阴经者居多。热得湿而愈炽，湿得热而愈横。

是湿则燥之，是火则泻之，是湿而生热则燥湿而兼清热。

湿也、热也，又岂无轻重之别乎？湿气胜则如熏黄而晦，热气胜则如橘黄而明。

金代成无己《伤寒明理论》：湿家之黄也，身黄似熏黄，虽黄而色暗不明也，至于热盛之黄也，必身黄如橘子色，甚者勃勃出染着衣，正黄如檗，是其正黄色也。由是观之，湿之与热，岂不异哉？

清代沈金鳌《杂病源流犀烛》：怒气伤肝，渐蚀其脾，脾虚之极，故阴阳不交，清浊相混，隧道不通，郁而为热，热留为湿，湿热相生。

金代刘完素《素问玄机原病式》：盖辛热能发散开通郁结，苦能燥湿，寒能胜热，使气宣平而已。如钱氏香连丸之类是也。故治诸痢者，黄连、黄柏为君，以至苦大寒，正主湿热之病。

清代吴谦《医宗金鉴》：阳明病发热汗出者，此为热越，小便若利，大便因硬，不能发黄也。但头汗出身无汗，是阳明之热不得外越，而上蒸也。小便不利，湿蓄膀胱也；渴饮水浆，热灼胃府也。此为湿热瘀蓄在里，外薄肌肤，故身必发黄也。茵陈蒿汤主之者，通利大、小二便，使湿热从下窍而出也。

方有执曰：越，散也，头汗瘀热发黄注皆见太阳篇中。茵陈逐湿瘀之黄，栀子除胃家之热，大黄推壅塞之瘀，三物者，苦以泄热，泄热则黄散矣。

程应旄曰：头汗出，身无汗，剂颈而还，足征阳热之气，郁结于内而不得越，故但上蒸于头，头为诸阳之首故也。气不下达，故小便不利，府气过燥，故渴饮水浆。瘀热在里，指无汗言，无汗而小便利者属寒，无汗而小便不利者属湿热，两邪交郁，不能宣泄，故盒而发黄。解热除湿，无如茵陈、栀子清上，大黄涤下，通身之热得泄，又何黄之不散耶？

清代柯琴《伤寒来苏集》阳明多汗，此为里实表虚，反无汗，是表里俱实矣。表实则发黄，里实则腹满。但头汗出，小便不利，与麻黄连翘证同。然彼属太阳，因误下而表邪未散，热虽里而未深，故口不渴、腹不满，仍当汗解。此属阳明，未经汗下，而津液已亡，故腹满、小便不利、渴欲饮水，此瘀热在里，非汗吐所宜矣。身无汗，小便不利，不得用白虎；瘀热发黄，内无津液，不得用五苓。故制茵陈汤以佐栀豉、承气之所不及也。但头汗，则身黄而面目不黄；若中风不得汗，则一身及面目悉黄。以此见发黄是津液所生病。

清代黄元御《伤寒悬解》：汗出而湿热发泄，则不发黄。但头汗而身无汗，湿热莫泄，而小便又复不利，故身必发黄。茵陈蒿汤，茵陈利水而泻湿，栀子、大黄除烦而荡热也。

民国曹颖甫《伤寒发微》：阳明病，发潮热而多汗，则湿随汗去。肌肉皮毛，略无壅阻，断然不能发黄，此正与小便利者不能发黄证情相似。湿邪解于太阳之表，与解于太阳之府，一也。若"但头汗出，身无汗，剂颈而还"，则湿邪内壅而不泄。加以小便不利，渴饮水浆，湿热瘀积于三焦，外溢于皮毛肌肉而周身发黄。茵陈蒿汤茵陈蒿以去湿，生栀子以清热，生大黄以通瘀，而湿热乃从小溲外泄，而诸恙除矣。此证与太阳篇阳微结于心下，小便不利，渴而不呕者略同，故皆有但头汗出之证也。

二、验案分析

1. 李东垣医案

戊申六月初，枢判白文举年六十二，素有脾胃虚损病，目疾时作，身面目睛俱黄，小便或黄或白，大便不调，饮食减少，气短上气，怠惰嗜卧，四肢不收。至六月中，目疾复作。医以泻肝散下数行，而前疾增剧。予谓大黄、牵牛，虽除湿热，而不能走经络，下咽，不入肝经，先入胃中，大黄苦寒，重虚其胃，牵牛其味至辛，能泄气，重虚肺本，嗽大作，盖标实不去，本愈虚甚，加之适当暑雨之际，素有黄证之人，所以增剧也。此当于脾胃肺之本脏外，泄外经中之湿热，制清神益气汤主之而愈。茯苓、升麻各二分，泽泻、苍术、防风各三分，生姜五分。此药能走经，除湿热而不守，故不泻本脏，补脏与脾胃本脏中气之虚弱。

青皮一分，橘皮、生甘草、白芍药、白术各二分，人参五分。

此药皆能守本而不走经，不走经者不滋经络中邪，守者能补脏之元气。

黄柏一分，麦冬二分，人参二分，五味子三分。

此药去时令浮热湿蒸。上件锉如麻豆大，都作一服，水二盏，煎至一盏，去渣，稍热空心服。火炽之极，金伏之际，而寒水绝体于此时也，故救急以生脉散，除其湿热，以恶其太甚。肺欲收，心苦缓，皆酸以收之。心火盛，则甘以泻之。故人参之甘，佐以五味之酸。孙思邈云：夏月常服五味子，以补五脏气是也。麦门冬之微苦寒，能滋水之源于金之位，而清肃肺气，又能除火刑金之嗽，而敛其痰邪。复微加黄柏之苦寒以为守位，滋水之流，以镇坠其浮气，而除两足之痿弱也。

（《中医临床名典丛书：脾胃论》）

2. 《证治准绳》

丹溪云：五疸不要分，同是湿热，如曲盦相似，轻者小温中丸，重者大温中丸。按：丹溪之言，已得大意，其用药则未备也。考之《内经》，病有上中下之分。有谓目黄曰黄疸者，有谓黄疸暴病，久逆之所生者，及少阴厥阴司天之政，四之气，溽暑，皆发黄疸者，悉是上焦湿热病也。有谓食已如饥曰胃疸者，与脾风发瘅、腹中热、出黄者，又脾脉搏坚而长，其色黄者，《灵枢》谓脾所生病黄疸，皆中焦湿热病也。有谓溺黄赤、安卧者黄疸，及肾脉搏坚而长，其色黄者，《灵枢》谓肾所生病，皆下焦湿热也。独张仲景妙得其旨，推之于伤寒证中，或以邪热入里，与脾湿相交则发黄；或由内热已盛，复被火者，两阳熏灼，其身亦黄；或阳明热盛，无汗，小便不利，湿热不得泄，亦发黄；或发汗已，身目俱黄者，为寒湿在里不解而黄也；或食难用饱，饱则头眩，必小便难，欲作谷疸。疸者，单也，单阳而无阴也。成无已释诸黄，皆由湿热二者相安则黄。湿家之黄，黄而色暗不明。热盛之黄，其黄如橘子色。大抵黄家属太阴，太阴者，脾之经也。脾属土，黄色，脾经为湿热蒸之，则色见于外。或脉沉小腹不利者，乃血在下焦之黄也。凡此必须当其病，用其药，直造病所，庶无诛伐无过，夭枉之失也。

大法宜利小便，除湿热。脉浮，腹中和，宜汗。脉浮，心中热，腹满欲吐者，宜吐。脉沉，心中懊恼，或热痛腹满，小便不利而赤，自汗出，宜下。脉不浮不沉，微弦，腹痛而呕，宜和解。脉沉细无力，身冷而黄，或自汗泄利，小便清白，为阴黄，宜温。男子黄，大便自利，宜补。饥饱劳役，内伤中州，变寒病生黄，非外感而得，宜补。

治疸须分新久，新病初起，即当消导攻渗，如茵陈五苓散、胃苓饮、茯苓渗湿汤之类，无不效者。久病又当变法也。脾胃受伤，日久则气血虚弱，必用补剂，如参术健脾汤、当归秦艽散，使正气盛则邪气退，庶可收功。若口淡，怔忡，耳鸣，脚软，或微寒热，小便赤白浊，又当作虚治，宜养荣汤，或四君子汤吞八味丸、五味子、附子者，皆可用，不可过用凉剂强通小便，恐肾水枯竭，久而面黑黄色，不可治矣。然有元气素弱，避渗利之害，过服滋补，以致湿热愈增者，则又不可拘于久病调补之例也。

茯苓渗湿汤（《卫生宝鉴》）：治黄疸，寒热呕吐，渴欲饮水，身体面目俱黄，小便不利，全不食，不得卧。茵陈七分，白茯苓六分，木猪苓、泽泻、白术、陈皮、苍术（米泔浸一宿，炒）、黄连各五分，山栀（炒）、秦艽、防己、葛根各四分。

水二盅，煎七分，食前服。

参术健脾汤：治发黄日久，脾胃虚弱，饮食少思。人参、白术各一钱五分，茯苓、陈皮、白芍药、煨当归各一钱，炙甘草七分，水二盅，枣二枚，食前服。疸加黄芪、炒白扁豆各一钱。

当归秦艽散：治五疸口淡、咽干，倦怠发热，微寒。白术八分，茯苓、秦艽、当归、川芎、芍药、熟地黄酒蒸、陈皮各一钱，半夏曲，炙甘草各五分，水二盅，姜三片，煎八分，食前服。

发汗，桂枝加黄芪汤、麻黄醇酒汤。吐，瓜蒂散、藜芦散、二陈汤，探吐。下，栀子大黄汤、大黄硝石汤、黄连散。利小便，五苓散、益元散。除湿热，茵陈五苓散、茯苓渗湿汤。和解，小柴胡汤。搐鼻，瓜蒂散。温，茵陈附子干姜汤。补，养荣汤、补中汤、大小建中汤、理中汤。干黄，燥也，小便自利，四肢不沉重，渴而引饮，栀子柏皮汤。湿黄，脾也，小便不利，四肢沉重，似渴不欲饮者，大茵陈汤。大便自利而黄，有实热者，茵陈栀子黄连三物汤。无实热者，小建中汤。往来寒热，一身尽黄者，小柴胡加栀子汤。腹痛而呕者，小柴胡汤。诸疸，小便不利为里实，宜利小便，或下之。无汗为表实，宜发汗，或吐之，吐中有汗。诸疸，小便黄赤色者，为湿热，可服利小便清热渗湿之药。若小便色白，是无热也，不可除热。若有虚寒证者，当作虚劳治之。

藜芦散《百一》：治疸。取藜芦置灰内炮之，少变色，捣为末水服半钱匕，小便不利数服。

黄连散（《卫生宝鉴》）：治黄疸，大小便秘涩，壅热。

黄连、大黄、黄芩、甘草炙，各一两。

上为极细末，食后温水调下二钱，日三；先用瓜蒂散搐鼻取下黄水，却服此药。

益元散（即天水散）：治伤寒表里俱热，烦渴口干，小便不通及霍乱吐泻，下利肠澼，偏主石淋，及妇人产难，催生下乳，神效。

桂府滑石（腻白者）六两、粉草一两研烂。

上为极细末，每服三钱，白汤调下，新水亦得。加薄荷末少许名鸡苏散，加青黛末少许名碧玉散，治疗并同，但以回避世俗之轻侮耳。

茵陈附子干姜汤（《卫生宝鉴》）：附子炮去皮三钱，干炮姜二钱，茵陈一钱二分，草豆蔻（煨）一钱，白术四分，枳实麸炒，半夏（制）、泽泻各半钱，白茯苓、橘红各三分。

上生姜五片，水煎，去滓凉服。

补中汤（东垣）：治面黄多汗，目眦赤，四肢沉重，减食，腹中时痛，咳嗽，两手左脉短，右脉弦细兼涩，右手关脉虚。

升麻、柴胡各二钱，当归身二分，苍术五分，泽泻四分，五味子二十一粒、炙甘草八分、黄芪二钱五分，神曲三分，红花少许，大麦蘖五分。

上作二服，水煎食前。

（《古今名医临证金鉴：黄疸胁痛臌胀卷：上》）

3.《景岳全书》胆黄证

皆因伤胆而然。胆既受伤，则脏气之损败可知，使非修葺培补，则必致决裂。故凡遇此等证候，务宜大用甘温，速救元气。然必察其所因之本，或兼酸以收其散亡，或兼涩以固其虚脱，或兼重以镇其失守之神魂，或与开道利害，以释其不解之疑畏。凡诸用药，大都宜同阴黄证治法，当必有得生者。若治此证而再加克伐分利，则真如压卵矣。

韩祗和曰：病人三五日，服下药太过，虚其脾胃，亡其津液，渴饮水浆，脾土为阴湿所加，与邪热相会发黄，此阴黄也，当以温药治之。如两手脉沉细迟，肢体逆冷，皮肤有粟起，或呕吐，舌上有苔，遍身发黄，烦躁欲于泥水中卧，小便赤少，皆阴候也。故阴黄多以热汤温之，或汤渍布搭其胸腹，或以汤盛瓢中，坐于脐下熨之其病愈者。曾治赵显宗病伤寒至六七日，因服下药太过致发黄，其脉沉细迟无力，皮肤凉，烦躁，欲于泥中卧，喘呕，小便赤涩。先投茵陈橘皮汤，喘呕止。次服小茵陈汤半剂，脉微出，不欲于泥中卧。次日又服茵陈附子汤半剂，四肢发热，小便二三升，当日中大汗而愈。似此治愈者，不一一录。

凡伤寒病黄，每遇太阳或太阴司天岁，若下之太过，往往变成阴黄。盖辰戌太阳寒水司天，水来犯土。丑未太阴湿土司天，土气不足。即脾胃虚弱，亦水来侵犯，多变此证也。

小茵陈汤：附子（炮作八片，一个），炙甘草一两，茵陈二两。水二升，煮水一升，分作三服。

（《重订古今名医临证金鉴：黄疸卷》）

4. 刘渡舟医案

（1）刘某，男，14 岁。春节期间过食肥甘，又感受时邪，因而发病。症见周身疲乏无力，烦躁不安，不欲饮食，并且时时泛恶，小便短黄，大便尚可，此病延至 2 日，则身目发黄，后到医院急诊，诊为急性黄疸型肝炎，予以中药 6 包，嘱每日服 1 包，服至 4 包，症状略有减轻，而黄疸仍然不退，乃来诊。此时，患者体疲殊甚，亦不能起立活动，右胁疼痛，饮食甚少，频频呕吐，舌苔黄腻，脉弦滑数。辨证：肝胆湿热，蕴郁不解。治法：清热解毒，疏肝利胆。处方：柴胡 12 g，黄芩 9 g，半夏 10 g，生姜 10 g，大黄 6 g，茵陈 30 g（先煎），生栀子 10 g。

病家揽方问：患者虚弱已甚，应开补药为是，而用大黄何耶？答曰：本非虚证，而体疲乏力者，为湿热所困，乃"大实有羸状"之候，待湿热一去，则诸症自减，如果误用补药，则必助邪为虐，后果将不堪设想。

上方服 3 剂，即病愈大半，又服 3 剂，后改用茵陈五苓散利湿解毒，乃逐渐痊愈。

按：湿热相蒸发生黄疸，在治疗上有汗、清、下之别。本案黄疸湿热并重而兼有结滞，故选用茵陈汤治疗。因有右胁疼痛，频频呕吐，涉及肝胆气机不畅，故又加柴胡、黄芩、半夏、生姜以疏利肝胆，和胃止呕。凡湿热郁蒸，热大于湿而发黄者，均可用茵陈汤治疗。必须注意的是，茵陈宜先煎，大黄、栀子则后下，以发挥其退黄作用。由于湿热黏腻，胶结难解，治疗时还可用一味茵陈煎汤代茶，时时呷服，更为理想。本证如出现周身乏力，切不可认为体虚而误用补益气血之品，湿热一退，肝能疏泄条达，则体力自可恢复。

（2）冯某，男，17 岁，1995 年 2 月 8 日初诊。因突发黄疸，皮肤及巩膜皆黄，急诊住某传染病医院治疗。肝功能：谷丙转氨酶 2615 U/L，谷草转氨酶 932 U/L，碱性磷酸酶 193 U/L，谷氨酰转移酶 122 U/L，总胆红素 138.5 μmol/L，直接胆红素 83.7 μmol/L，甲型肝炎抗体 IgM 阳性。该院将其确诊为急性传染性黄疸型肝炎。因黄疸来势凶猛，急请刘老会诊。症见皮肤、巩膜皆黄染，黄色鲜明如橘色。头晕，口苦，小便黄赤，大便偏干，脘腹胀满，呕恶纳呆，午后发热（体温 37.2～37.6 ℃），神疲乏力，倦怠嗜卧，舌体胖，苔白厚腻夹黄，脉弦滑而数。西医诊断：急性传染性黄疸型肝炎。中医诊断：急黄。辨证：湿热蕴阻，熏蒸肝脏。治法：疏利肝胆气郁，清热利湿解毒。处方：茵陈 30 g（先煎），柴胡 14 g，黄芩、栀子、苍术各 10 g，厚朴 15 g，陈皮 10 g，半夏 12 g，竹茹、凤尾草 15 g，水红花子 10 g。水煎服。

二诊：服上方 7 剂，黄疸变浅，脘腹痞满，呕恶不食减轻，午后之低热已退，大便隔日一行，小便黄赤，恶闻腥荤，倦怠乏力，舌苔白腻，脉来弦滑。此乃湿热之毒难于速拔，缠绵不退，如油入面，蕴郁难分。处方：茵陈 30 g（先煎），大金钱草 30 g，垂盆草、白花蛇舌草、柴胡各 15 g，黄芩 10 g，土茯苓、凤尾草、草河车各 15 g，炙甘草 4 g，泽兰、土鳖虫、茜草各 10 g。水煎服。

三诊：又服上方 7 剂，病情大有好转，食欲大开，体力增加，大便每日一行，小便略黄。视其面、目，黄色已退净。肝功能：谷丙转氨酶 141 U/L，谷草转氨酶 421 U/L，碱性磷酸酶 116 U/L，乳酸脱氢酶 132 U/L，总蛋白 82 g/L，白蛋白 46 g/L，直接胆红素 35.9 μmol/L。药已中的，嘱其再服 14 剂。

四诊：复查肝功能：谷丙转氨酶 24 U/L，谷草转氨酶 23 U/L，碱性磷酸酶 99 U/L，乳酸脱氢酶 135 U/L，总蛋白 80 g/L，白蛋白 46 g/L，直接胆红素阴性。面、目、身黄皆已退净，二便调，食欲增加，余症悉蠲，返校上课。

医嘱：注意休息，忌食肥甘厚腻。随访半年，未再复发。

按：本案患者发黄，颜色鲜明，并伴有身热、口苦、溲赤、便干，显为"阳黄"范畴，是湿热熏蒸肝胆，气机疏泄不利，胆汁不能正常排泄而外溢所致。湿热黄疸，临床上有湿重于热、热重于湿和湿热俱盛之不同，其论治亦有别。本案脉证所现，属湿热俱盛型黄疸，湿与热俱盛，缠绵胶结不解，蕴阻于内，必致肝胆气机疏泄不利，进而影响脾胃。治疗首当疏利肝胆，清利湿热，兼理脾胃为法。刘老一诊方药为柴胡茵陈汤合平胃散加减，方中柴胡、黄芩清肝利胆；茵陈清热利湿退黄；栀子清利三焦之湿热。加用平胃散之苦温以化脾胃湿浊之邪。甘草留湿助邪，故去之。半夏、竹茹、凤尾草、水红花子和胃化浊降逆，清解湿热之毒，故加之。

（3）李某，男，55岁。患者患慢性肝炎，身体倦怠乏力，右胁胀满不适。肝功能：谷丙转氨酶380 U/L，总胆红素362.52 μmol/L，直接胆红素273.6 μmol/L。周身色黄如烟熏，皮肤干燥少泽，小便深黄而短，两足发热，伸出被外为快，脘腹微胀，齿龈衄血，口咽发干，脉弦细数，舌绛少苔。西医诊断：慢性肝炎。中医诊断：黄疸。辨证：湿热伤津，蕴蒸发黄。治法：清热利湿，并养阴液。处方：大甘露饮加减：茵陈30 g，黄芩6 g，石斛15 g，生地黄12 g，麦冬、天冬各10 g，枳壳、枇杷叶各6 g，沙参10 g。水煎服。

此方服至8剂，总胆红素降至171 μmol/L，因其衄血不止，又加白茅根30 g，水牛角3 g。服6剂，总胆红素降至87.21 μmol/L。后又改用刘老经验方"柴胡解毒汤"：柴胡15 g，黄芩10 g，茵陈、土茯苓、凤尾草各15 g，草河车、炙甘草、土鳖虫、茜草10 g，水煎服。服15剂，谷丙转氨酶降至正常，经治半年有余，其病获愈。

按：本案为湿热壅盛夹阴虚之证。湿热伤阴，邪从燥化，阴津不足，故色黄如烟熏，皮肤干燥少泽；少阴水亏，故见口咽发干，两足发热，舌绛少苔；热邪伤阴，动血于上，则见齿衄。黄疸兼夹阴虚，临床治疗颇为棘手，欲养阴则恐助其湿热，而清利湿热则又恐劫伤其阴。所以方药为《太平惠民和剂局方》之"甘露饮"加减，方以天冬、麦冬、生地黄、沙参、石斛滋阴清热，以退虚热之邪；茵陈、黄芩苦寒清热，利湿退黄；火热上逆，迫血妄行，故用枳壳、枇杷叶降火下行；白茅根、水牛角凉血止血。本方清阳明而滋少阴，有滋养阴津而不助湿、清利湿热而不伤阴的特点。方证合拍服之果获良效。

（《肝胆病名医验案解析》）

5. 祝谌予医案

刘某，女，53岁，1994年10月21日初诊。主诉：巩膜、皮肤黄染2个月。病史：患者于1994年8月初始低热，右上腹痛，继现巩膜及皮肤黄染，皮肤剧烈瘙痒，且病情逐渐加重。8月20日住某院内科，经检查确诊为原发性硬化性胆管炎，给予口服泼尼松 40 mg/d 治疗至今。因黄疸消退不明显来求治于祝教授。实验室检查：9 月 13 日经内镜逆行性胰胆管造影示胰胆管及胆总管均正常。肝内胆管很细，充盈困难。全部胆管系、索均较僵硬。9 月 27 日 B 超示原发性硬化性胆管炎可能性大，不排除原发性胆汁性肝硬化。10 月 6 日检验示红细胞沉降率 78 mm/h，谷丙转氨酶 622 U/L（正常 <40 U/L），谷草转氨酶 462 U/L（正常 <50 U/L），碱性磷酸酶 203 U/L（正常 < 125 U/L），谷氨酰转移酶 63 U/L（正常 40 U/L），总胆红素 482.2 μmol/L（正常 17 μmol/L），直接胆红素 312.2 μmol/L。现皮肤及巩膜均深度黄染、色鲜明，皮肤瘙痒，精神不振，口干苦，饮食不甘，肝区不适，尿黄不畅，大便正常。低热（体温 37.3 ~ 37.4 ℃），舌苔白淡，脉细弦。辨证：肝脏湿热，气滞血瘀。治法：清利肝胆，活血退黄。处方：柴胡 10 g，黄芩 10 g，党参 10 g，半夏 10 g，炙甘草 6 g，茵陈 15 g，金钱草 50 g，海金沙 10 g（包），石菖蒲 10 g，郁金 10 g，威灵仙 15 g，石韦 15 g，生姜 3 片，大枣 5 枚。每日 1 剂，水煎服。连服 14 剂。

二诊：11 月 4 日皮肤黄染减轻，尿色变浅，大便转溏，仍低热 37.5 ℃，复查血总胆红素 250 μmol/L，直接胆红素 188 μmol/L。舌脉同前。易方逍遥散加牡丹皮 10 g，黄芩 10 g，金钱草 50 g，茵陈 15 g，生薏苡仁 30 g，秦艽 15 g，地骨皮 15 g。再服 14 剂。

三诊：11 月 18 日体温正常，黄疸消退明显，尿液变清，大便成形，精神、体力、饮食均佳。1 周前检查肝胆 B 超同前。检验：红细胞沉降率 50 mm/h，谷丙转氨酶 186 U/L，谷草转氨酶 119 U/L，碱性磷酸酶 133 U/L，谷氨酰转移酶 39.2 U/L，总胆红素 66.19 μmol/L，直接胆红素 9.41 μmol/L。泼尼松用量 35 mg/d。守 10 月 21 日方去威灵仙、石韦，加车前子 10 g（包），桑寄生 20 g，金毛狗脊 15 g。以上方为主加减服药 40 余剂，12 月 30 日复诊时黄疸完全消失，无自觉不适。泼尼松用量 25 mg/d，复查血谷丙转氨酶 28 U/L，谷草转氨酶 20 U/L，碱性磷酸酶 101 U/L，谷氨酰转移酶 14 U/L，总胆红素 22 μmol/L，直接胆红素 7.0 μmol/L。

按：中医学认为本病系"黄疸"范畴。《金匮要略》中云："黄家所得，从湿得之。"即黄疸病多从湿邪而来。但其往往与热、与寒、与瘀血等亦密切相关。湿热相合，其黄疸色泽鲜明，多属实证热证，谓之阳黄；寒湿相合，其黄疸色泽晦暗或熏黑，多属虚证、寒证，谓之阴黄。本案为阳黄者，以属实证、热证为主，故祝教授治以小柴胡汤为主方清泄肝胆郁热，加茵陈、金钱草、海金沙、石菖蒲、郁金、秦艽、威灵仙利胆除湿以退黄。肝主疏泄而藏血，疏泄不利则血滞瘀结，气郁血瘀则蕴热生之，其低热久不退者，悉因于此。祝教授洞察纤毫，二诊即易方丹栀逍遥散加减主之，当归、川芎、牡丹皮、秦艽、地骨皮活血凉血而清热，数剂而药到热退。是例经治虽未痊愈，但肝功能、胆红素几近正常，罕见之疾，不可不谓之良效，然亦须百尺竿头，再予探究。

（《肝胆病名医验案解析》）

6. 李培生医案

（1）蒙某，女，38 岁，1993 年 3 月 19 日就诊。患者肝区作胀，食欲缺乏，乏力 1 年，身目发黄 20 天。1 年前因饮食不节，出现肝区不适，食欲缺乏，乏力，在当地医院诊治。查肝功能：谷丙转氨酶 60 U/L，乙肝五项示"大三阳"。予护肝及清热解毒、疏肝解郁中药治疗，症状时好时坏。近1 个月来，因劳累太过，肝区作胀，身目发黄，小便色黄，食欲缺乏，厌油，即到医院查直接胆红素 20 μmol/L，间接胆红素 50 μmol/L，谷丙转氨酶 60 U/L。诊断为乙型病毒性肝炎（慢性活动期），予以护肝、退黄等对症治疗后，症状未见明显好转。现症：身目发黄，小便深黄如浓茶，肝区不适，食欲缺乏，厌油，恶心欲呕。察其舌暗红，苔黄略腻，脉弦细。诊为阳黄黄疸（慢性乙型病毒性肝炎活动期）。辨证：湿热证。治法：清热化湿，利胆退黄。处方：清肝败毒饮加减。药用：茵陈 30 g，炒栀子 10 g，茯苓 30 g，泽泻 10 g，猪苓 15 g，炒竹茹 10 g，郁金 10 g，陈皮 8 g，赤芍 30 g，丹参 30 g，白花蛇舌草 30 g，炒山楂 15 g。水煎服，每日 1 剂。

二诊：服上方 20 余剂，身目不黄，纳食增进，小便淡黄。舌红，苔薄黄而干，脉弦细。复查肝功能正常。现湿热未尽，又有热邪伤阴之象。加入清热生津之品。处方：茵陈 30 g，炒栀子 10 g，赤芍 15 g，白芍 15 g，丹参18 g，白花蛇舌草 30 g，败酱草 30 g，制香附 10 g，香橼皮 10 g，炒山楂10 g，橘皮 10 g，白茅根 18 g，芦根 30 g。

三诊：上方连服 10 剂，黄疸尽退，小便清利，唯劳累后精神疲惫，肢体乏力。舌质暗红，苔薄黄，脉弦细。治以清热解毒、理气活血、健脾益气之法。前后随证加减服药 140 余剂，诸症消失，肝功能正常。随访半年，患者未复发。

按：肝脾主升，胆胃主降，是病机相关，若肝胆失疏，脾胃运化失职，三焦壅滞，湿热疫毒蕴结于中，则上焦不通，下焦郁闭，津液不下，胆汁排泄不畅，外溢肌肤，故见身目小便俱黄；湿热蕴结不解，则脘痞纳呆；脾湿不化，则大便溏而不爽；若热浊气上逆，则口淡呕恶乏味；肝失条达，气机不畅，则两胁胀痛；湿遏热伏，则舌苔厚腻或黄白相兼，脉弦滑或弦细而数。李教授积临床数十年之经验，熔伤寒温病于一炉，诊此类肝病，提出"寒温统一，妙在神合"之论。所谓神合，即从临床实践中去结合，颇有见地。故自拟清肝败毒饮（柴胡、黄芩、杏仁、厚朴、茯苓、麦芽、茵陈、败酱草、白花蛇舌草）。全方旨在和解少阳，清利三焦，起宣上、宽中、导下，疏肝利胆，调理脾胃之功。使湿热疫毒之邪，由上、中、下三焦分而解之。其加减运用法：胸腹痞满者，加瓜蒌皮、藿香、大腹皮；呕恶纳呆者，加姜半夏、连苏饮之类；胸胁胀痛者，加橘络、丹参、金铃子散之属；湿遏热伏、小便不利者，加芦根、滑石之流；腹痛便秘者，加赤芍、白芍、山楂、大黄炭等。

（2）刘某，男，1991 年 10 月 8 日初诊。谷丙转氨酶 108 U/L，总胆红素 51.3 μmol/L。应诊时，患者面目身黄如橘色，右上腹刺痛，脘腹膨胀，恶油腻食物，时恶心欲吐，肢倦乏力，食欲缺乏，大便溏而不爽，小便色如金汁，苔黄厚腻，脉弦滑数。西医诊断：急性黄疸型肝炎。中医诊断：黄疸。辨证：湿热蕴结脾胃，郁蒸肝胆。治法：清热利湿，活血退黄。处方：藿朴夏苓柴陈丹草大黄剂。药用：藿香、厚朴、姜半夏、橘皮、茯苓、竹茹、栀子、柴胡各 10 g，茵陈、丹参、白花蛇舌草、车前草、白茅根、干芦根、生谷芽、生麦芽各 15 g，大黄 6 g，水煎服。

上方随证加减化裁，连服 15 剂，诸症消失。追访半年，复查肝功能 3 次正常而康复。

按：本案症见身目小便黄染，右上腹胀痛，脘痞纳呆，口苦干涩，恶心欲吐，肢倦乏力，大便或干或溏而不爽，舌质欠润、苔薄厚腻，脉弦滑数或濡数。李教授认为本症重在湿热阻滞于中，胆汁瘀滞，疏泄不及，上下不通，法当宽中渗湿，疏肝利胆，分利三焦。遣方用药宜寒温参合，诸如苦降辛开、芳香化浊、淡渗利湿、解毒退黄之品均可入选，自拟藿朴夏苓柴陈丹草大黄剂。方中藿香开上泄湿化浊；厚朴与姜半夏辛开理气宽中、除湿化痰而降逆；大黄苦降泄热通腑而解毒；柴胡配丹参疏肝而利胆；茵陈、茯苓、车前草、白花蛇舌草相合，利小便渗湿热，排毒邪而退黄。本方治疗湿热并重蕴结中焦而发黄的乙型肝炎患者，疗效甚捷。

（《肝胆病名医验案解析》）

7. 李斯炽医案

刘某，女，25岁，1961年10月13日初诊。主诉：从1953年起即患胸痛，发作时间不定，痛时即感头昏、口苦。诊断：经西医透视检查，诊断为胆结石。辨证：肝胆郁热。治法：疏肝，利胆，清热。处方：刺蒺藜15 g，牡丹皮6 g，川楝子炭9 g，雅黄连4.5 g（吴茱萸水炒），郁金6 g，花青皮9 g，山栀仁9 g，木通6 g。水煎服。

10月5日二诊：服上方20剂后，约1年时间未发作胸痛，只最近发作一次，但不甚严重，脉象弦滑，舌上有粉白苔，此肝胆郁滞未解，再本前法。处方：延胡索6 g，刺蒺藜9 g，牡蛎12 g，雅黄连4.5 g（吴茱萸水炒），青皮9 g，牡丹皮6 g，白芍9 g，山栀子9 g，郁金6 g，木香6 g，川楝子炭3枚，甘草3 g。

10月11日三诊：服上方5剂后，胸痛即止，但感消化不良，每饭后必解溏便，微觉精神不好，弦滑之脉已解，指下转为濡弱，舌上微有白苔，是前方苦降稍过，湿主中焦之故，改用疏肝行气、健脾除湿法。处方：制香附9 g，茯苓9 g，白术9 g，厚朴6 g，陈皮6 g，炒白芍9 g，苍术9 g，砂仁6 g，木香6 g，法半夏9 g，甘草3 g。

10月19日四诊：服上方后，情况良好，胸痛未发，脉象平和，舌质淡红，有白苔，大便正常，食欲不佳，仍本前方立意，并嘱其常服。处方：沙参9 g，白术9 g，山药15 g，鸡内金6 g，茯苓9 g，厚朴6 g，砂仁6 g，制香附9 g，木香6 g，炙甘草3 g。

服上方后，观察至1964年8月3日，胸痛一直未发。

按：本例第一、第二诊，脉弦、口苦是肝胆郁热，肝经上出额与督脉交于巅，胆经上抵头角，故有头昏之病，肝经上贯膈，胆经下胸中贯膈，肝胆郁热，故发为胸痛。治法用刺蒺藜、牡丹皮、川楝子炭、郁金、青皮、木通、延胡索、白芍、木香等疏肝利胆。用雅黄连、山栀子以清热。加牡蛎以育阴潜阳。三诊时，热邪已解，但又出现食少便溏、乏力、苔白等脾虚脾湿现症，故三、四诊在疏肝的同时，加用补脾和胃、燥湿行气之品。用香附、白芍以疏肝，用沙参、白术、茯苓、法半夏、山药、鸡内金、甘草补脾和胃，用苍术、厚朴、陈皮、木香、砂仁以燥湿行气。由于病机有改变，故用药亦随之改变，才能收到良好效果。

（《李斯炽医案206例》）

第十四章　寒热错杂证治

一、历代名医各论

清代俞根初、何秀山《通俗伤寒论》：厥阴一经，最多寒热错杂，阴阳疑似之候，必先分际清晰，庶有头绪。如热而发厥，热深厥深。上攻而为喉痹，下攻而便脓血，此纯阳无阴之证也。脉微细欲绝，手足厥冷，灸之不温，凛凛恶寒，大汗大利，躁不得卧，此为冷结关元，此纯阴无阳之证也。渴欲饮水，饥欲得食，脉滑而数，手足自温，此阳进欲愈之证也。默默不欲食，呕吐涎沫，腹胀身疼，此阴进未愈之证也。厥三日，热亦三日，厥五日，热亦五日，手足厥冷，而邪热在膈，水热在胃，此阴少阳多之证也。下利清谷，里寒外热，呕而脉弱，本自寒下，复误吐下，面反戴阳，此阴多阳少之证也。大抵阳脉阳证，当取少阳阳明经治法。阴脉阴证，当用少阴经治法。厥阴病见阳为易愈，见阴为难瘥。其表里错杂不分，又必先治其里，后解其表。若见咽喉不利，咳唾脓血，切忌温药。仍宜分解其热，清滋其枯。

凡伤寒邪传厥阴，当分手足二经。手厥阴为包络，内含胆火，主行血通脉。足厥阴为肝，脏下含肾水，主藏血活络，《内经》虽云厥阴之上，风气治之。然包络挟胆火发动于上，则为热风，肝气挟肾水相应而起则为寒风。火性热，水性寒，故其证最多寒热错杂，阴阳疑似，约计之则有四：

（1）外寒内热。厥则但指头寒，热则微觉烦躁，默默不欲食，渴欲饮水，微热汗出，小便不利，舌苔浅黄薄腻，或正黄带微白，脉右沉滑搏指，左微弦而数，此外虽厥而里有热，仲景所谓厥微热少，数日小便利，色白者热除，遂欲得食而病愈是也。法当辛凉泄热以利溺，新加白虎汤主之。若厥而兼呕，胸胁烦满，热利下重，继即便血，甚或圊脓血，舌紫苔黄，脉寸浮数，尺弦涩，此包络挟胆火而肆虐，仲景所谓厥深热亦深，《内经》所谓暴注下迫，皆属于热，阴络伤则血下溢是也，法当凉血清肝以坚肠，加味白头翁汤主之。

（2）内寒外热。下利清谷，汗出肢厥，身有微热，面少赤或郁冒，舌苔青滑，脉沉而迟，此阴多阳少，肝挟肾水之寒而肆发，仲景所谓面戴阳，下虚故也，急急温通回阳，通脉四逆汤主之。

（3）下寒上热。热在膈脘，水在肠中，心下痞硬，嗳腐食臭，腹中雷鸣下利，医误吐之，遂致水食入口即吐，复认作热结旁流，更逆以下，从此下利不止，舌苔黄白相兼，脉弦而涩，此寒格于下，热拒于上，火逆水泻之错杂证也，当清上热开寒格为君，佐以益气健胃，先与生姜泻心汤去甘草（生姜汁一小匙冲，干姜六分，姜半夏三钱，川连八分，青子芩钱半，米炒潞党参二钱，大红枣四枚，劈）加淡竹叶（三钱）、枇杷叶（五钱，去毛筋炒黄）止其吐，继与乌梅丸（乌梅肉三十个，干姜一两，川连一两六钱，细辛、淡附片、桂枝、川柏、潞党参各六钱，炒川椒、当归各四钱，各研细末加醋与蜜，共杵二千下，丸如梧桐子大，先服十丸，日三服，稍加至二十丸，禁生冷滑物食臭等）止其利。

（4）上寒下热。水结胸胁，热结在肠，呕吐清水，或吐黄黑浊饮，饥不欲食，食则吐蛔，肢厥心悸，腹痛热泻，泻而不畅，或便脓血，里急后重，溲短赤热，舌苔前半白滑，后根黄腻而厚，脉右弦迟，左沉弦数，此寒格于上，热结于下，水逆火郁之错杂证也，法当先逐其水，蠲饮万灵汤主之，继则清肝泄热，加味白头翁汤主之。

民国严鸿志《感证辑要》：虽伤寒一证，传变颇多，不越乎火化、水化、水火合化三端。从火化者，多少阳火证、阳明燥实证、厥阴风热证；从水化者，多阳明水结证、太阴寒湿证、少阴虚寒证；从水火合化者，多太阴寒湿证、少阴厥阴寒热错杂证。

清代郑寿全《医法圆通》：厥阴为阴经，阴极则生阳，故多寒热错杂。又肝主宗筋玉茎，人性多思淫，心火一动，玉茎必举，发泄不遂，多生邪热，亦多见寒热错杂。此受病之源。人多不察。仲景立乌梅丸，寒热并投，大有灼见，并非专为虫立法。凡厥阴一切证候，莫不备具。

二、验案分析

1.《古今医案按·张路玉医案》

又治陆中行室，年二十余。腊月中旬，患咳嗽，挨过半月，病热少减，新正五日，复咳倍前。自汗体倦，咽喉干痛，至元夕，忽微恶寒发热，明日转为腹痛自利，手足逆冷，咽痛异常。又三日则咳唾脓血，诊其脉，轻取微数，寻之则仍不数，寸口似动而软，尺部略重则无。审其脉证，寒热难分，颇似仲景厥阴例中麻黄升麻汤证，盖始本冬温，所伤原不为重故咳至半月渐减，乃勉力支持岁事，过于劳役，伤其脾肺之气，故咳复甚于前。至望夜忽憎寒发热，来日遂自利厥逆者，当是病中体疏，复感寒邪之故。热邪既伤于内，寒邪复加于外，寒闭热邪，不得外散，势必内奔而为自利。致邪传少阴厥阴，而为咽喉不利，唾脓血也，虽伤寒大下后，与伤热后自利不同，而寒热错杂则一，遂与麻黄升麻汤一剂，肢体微汗手足温暖，自利即止，明日诊之，脉亦向和，嗣后与异功生脉合服，数剂而安。

（《古今医案按》）

2. 秦伯未医案

赵某，女，23 岁。主诉：1951 年起大便溏泄，时发时止，服多种中西药物，未曾治愈。1961 年冬开始，腹泻次数增多，夜间较频，故请诊治。诊查：诊时白天大便两三次，夜间一两次，便前肠鸣腹胀作痛，矢气频泄，窘迫难忍，便后腹内即舒。伴见多汗，手心热，口干思饮，食少，腰酸，下肢沉困，腰部喜温，月经闭阻。脉象沉细，舌质淡，苔白滑腻。辨证：证系久泻肾虚，寒湿郁热结阻。治法：采用乌梅丸辛苦甘酸杂合以治久利的方法。处方：党参 10 g，肉桂 5 g，黄连 3 g，木香 5 g，川椒 3 g，当归 9 g，白芍 9 g，炙甘草 5 g，四神丸 18 g（包煎）。

二诊：服药 4 剂后，腹痛稍轻，余无改善。考虑舌苔白腻而滑，先除下焦沉寒积湿。前方去白芍、四神丸，加苍术、乌药、肉豆蔻、炮姜。

三诊：再服药 4 剂后，腹痛大减，矢气少，夜间不泻。舌苔化薄。月经来潮，量少色紫。仍予前方，加小茴香温通肾气，诸症向愈。随诊半年腹泻未发。

按：本案病起十多年，泻时多在天明或夜间，并有腰酸肢困、腹部喜温等症，说明下元虚寒，故属肾泄；但结合腹内胀痛，便后即舒，以及掌热、口干、经闭等，又说明肠胃消化不良，传化失职，兼有肝虚郁热现象，虚实寒热夹杂，寒湿郁热结阻。对此久泄久利证，秦氏常选用乌梅丸法施治，均可取得理想疗效。

（《上海浦东名医集萃》）

3. 李世懋医案

冀某，女，54 岁，工人，1993 年 9 月 17 日初诊。经绝 6 个月，寒热往来5年余，昼则如冰水浸，自觉心中冷，寒栗不能禁，夜则周身如焚，虽隆冬亦必裸卧，盗汗如洗，情志稍有不遂，则心下起包块如球，痞塞不通，胸中憋闷，头痛，左胁下及背痛，能食便可，脉沉弦寸滑。曾住院11次，西医诊为围绝经期综合征、内分泌失调、自主神经功能紊乱、神经衰弱症等。曾服中药百剂，罔效。诊断：此寒热错杂，厥气上冲，乃乌梅丸证。方予乌梅丸主之。乌梅6 g，炮附子15 g（先煎），桂枝10 g，花椒5 g，细辛4 g，干姜5 g，当归12 g，党参12 g，黄连10 g，黄柏6 g。每日1剂，水煎取汁300 mL，分早、晚2次服用。

2剂寒热除，汗顿止，心下痞结大减，4剂而愈。5年后得知生活正常，未再发作。

（《国医大师专科专病用方经验（第2辑)—妇科病分册》）

第十五章　肝寒证治

一、历代名医各论

1.《黄帝内经》对肝寒的认识

在奠定中医理论基础的《黄帝内经》中对于肝寒证已有不少论述。如《素问·上古天真论》中“丈夫八岁，肾气实……七八肝气衰，筋不能动，天癸竭，精少，肾脏衰，形体皆极”。肝在体合筋，故而因肝气虚衰而导致“筋不能动”。《素问·六节脏象论》云：“肝者，罢极之本……以生气血。”在《素问·四气调神大论》论述了肝寒证的病因病机“春三月……逆之则伤肝，夏为寒变”。《素问·气厥论》中“脾移寒于肝，痈肿筋挛”，既论述了肝寒证的传变关系，又论述了肝寒证相关的症状表现。

2.《中藏经》《伤寒论》对肝寒的认识

《中藏经》相传是华佗所作，在此书中指出肝虚寒的临床表现为“肝中寒，则两臂不举，舌本燥，多太息，胸中痛不能转侧。其脉左关上迟而涩者是也……肝虚冷，则胁下坚痛，目盲臂痛，发寒如疟状，不欲食，妇人月水不来，气急，其脉左关上沉而弱者是也”，论述了肝寒证、肝虚证的相关症状表现及体征。张仲景《伤寒论》第 377 条“干呕吐涎沫，头痛者，吴茱萸汤主之”，指出了肝寒犯胃清阳被扰的证治。

3. 孙思邈对于肝寒的认识

唐代孙思邈对肝阳气虚的论述，在《千金要方》中有“左手关上脉阴虚，足厥阴经也。病苦胁下坚、寒热、腹满、不欲饮食、腹胀、悒悒不乐，妇人月经不利，腰腹痛，名曰肝虚寒也”，又云“……此肝病声之候也，若其人虚则为寒风所伤，若实则为热气所损。阳则泻之，阴则补之”，指出了肝虚寒的证治。

4. 宋元时期医家对于肝寒的认识

在宋代官方修订的方书《太平圣惠方》中，全书开篇以五卷的内容论述脏腑虚实寒热病证的治疗，可见其重视程度。在肝脏部分，指出"肝虚则生寒，寒则苦胁下坚胀，寒热，腹满，不欲饮食，悒悒情不乐，如人将捕之""肝脏虚损，气血不荣，内伤寒冷，致使两胁胀满，筋脉拘急，四肢厥冷，心腹疼痛。眼目昏暗，手足常青，胸中不利，不能大息者，是肝气不足之候也"。金代张元素（洁古）对肝阳气虚的论述，曰"肝中寒，则两臂不举，舌燥，多太息，胸中痛，不能侧转，其脉左关上迟而涩者是也……肝虚冷，则胁上坚痛，目盲臂痛，发寒热如疟状，不欲食，妇人则月水不来，气急，其脉左关上沉而是也。是动则病腰痛，甚则不可俯仰，丈夫癫疝，妇人小腹肿，甚则嗌干，面尘脱色。主肝所生病者，胸中呕逆，飧泄，狐疝，遗尿，闭癃"。又曰"肝虚，以陈皮，生姜之类补之"，指出了肝虚寒的证治。

5. 明清医家对肝寒的认识

明代彭用光《体仁汇编》云："资心火以补肝虚。"清代李潆《身经通考》认为"肝虚以生姜、陈皮补之"，清代薛生白《医师秘籍》认为"肝之阳气太过，则不能震动，偾事可知，故二气最宜调和"，清代陈士铎《石室秘录》认为"肝属木，包络属火，肝木生心火，治其肝木之寒，则心火有养，而包络之寒邪自散"，指出了肝寒为患，可影响运动功能，资心火可以补肝虚。

6. 秦伯未对于肝病的认识

关于秦伯未对肝阳气虚的论述，在《谦斋医学讲稿》中可看到"病则气逆阳亢，即一般所谓肝气、肝阳，或表现为懈怠、忧郁、胆怯、头痛、麻木、四肢不温等，便是肝气虚和肝阳虚的证候""在肝虚证上，只重视血虚而不考虑气虚，显然是不全面的"等相关内容。秦氏在《论肝病》一文中明确地把肝虚分为肝阳虚、肝血虚、肝气虚、肝阴虚。蒲辅周对肝阳气的论述在《蒲辅周医疗经验》一书中写道"五脏皆有阴虚阳虚之别……肝阳虚则筋无力，恶风，善惊惕，囊冷、阴湿、饥不欲食；肝阴虚则眩晕、目盲、易怒耳鸣"，指出了肝阴阳虚的临床表现。蒲志孝等对肝阳气虚的论述为"肝气虚、肝阳虚是客观存在，不容忽视，这直接关系到中医脏象学说的完整性问题"，提出可用益气补肝汤和温阳补肝汤治疗肝气虚与肝阳虚。

二、验案分析

1. 肝阳虚证验案

陶某，女，33岁。面色憔悴，闻声则惕然而惊，如大祸将临，如人将捕之，恨无藏身之处。幻听污言秽语，或为噩梦惊醒，病5年。饮食、二便、月经正常。近两年症情加剧，精神疲乏，畏冷胜常，纳食不馨。夜寐多梦而惊，发展而成夜游，就寝入寐后着衣起床，持物外出，可数里之遥，至亲戚家敲门入室，对话后返家脱衣就寝。翌日对此不复记忆。有时家属发现患者夜游出走，乃外出寻找，未见乃返，患者已安睡在家。平素语言符合逻辑，思维正常。脉细乏力，舌苔薄淡。辨证为肝阳虚证，给予温阳益肝调治。方用黄芪、党参、制附子、肉桂、吴茱萸、小茴香、当归、川芎、制半夏、九节菖蒲、甘草。5剂后症情有所好转，又10剂诸症大为减轻，原方稍作增减又服20剂，历时月余，夜游未出现，善恐、畏冷消失，独自居家无所惧，食欲转佳。月余之中仅有两夜将寐之际恍惚见到许多人像，似庙宇中之诸神。脉仍细，舌苔薄，原方又服20剂，一切恢复正常。随访4年安好无恙。

按：肝阳虚的主要症状表现有二：一为阳虚则外寒，表现为四肢不温，或为背冷恶寒，或昼夜畏寒，或入夜畏寒渐增，有的患者虽无明显畏寒，但衣着明显多于常人，甚者衣着棉衣；二为肝虚则胆怯，或闻声而惊，或无端而感大祸将临，或日间不敢一人居家，或夜间不敢一人独卧，或独惧刀器，见菜刀、剪刀则惊恐万分，或独惧某人，与平素无冤无仇之人相见，急急避之，大有将遭毒手之概。此外尚可有情志不舒，幻听幻视，以及气虚之症状。阳虚乃气虚之渐，因此有气虚的症状，如气短、乏力、精神不振等症状表现。

（《肝阳虚证验案》）

2. 厥阴头痛证验案

陈某，女，43岁，2013年6月7日初诊。头痛欲裂2年余，于上海某三甲医院诊断为"甲状腺功能减退伴贫血"，予左甲状腺素钠片及利血生片等治疗后，甲状腺功能基本正常，血红蛋白60 g/L，但头痛症状丝毫未减，伴恶心、干呕，且夫妻同房时即出现恶心、呕吐加剧，诊为神经官能症，转精神科治疗，效果仍然不佳，症状依旧。刻诊：头痛欲裂，几欲撞墙方能止，面唇苍白如纸，舌质淡伴齿痕、苔薄白，脉沉弦而弱。西医诊断：甲状腺功能减退伴贫血。中医诊断：头痛，辨证属厥阴肝寒、胃气上逆。治以温肝暖脾、和胃降逆，予吴茱萸汤合小半夏汤。处方：吴茱萸6 g，党参15 g，大枣15 g，生姜15 g，姜半夏12 g，陈皮6 g。7剂，水煎，早晚分服。

6月14日二诊：头痛稍减，觉精神亦好转，面唇稍有血色，舌质淡伴齿痕、苔薄白，脉沉弦弱。前方既效，厥阴肝寒既破，可乘胜而加补气补血之味。前方党参增至30 g，大枣增至20 g，生姜增至20 g，陈皮增至10 g，7剂。

6月21日三诊：头痛大为好转，平日恶心亦未作，面唇色稍华，舌质淡、齿痕减、苔薄白，脉沉弦较前有力。前方既效，守方继进7剂。

6月28日四诊：头痛未再发作，同房时恶心亦未发作，面唇色转华，舌质淡、苔薄白，脉弦弱，肝寒已减，胃逆未作，则减半夏、陈皮，单用吴茱萸汤：吴茱萸6 g，党参30 g，大枣20 g，生姜20 g。7剂，水煎，早晚分服。使用本方前后调理3月余，症状未作，血色素恢复正常。

按：《伤寒论》309条谓："少阴病，吐利，手足逆冷，烦躁欲死者，吴茱萸汤主之。"378条谓："干呕，吐涎沫，头痛者，吴茱萸汤主之。"一般甲状腺疾病多从少阳论治，以柴胡证多见，但此案患者一派厥阴寒象，与《伤寒论》条文所述竟如出一辙，故不拘泥于西医诊断之名，径以吴茱萸汤治之。初诊方中吴茱萸暖肝寒而开厥阴，党参补气而平，《本草正义》谓其"养血而不偏滋腻，鼓舞清阳，振动中气而无刚燥之弊"；生姜、大枣和营生血，陈皮理气而防党参、大枣之壅滞；加用陈皮、半夏可加强降逆止呕之力。此例用吴茱萸汤合小半夏汤，未做过多加味，剂量均较大，效专而力宏，厥阴肝寒得解，气血生化复原，则血色亦复，精神转佳。初诊时以常规剂量探其路径，取效后可知厥阴肝寒可破，未出现"肝寒拒药"现象，二诊起加大剂量，取效更捷。

（《吴茱萸汤临证治验3则》）

3. 暖肝煎验案

赵某，女，63岁，1986年10月21日诊。素有右上腹疼痛病史，常因情志不遂，或饮食不慎，或气候变化而加重。曾经某医院B超检查诊断为"胆囊炎，胆囊结石"。近日来因气候转冷，右上腹疼痛加剧，持续不解，痛连右侧肩背，温烫后痛可暂缓。胃脘觉冷，口泛清水，不思饮食，畏风，足冷，整日以"烫壶"温其足。本欲手术取石，但其子女虑其年高体弱而不愿，遂邀余诊治。查舌淡红、苔白略厚，脉沉涩。此肝脾阳虚，胆气郁滞之证。治以温补肝脾，利胆行气。投暖肝煎合理中汤加减：枸杞子12 g，茯苓15 g，当归10 g，小茴香15 g，沉香6 g，台乌12 g，桂枝12 g，党参18克，炮姜10 g，鸡内金10 g，炙甘草10 g，白芍18 g。初服上方2剂，胁痛略减。继进10剂，痛止，食增，足转温，嘱常服金匮肾气丸。随访至今胁痛未复发。

　　按：此例患者年逾花甲，阳气渐衰，又患病日久，恐投苦寒损阳之品较多，致肝脾阳虚之证已显。若拘泥于"炎症属热"再投苦寒清利之品，或曰"久痛入络"而施活血攻破之法，皆错矣。但宜温肝逐寒，建中扶阳，佐利胆行气，方合病机，使肝脾阳旺，气机通畅，胆复中精而病愈。此"以通治痛"之变法也。

第十六章　肝虚证治

一、历代名医各论

1. 《黄帝内经》中对肝虚证的认识

《素问·上古天真论》中有云："丈夫，七八，肝气衰，筋不能动。"《灵枢·本神》亦云："肝虚则生寒，寒则苦胁下坚胀，寒热，腹满不欲饮食，悒悒情不乐，如人将捕之，视物不明，眼生黑花，口苦，头痛，关节不利，筋脉挛缩，爪甲干枯，喜悲恐，不得太息，诊其脉沉细弦，是肝气虚之候也。"即如果肝虚则寒气凝滞，故苦胁下坚胀，故腹满不欲饮食。肝气虚寒，情志失达，郁闷不乐。如同要被人抓捕，眼睛看不清，口苦，头痛，关节不利，筋脉挛缩，爪甲干枯，并喜悲恐，常叹气。《素问·方盛衰论》云："肝气虚则梦见菌香生草，得其时则梦伏树下，不敢起。"《灵枢·天年篇》云："人生十岁，五脏始定……五十岁，肝气始衰，肝叶始薄，胆汁始灭，目始不明。六十岁，心气始衰。"《本神篇》云："肝气虚则怒。"《经脉篇》云："肝足厥阴之脉……是主肝所生病者，胸满，呕逆，飧泄，狐疝，遗溺，闭癃。为此之病，实则泻之，虚则补之……"以上经文，是古代医家对于肝虚最为早期的认识。

《灵枢·本神》中说"肝气虚则恐，实则怒"，在治疗上，遵循了《素问·至真要大论》提出的基本原则之下，《黄帝内经》提出了治肝的三大原则，即"肝欲酸""肝苦急，急食甘以缓之""肝欲散，急食辛以散之，用辛补之，酸泻之"。出发点是以有利于肝脏本能的便是补，不利于肝脏本能的便是泻。而具体没有列出补泻肝法的方药。在后世《辅行诀》中，陶弘景在《黄帝内经》的理论基础上，分别立了泻肝汤、大泻肝汤、补肝汤、大补肝汤四方，"肝德在散，故经云："以辛补之，酸泻之；肝苦急，急食甘以缓之。适其性而衰之也。""小补肝汤。治心中恐疑，时多恶梦，气上冲心，越汗出，头目眩运者方。桂枝、干姜、五味子各三两，大枣十二枚，去核。一方作薯蓣。右四味，以水八升，煮取三升，温服一升，日三服。大补肝汤。治肝气虚，其人恐惧不安，气自少腹上冲咽，呃声不止，头目苦眩，不能坐起，汗出，心悸，干呕不能食，脉弱而结者方。桂心、干姜、五味子各三两，旋夫（覆）花、代赭石，烧，一方作牡丹皮。竹叶各一两，大枣十二枚，去核。一方作薯蓣。右七味，以水一斗，煮取四升，温服一升，日三夜一服。"

2. 张仲景对肝虚证的认识

《金匮要略·脏腑经络先后病脉证第一》云："上工治未病，何也？师曰：夫治未病者，见肝之病，知肝传脾，当先实脾。中工不晓相传，见肝之病，不解实脾，惟治肝也。夫肝之病，补用酸，助用焦苦，益用甘味之药调之……肝虚则用此法，实则不在用之。"

3. 巢元方对肝虚的认识

遵从《黄帝内经》对于肝理论的认识，《诸病源候论》对于肝的理论又有了进一步的发挥认识。特别是关于目疾和筋病的认识。肝开窍于目，《诸病源候论》中目疾部分记载了大量对于目疾与肝相关的认识。《诸病源候论》主要认为肝脏不足，外邪内乘（此外邪以风热治邪为多），是导致目疾的主要原因。《诸病源候论·目病诸候》中有云"目为肝之外候，肝虚不足，为冷热之气所干，故气上冲于目，外复遇风所击，冷热相搏而令睑内结肿，或如杏核大，或如酸枣之状。肿而因风所发，故谓之风肿""肝脏不足，为风热之气所干，故于目睛上生翳，翳久不散，渐渐长，侵覆瞳子""夫目不能远视者，由目为肝之外候，脏腑之精华，若劳伤脏腑，肝气不足，兼受风邪，使精华之气衰弱，故不能远视""目黑者，肝虚故也。目是脏腑之精华，肝之外候，而肝藏血。腑脏虚损，血气不足，故肝虚不能荣于目，致精彩不分明，故目黑"。

《诸病源候论》认为肝虚与情绪有关，肝虚则易恐易惊。有云："肝劳者，面目干黑，口苦，精神不守，恐畏不能独卧，目视不明""心虚则惊，肝虚则恐"。（《诸病源候论·虚劳病诸候上》）同时也认为肝虚也包含了肝血不足血虚的含义，肝血不足的虚与筋脉痉挛有密切关系。"肝藏血而候筋。虚劳损血，不能荣养于筋，致使筋气极虚；又为寒邪所侵，故筋挛也。"此处指出了肝虚与筋的关系。"肝血虚不能荣养筋，外邪乘虚而入，而致经脉痉挛"。

4. 孙思邈对肝虚的认识

孙思邈认为肝虚与腹满、腹胀、胁痛、四肢痛、目不明，以及妇人心腹痛等密切相关。《千金要方》云："左手关上脉阴虚者，足厥阴经也，病苦胁下坚、寒热，腹满、不欲饮食，腹胀愠愠不乐，妇人月经不利，腰腹痛，名曰肝虚寒也。"在《千金翼方》中提到："肝气不足，两胁满，筋急不得太息，四肢厥，寒热偏，淋溺石沙，腰尻少腹痛，妇人心腹四肢痛，乳痛，膝胫热，转筋遗溺，消渴，爪甲青枯，口噤面青，太息，疝瘕，上抢心，腹中痛，两眼不明""肝气不足，两胁下满，筋急不得太息，四厥疝瘕，上抢心，腹痛，目不明""肝气不足，目暗，四肢沉重"。在孙思邈的《千金要方》中，专门论述过目疾的治疗与肝的虚实关系。《千金要方》论曰："凡人年四十五以后，渐觉眼暗，至六十以后，还渐目明。治之法，五十以前，可服泻肝汤，五十以后，不可泻肝，目中有疾，可敷石胆散药等，无病不敷散，但补肝而已，自有肝中有风热，令人眼昏暗者，当灸肝俞，及服除风汤丸散数十剂，当愈。"孙思邈认为目疾主要与肝寒、肝虚、肝中风热有关，并分别采用泻肝、补肝、清肝中风热的方法。孙思邈认为人在五十岁之后肝气渐虚，治疗目疾应采用补肝的办法。在孙思邈的《千金要方》中，收录有补肝丸二方、补肝散三方，以及治疗"肝气虚寒"的"眼青"的珍珠散。《千金要方》在论述筋病时，也提到了肝虚的病机。如提出筋极之病，"若阴气外出，出则虚，虚则筋虚，筋虚则善悲，色青苍白，见于目下，若伤寒则筋不能动，十指爪皆痛，数好转筋，其源以春甲乙日得之伤风，风在筋为肝虚风也；若阳气内发，发则实，实则筋实，筋实则善怒，嗌干伤热则咳，咳则胁下痛，不能转侧，又脚下满痛，故曰肝实风也"。孙思邈把筋极病的病机分为肝虚实两种。其中肝虚是源于"春甲乙日得之伤风，风在筋为肝虚风也"。

5. 唐以后各医家对于肝虚的认识

继唐之后，宋元时期对于五脏的虚实有了比较纲领性的认识。比如在宋代钱乙的《小儿药证直诀》中把五脏辨证的方法运用在儿科疾病的诊断、治疗各个方面。张元素的《医学启源》和《脏腑标本寒热虚实用药式》系统整理了脏腑辨证，并附以脏腑病机辨证下的寒热虚实补泻用药总结。明清时期对于肝的虚实与阴阳相关的有了更广泛认识，对于"肝血虚"的认识更为清晰，并且就"肝血虚"的病机提出了治法。如张介宾《质疑录》写道"肝血不足，则为筋挛，为角弓，为抽搐，为爪枯，为目眩，为头痛，为胁肋痛，为少腹痛，为疝痛诸症。凡此皆肝血不荣也，而可以不补乎？然补肝血，又莫如滋肾水"，提出了肝血虚的症状表现，并提出"补肝血，莫如滋肾水"的治法。缪希雍提出了肝血虚的观点及其相关的表现和治法，在其《先醒斋医学广笔记》中指出："肝为将军之官，主藏血。吐血者，肝失其职也。养肝则肝气平而血有所归，伐之则肝虚不能藏血，血愈不止也。"李中梓在《医宗必读》首次提出了"乙癸同源"的论点，即"东方之木无虚不可补，补肾即所以补肝；北方之水无实不可泻，泻肝即所以泻肾"。可以说把之前钱乙的儿科理论扩展成为一个普遍适用的理论。提出了著名的"肝无虚证，肾无实证"的观点。到清代，叶天士、魏之琇等则明确提出了"肝阴"的概念，叶天士指出"肝风、肝气、肝火之殊，其实同是一源"，根本仍在于肝阴之亏耗，提出肝阴虚肝阳尤后导致"阳化内风"为中风、眩晕等多种疾病的重要病机。程文圃在《杏轩医案》中指出："肝胃二经同病，须分别其肝阴胃液，已亏未亏。如阴液未亏，气药可以暂投；若阴液已亏，治惟养阴濡液，所谓胃为阳土，宜凉宜润；肝为刚脏，宜柔宜和。"随着对肝阴认识的深入和相关养肝治法的提出，叶天士进一步提出了"肝体阴而用阳"的理论，被当时的中医界广泛接受，并将这个概念沿用至今。

二、验案分析

1. 张锡纯医案

张锡纯治邑王时女案，患者年方二十，常感心中寒凉，伴纳呆形瘦，医者大多予补运中宫，温养相火，经诊治年余，病仍如故。张锡纯察其左脉微弱不起，断言此因肝虚所致。其父疑而问之，张锡纯解释其中缘由：肝位于右而气化于左，患者必觉左半身不及右半身，是肝虚明征，询之果然。用生黄芪八钱大补肝气，张锡纯凡遇肝气虚弱，不能条达之证，一切补肝药不效者，皆重用黄芪，少佐柴胡、川芎疏达肝郁，助气化敷布，干姜三钱暖脾中相火，服药后须臾左侧即能安卧，数剂后诸恙如失。

（张锡纯治肝四法探析）

清代张锡纯对肝阳气虚的论述在《医学衷中参西录》中写道"肝气虚弱，不能条达，郁于胁下则痛，不能散布相火，温养脾胃，则食少纳呆，医者或责之肝郁实证，或责之脾胃虚弱，投药往往不应。若细审病状，必有肝虚见证""或问黄芪为补肺脾之药，今谓其能补肝气何也？答曰：肝属木而应春令，其气温而性喜条达，黄芪其气温而上升，以之补肝，原有同气相求之妙用，愚自临证以来，凡遇肝气虚弱不能条达，用一切补肝之药皆不效者，重用黄芪为主，而少佐理气之品，服之，复杯之顷，即见效验，彼谓肝虚无补法者，原非见道之言也"。又道："凡人元气之脱，皆脱在肝。"黄芪为补肺之补药，何则黄芪之性温而能升，而脏腑之中秉温升之性者，肝木也，是以各脏腑之气虚，黄芪皆能补之。而以补肝经之气虚，实更有同气相求之妙，是以方中用为主药。张氏从临床实践中体会到肝气虚弱者必须重用黄芪，且肝阳气虚可出现脱证。

2. 熊继柏医案

谢某，女，31 岁，2018 年 5 月 30 日初诊，诊断"无力原因待查"。患者产后右手足明显无力半年，近期加重，蹲下站起困难，时而痉挛，右侧从面部到腿部肌肉明显消瘦，右侧胸骨凹陷，无麻木，精神疲乏，月经量多，手足冰冷，面色苍白无华，舌淡紫，苔薄白，脉细无力。中医诊断：痿病。辨证：患者产后血虚，偶感风寒，血虚寒痹，故见怕冷，手足冰凉；脾气亏虚不能统摄血液，月经量多，肝血亏虚更甚，肝血虚而筋膜失养，故见肌肉消瘦而痉挛，手足乏力；脉细亦为津虚液少之脉象。治以补津养血，和血通痹。主方：黄芪桂枝五物汤合加参补肝汤加减。处方：黄芪 40 g，木瓜 20 g，炒枣仁、麦冬各 15 g，白芍、炙甘草、熟地各 10 g，生晒参 8 g，桂枝、当归、川芎各 6 g，生姜 3 片，大枣 5 枚。共 30 剂，水煎服。

2018 年 6 月 20 日二诊：病史同前，右面部、右上肢及小腿明显消瘦，下蹲可缓慢站起，病情进展得到控制，苔薄白，脉细数。主方：黄芪桂枝五物汤合补肝汤加味。处方：黄芪 40 g，木瓜 30 g，鸡血藤、海风藤各 15 g，桂枝、当归、川芎、甘草各 6 g，炒枣仁、麦冬、白芍、炙甘草、熟地各 10 g，生晒参 8 g，生姜 3 片，大枣 5 枚。共 30 剂，水煎服。

2018 年 7 月 26 日三诊：病史同前，诸证缓解，现无明显不适感，右腿萎缩好转，偶有肌肉跳动，右半身肌肉消瘦明显改善，时而痉挛。舌苔薄黄腻，脉细数。继续服用黄芪虫藤饮合补肝汤 40 剂，此后患者肌力渐渐恢复正常，肌肉跳动、痉挛未发。

按：补肝汤为熊继柏教授临床常用方剂之一，补肝汤源于《医学六要》卷七："肝血虚损，目暗，筋缓不能自收。"原方在养血活血之四物基础上合以甘草、酸枣仁、木瓜、麦冬，其功效为滋阴养血、柔肝舒筋。后世多用本方治疗肝血不足引起的经筋弛缓不能行、眼目昏暗，或肢体麻木、筋惕肉瞤等症，此患者手足明显无力，右侧从面部到腿部肌肉明显消瘦，此病名为痿证。患者产后正处气血亏损状态，肝血不足，血不养肝，经络失于濡养，肌肉生化无源，血虚风痹，故肌肉乏力，肢体痿弱不用。血虚生风，客居肢体，津血更不得输布，治疗上应标本同治，熊教授使用补肝汤合黄芪桂枝五物汤。补肝汤养肝血，肝血足则正气足，气血化生有源，精血筋肉得以温养；黄芪桂枝五物汤中黄芪可补表之卫气，桂枝可益气温阳，黄芪得桂枝固表而不留邪，芍药养血通痹，与桂枝合用可通调营卫，生姜辛温，精血得温以行，又助桂枝通痹之力。三诊过后正气充足，改黄芪桂枝五物汤为黄芪虫藤饮。此方为熊教授经验方，由黄芪、全蝎、地龙、僵蚕、蜈蚣、鸡血藤、海风藤、络石藤组成。方中重用黄芪以补气，取气行则血行之意，气足则无顽麻；藤类药轻灵，易通利关节而达四肢，与虫类药同时使用，通经脉闭塞，防肌肉萎缩，使正气足、经络通；加上精血生化有源，输布得法，肢体筋脉得以濡养，故终使患者肌肉生长，畏寒减轻，手足无力改善。

（国医大师熊继柏教授运用补肝汤经验探讨）

3. 曲直汤验案

陈某，男，54 岁，2005 年 6 月前来就诊。患者于 5 个月前出现右上肢麻木，伴右肩放射感，时作时止，无肢体乏力，查血压正常范围，头颅 CT 无异常，颈椎 X 线摄片示：第 4、第 5 颈椎轻度退行性变。刻诊：右上肢麻木，伴右肩放射感，无胸胁疼痛，纳可，舌质淡红，苔白腻，左脉细弱，关部为甚，右脉小弦滑。追问患者有无大怒史，患者骇然，述发病前曾有与同事争吵忿怒史。证属过怒伤肝，损伤肝经之气血，肝失疏泄，气滞血瘀，治拟补肝健脾、行气活血，予曲直汤加减。患者唯觉右上肢麻木放射到右肩，郁热不明显，故减清热之知母，去化瘀之乳香、没药。方用：山萸肉 30 g，知母 9 g，当归 12 g，丹参 12 g，生白术 15 g，茯苓 15 g，淮山药 30 g，厚朴 9 g，共 7 剂。

二诊患者右上肢及右肩麻木已缓解，以柔肝健脾之品善其后。

按：清代名家张锡纯以曲直汤治疗肝虚腿疼、左部脉微弱之证。其方名的立意有二：其一《尚书·洪范》中有言，五行之中，水曰润下，火曰炎上，木曰曲直，金曰从革，土爱稼穑，而肝属木；其二，人之肢体犹如树之枝条，其形可屈伸，故名曲直汤。方药如下：山萸肉 30 g，知母 18 g，乳香 9 g，没药 9 g，当归 9 g，丹参 9 g。张锡纯以为："山茱萸得木气最厚，酸性之中大具开通之力，以木性喜条达故也。《神农本草经》谓主寒湿痹，诸家本草多谓其能通利九窍，其性不但补肝，而兼能通利气血可知""知母润燥滋肾，清金降火，金水相生，使阴气行，阳自化""乳香、没药不但流通经络之气血，诸凡脏腑中有气血凝滞二药皆能流通之"，诸药合用共奏补肝、行气活血通络之功。本证的辨证要点有三：其一是脉象"右脉和平如常，左脉微弱""较差于右脉一倍"。此为辨证最紧要之处，由肝经"气血伤，则虚弱随之，故其脉象如斯也"。其二是肢体疼痛。肝属木主升发喜条达"肝主疏泄，中藏相火，肝虚不能疏泄，相火即不能逍遥流行于周身，以致郁于经络之间，与气血凝滞而作热作疼"。而四肢为人体之末，因此气血凝滞之证多首见于四肢也。其三是有大怒史。《黄帝内经》谓："过怒则伤肝"，争吵忿怒虽非本证必见，然诚为伤肝经气血最速之道。

（曲直汤治疗风湿病验案）

198

下篇

病毒性肝炎的中医
诊疗规律研究

第十七章　病毒性肝炎的中医诊疗规律研究

病毒性肝炎（包括甲型、乙型、丙型、丁型和戊型）是法定乙类传染病，具有传染性较强、传播途径复杂、流行面广泛、发病率高等特点；部分乙型、丙型和丁型肝炎患者可演变成慢性，并可发展为肝硬化和原发性肝细胞癌。各型病毒性肝炎的临床表现基本相同，根据病程长短、病情严重程度、黄疸出现与否，以及特殊临床表现，病毒性肝炎的临床分型一般可划分为：①急性肝炎如急性无黄疸型、急性黄疸型；②慢性肝炎如轻度、中度、重度；③重型肝炎如急性重型肝炎、亚急性重型肝炎、慢性重型肝炎；④瘀胆型肝炎；⑤肝炎后肝硬化。本书主要论述急性肝炎、慢性肝炎、重型肝炎三种分型。

一、急性肝炎的中医诊疗规律研究

1. 概述

甲型、乙型、丙型、丁型、戊型肝炎病毒均可引起急性病毒性肝炎，其中，甲型、戊型肝炎病毒主要通过肠道传播，乙型、丙型、丁型肝炎病毒以血液制品、注射器、密切接触等经血传播为主要传播途径。急性病毒性肝炎一般起病较急，症状表现为发热、恶心、厌油、纳差、腹胀、便溏等，体征上有肝脏轻度或重度肿大，并有肝区的叩击痛和压痛。实验室检查可发现肝功能异常和病毒抗原抗体系统的特异性标志物阳性。急性病毒性肝炎可以分为急性无黄疸型肝炎和急性黄疸型肝炎。黄疸是指血液中胆红素浓度增高而使巩膜、黏膜、皮肤及其他组织和体液发生黄染的一种现象。

2. 各型急性肝炎的特点

（1）甲型肝炎：甲型肝炎的传染期，为潜伏期后期及症状出现后的最初一周内，系粪—口途径传播，可通过食物、饮水和人与人密切接触而传播，食物和饮水传播往往导致暴发性流行。

疾病潜伏期为 2~6 周，平均为 30 天，临床表现比较典型，但起病时

83% 的患者有发热，体温大多在 38～39 ℃，平均发热 3 天，有少数患者可并发关节酸痛、皮疹、荨麻疹、出血倾向和心律失常。急性期病程一般为 2～4 周，并发重型肝炎者很少。

（2）急性乙型肝炎：乙型肝炎的传染源为各型急性、慢性乙肝患者及 HbsAg 携带者。乙型肝炎主要是经血液或者注射途径而传播，凡含有 HBV 的血液或者体液（唾液、乳汁、羊水、精液、分泌物等）直接进入或通过破损的皮肤、黏膜进入体内则可致感染。

急性乙型肝炎潜伏期为 1～6 个月（平均 60 天左右），起病常比较隐匿，前驱症状大多不明显，多数患者不发热，很少有高热。在前驱期部分患者有皮疹、荨麻疹、血管炎、肾小球肾炎等。急性期症状与一般急性肝炎相同，无黄疸型比黄疸型多见。病程一般较长，至少需要 3 个月或更长的时间才能恢复。

（3）急性丙型肝炎：丙型肝炎主要通过输血、血制品输注、注射、性生活、母—婴和密切接触而传播。

丙型肝炎的潜伏期 2～26 周，平均为 7.4 周。急性丙型肝炎的临床表现一般较轻，亚临床型较为多见。与乙型肝炎比较，本病血清 ALT 活性和胆红素含量水平较低，黄疸持续时间较短，病情相对较轻。但发展为慢性肝炎的比例较高，有学者认为可达 40%～50%，其余为自限性，可自行康复。

（4）急性丁型肝炎：HDV 的传播方式与 HBV 基本相同，是经血或注射途径传播，与 HBV 相比，HDV 的母—婴垂直传播少见，而性传播相对较为重要。HDV 与 HBV 的共感染往往为急性（自限性）肝炎，少数可并发重型肝炎或转为慢性肝炎。

共感染的潜伏期为 4～20 周，与典型的急性乙型肝炎一样，部分患者可出现双相经过，患者于临床表现和血清 ALT 活性恢复后，于 2～4 周后再度异常。在第一个高峰时，血清内 HDVAg 阳性，第二个高峰时出现明显的免疫反应，抗 HDV 阳性，这种情况可能是多次接种 HDV 和 HBV 所致。

（5）急性戊型肝炎：戊型肝炎通过粪—口传播，往往呈水源性暴发流行，也可通过密切接触、食物污染等方式传播。

潜伏期为 2～8 周，平均为 6 周。感染后可表现为临床型和亚临床型。成人临床型感染较多见，儿童多为亚临床型感染。而妊娠后期患本病易并发重症肝炎及 DIC。病程一般为 4～8 周，合并肝内淤胆患者，黄疸可持续较长。

3. 急性病毒性肝炎的中医病因病机

中医中并无"急性病毒性肝炎"的病名，一般根据临床表现可以归为"黄疸""急黄""胁痛"等范畴，一般认为是湿热所致。《诸病源候论·黄疸诸候》说："脾胃有热，谷气郁蒸，因为热毒所加，故卒然发黄。"《圣济总录》中曰："失饥饱甚，则胃中满塞，谷气未化，虚热熏蒸，遂为谷疸。"《症因脉治》曰："有疠气胁痛之症，病起于仓卒，暴发寒热，胁肋刺痛，沿门相似，或在一边，或在两边，痛之不已，所谓疠气流行之疫症。"甲型和戊型肝炎多经粪—口途径传播，其病因主要是饮食不洁，湿热毒邪入侵。病机为湿热蕴结脾胃，困遏肝胆，病变中心在于中焦气分，常易出现黄疸，发病急，病程短，正虚少见，少数患者邪毒过盛而内陷营血，形成"急黄"。乙型肝炎主要通过血液传播，湿热疫毒蕴结、肝脾失调是基本病机。湿热瘀毒贯彻乙肝发病始终，治疗大法为凉血解毒、化瘀祛湿。急性期病变主要在气分，容易热毒化火内陷，形成急黄。丙型肝炎起病隐匿，临床症状较轻，更易慢性化，50%以上患者可转为慢性。急性病毒性肝炎患者无论黄疸出现与否，其病因均是湿热疫毒或饮食不节所致，而其病机则有差别。一般认为与感受湿热、感受疫毒、饮食不洁有关。湿邪既可以从外感受，也可以自内而生。若湿热侵袭人体，内蕴中焦，湿热蕴蒸，不得泄越，熏蒸肝胆，以致肝失疏泄，胆汁外溢而发黄，由于致病因素的不同和体质差异，湿的转归有几方面：一是湿从热化，湿热交蒸，即出现阳黄证；若湿热壅盛，传变迅速，内陷营血，突然黄疸或迅速加重，且出现神昏谵语等证，是谓之"急黄"；二是湿从寒化，寒湿郁滞中焦，胆液为寒湿所阻，不循常道而浸于肌肤，黄疸色晦暗，谓之阴黄证。疫毒病邪，性似湿热，由表及里，郁而不达，内阻中焦，脾胃运化失常，内生湿热，湿热交蒸，则胆汁外溢，出现黄疸。另外，湿阻气机，肝失疏泄而郁，出现胁痛；疫毒伤人，其病势暴急，具有传染性。另外，恣食生冷，饮食不洁，饥饱失常，或嗜酒过度，皆能损伤脾胃，以致运化功能失职，湿浊内生，此时更易感受外湿，内湿与外湿相合为病。湿邪久滞又可郁而化热，熏蒸肝胆，胆汁不循常道，浸淫肌肤而发黄。湿热互相搏结，弥漫三焦，浸于脾胃，结于肝胆，可致湿热内蕴，胃失和降，脾失健运，肝胃不和及肝郁脾虚，湿热壅盛，化火伤阴伤气，可致肝肾不足，气阴两虚。究其病位主要在肝、胆、脾、胃，病久亦可及肾，初病多实，久则每多虚实夹杂。

4. 急性病毒性肝炎的诊断标准

（1）急性无黄疸型肝炎：急性黄疸性肝炎患者有与确诊病毒性肝炎患者的接触史，即与确诊病毒性肝炎患者（特别是急性期）同吃、同住、同生活，或经常接触肝炎病毒污染物（如血液、粪便），或有性接触而未采取防护措施者，或在半年内曾接受输血、血液制品及未经严格消毒的器具注射药物、免疫接种和针刺治疗等。患者近期内出现持续几日以上的无其他原因可以解释的症状，如乏力、食欲减退、恶心等。大部分患者有肝大并有压痛、肝区叩击痛，大部分患者可伴有轻度肝脾大。结合实验室检查肝功能血清 ALT、AST 活性增高及病原学检查诊断阳性可确诊。

（2）急性黄疸型肝炎：急性黄疸性肝炎患者是指有黄疸表现及伴有血清胆红素升高的急性肝炎患者。急性黄疸以起病较急、肤黄、目黄、尿黄为特征。急性黄疸型肝炎可分为黄疸前期、黄疸期和恢复期 3 个阶段。①黄疸前期：起病较缓，尚未出现黄疸，诊断较为困难。可有畏寒发热、全身乏力、食欲缺乏、呕吐、厌油腻、腹胀等，在本期末，尿色可加深。部分病例有咳嗽、流涕、咽痛等上呼吸道感染症状，少数有关节痛、腹泻、荨麻疹和水肿等。黄疸前期可持续 1~21 天，平均 5~7 天。②黄疸期：尿色加深如茶，可见巩膜、皮肤黄染，于 1~2 周内达到高峰，黄疸出现后，发热可骤退，肝大可达右肋缘下 2~4 cm，伴有不同程度的压痛及叩击痛，部分患者轻度脾大，部分患者可有肝内阻塞性黄疸表现，如黄疸加重、皮肤瘙痒、大便呈灰白色，诊断为急性淤胆型肝炎。本期可持续 2~6 周，消退后可进入恢复期。③恢复期：黄疸及其他症状逐渐消退，肝脾大逐渐回缩，少数患者较长时间有乏力、上腹部不适等症状，但肝功能正常，本期平均时间 1 个月，有时达 4 个月。凡是符合急性肝炎的诊断条件，且血清胆红素 > 17.1 μmol/L，或尿胆红素阳性，并排除其他原因引起的黄疸，可以诊断为急性黄疸型肝炎。急性病毒性肝炎确诊的命名形式为临床分型与病原学分型相结合，如病毒性肝炎（甲型；甲型乙型同时感染）、急性黄疸型（或急性无黄疸型）。

5. 急性病毒性肝炎的辨证论治

传统中医学中没有"病毒性肝炎"的记载，根据多年的临床观察，以及患者的临床症状和体征，中医学认为本病属于"黄疸""胁痛""疫毒""郁证"等范畴。《灵枢·论疾诊尺篇》说："身痛色微黄、齿垢黄、爪甲上黄，黄疸也。"《素问·平人气象论》则明确认识到："目黄，曰黄疸。"

《素问·六元正纪大论》说："湿热相交，民当黄瘅。"《伤寒论》对伤寒发黄已有较多的论述，如"阳明篇"241条："阳明病，发热汗出者，此为热越，不能发黄也，但头汗出，身无汗，剂颈而还，小便不利，渴饮水浆者，此为瘀热在里，身必发黄，茵陈蒿汤主之。"263条："伤寒，发汗已，身目为黄，所以然者，以寒湿在里，不解故也，以为不可下，于寒湿中求之。"264条："伤寒七八日，身黄如橘子色，小便不利，腹微满者，茵陈蒿汤主之。"265条："伤寒身黄发热者，栀子柏皮汤主之。"266条："伤寒瘀热在里，身必发黄，麻黄连翘赤小豆汤主之。"《症因脉治》曰："有疬气胁痛之症，病起于仓卒，暴发寒热，胁肋刺痛，沿门相似，或在一边，或在两边，痛之不已，所谓疬气流行之疫症。"急性病毒性肝炎多由于脾胃素虚，或饮食不慎，酒食不洁，以致脾胃运化失常，湿浊内生，或因情志失调，劳伤过度，复感疫毒时邪而发病。急性发病以实证为主，病机主要为邪毒、湿热蕴结、气滞血瘀。由于湿热的轻重及邪毒入侵气血之深浅的不同以及患者的体质差异，故而出现黄疸与无黄疸的不同类型。急性期黄疸，多为阳黄，此时邪气盛而正气未伤。疫毒入侵与湿邪互结，湿从热化，熏蒸肝胆，致肝失疏泄，胆汁外溢，浸淫肌肤，下流膀胱，使面目小便俱黄，黄色鲜明；若湿热壅盛，传变迅速，内陷营血，突然黄疸或迅速加重，且出现神昏谵语等证，是谓"急黄"；若湿从寒化，寒湿郁滞中焦，胆液为寒湿所阻，不循常道而浸于肌肤，黄疸色晦暗，谓之阴黄证；若湿热较轻，侵犯脾胃，以气滞为主，胆汁尚能循常道而泄利，可不出现黄疸，而或以胁痛为主，因情志失调，肝气郁结，或气郁日久，气滞血瘀，瘀血停积，或脾失健运，湿热内郁，疏导不利，均可导致胁痛。总而言之，湿热为急性病毒性肝炎的主要病因，祛湿清热则是其基本治则。但临床上应根据病机演变灵活应用，或以祛湿为主，或以清热为主，并可兼疏肝、和胃、健脾、补肾等治法，后期也可兼用活血化瘀治法。

（1）阳黄证

主症：尿黄，身目俱黄，色泽鲜明，恶心，厌油，纳呆，口干苦，头身困重，胸脘痞满，乏力，大便干，小便黄赤，苔黄腻，脉弦滑数。

治则：清热解毒，利湿退黄。

方剂：茵陈蒿汤合甘露消毒丹。

药物：茵陈、栀子、大黄、滑石、黄芩、石菖蒲、川贝母、木通、藿香、射干、连翘、薄荷、白蔻仁。

肝区疼痛者，加柴胡、延胡索；大便黏滞不爽或有黏冻者，加全瓜蒌；恶心欲吐，加橘皮、竹茹；心中懊侬者，加黄连、豆豉。

注意区分湿重于热或热重于湿，湿重于热，治法当以利湿为主，兼以清热，可用茵陈五苓散加减；热重于湿，治法当以清热为主，兼以利湿，可用茵陈蒿汤加减；若湿热并重，治法当以清热利湿，解毒泻火，可用茵陈栀子柏皮汤加减。

（2）阴黄证

主症：身目发黄，色泽晦暗，形寒肢冷，大便溏薄，舌质淡，舌体胖，苔白滑，脉沉缓无力。

治则：健脾和胃，温化寒湿。

方剂：茵陈术附汤。

药物：茵陈、附子、白术、干姜、甘草、肉桂。

胁痛者，加郁金、厚朴；身痒者，加赤芍、丹皮、白鲜皮；舌有瘀斑者，加丹参、赤芍、穿山甲；头身困重、下肢酸软者，加苍术、茯苓、怀牛膝、黄柏；腹胀者，加枳壳、薏苡仁；大便干结、嗳腐恶食、苔垢浊者，去干姜、肉桂，加生大黄、枳实。

6. 历代名家治疗急性黄疸性病毒性肝炎医案选

（1）关幼波医案

张某，女，52岁。初诊日期：1991年2月27日。主诉：恶心、乏力2周，面目发黄1周。现病史：2周来恶心、厌油腻、纳呆、口干苦、乏力、尿黄如茶。近1周来发现面目发黄，身肢略觉瘙痒，眼睛酸楚不适。2月21日化验检查，黄疸指数60 U，凡登白试验即刻阳性，胆红素 >68.4 μmol/L，麝香草酚浊度试验16 U，谷丙转氨酶440 U/L，白蛋白/球蛋白比值为3.97∶4.26，胆固醇5.26 mmol/L，HBsAg阳性。既往史：素日体健，1个月前曾有拔牙史。体检：面部、身肢皮肤橘黄色，巩膜发绿，患者精神弱，腹部平软，肝脾未及。舌象：舌心白，舌质正常。脉象：沉滑。西医诊断：急性黄疸型乙型肝炎。中医辨证：湿热重阻，蕴而发黄。治法：轻利湿热，凉血解毒，佐以化痰。方药：茵陈30 g，青蒿15 g，金钱草30 g，板蓝根15 g，薏苡仁15 g，杏仁10 g，橘红10 g，牡丹皮10 g，丹参15 g，白芍20 g，熟大黄10 g，草河车15 g，山楂15 g。治疗经过：服上药30剂。

3月20日二诊：黄疸指数4 U，凡登白试验直/间接均阴性，胆红素6.84 μmol/L，谷丙转氨酶试验恢复正常，白蛋白/球蛋白比值为4.7∶

3.17，HbsAg 阴性，自觉症状消失，继服上方减茵陈用量，去金钱草、熟大黄。

4月17日、5月21日连续3次肝功能正常，HbsAg 阴性，白蛋白/球蛋白比值为4.62：3.02，患者痊愈，重返工作岗位。

（《关幼波肝病杂病论》）

（2）刘渡舟治疗急性黄疸型肝炎验案（《刘渡舟医案》）

冯某，男，17岁，高中学生。1995年2月8日初诊。因突发黄疸，皮肤及巩膜皆黄，急诊住某处传染病医院治疗。肝功化验：GPT（ALT）265 U/L，GOT（AST）932 U/L，碱性磷酸酶（ALP）193 U/L，γ-谷氨酰转肽酶（GGT）122 U/L，胆红素（BIL）138.5 μmol/L（8.1 mg/dL），直接胆红素（D-BIL）78.66 μmol/L（4.6 mg/dL），抗 HAV-IgM（＋），该院诊断为"急性传染性黄疸型肝炎"。因黄疸来势凶猛，急请刘老会诊。症状：目睛、皮肤、巩膜皆黄色，黄色鲜明如橘子，头晕口苦，小便黄赤，大便偏干，脘腹胀满，呕恶纳呆，午后发热（体温37.2~37.6℃），神疲乏力，倦怠嗜卧，舌体胖，苔白厚夹黄，脉弦而数，刘老辨为湿热蕴阻，熏蒸肝胆，疏泄不利，逼迫胆汁外溢而成黄疸。治法：疏利肝胆气郁，清热利湿解毒。处方：柴胡14 g，黄芩10 g，山栀子10 g，水红花子10 g，苍术10 g，厚朴15 g，陈皮10 g，凤尾草15 g，半夏12 g，竹茹15 g，茵陈30 g（先煎）。

二诊：服上方7剂，黄疸变浅，脘腹痞满，呕恶不食减轻，午后低热已退，大便隔日一行，小便黄赤，恶闻腥荤，倦怠乏力，舌苔白腻，脉来弦滑，此乃湿热之毒难以速拔，缠绵不退，如油入面，蕴郁难分。处方：垂盆草15 g，土茯苓15 g，凤尾草15 g，草河车15 g，大金钱草30 g，柴胡15 g，黄芩10 g，泽兰10 g，土鳖虫10 g，炙甘草4 g，茜草10 g，茵陈30 g（先煎），白花蛇舌草15 g。

三诊：又服上方7剂，病情大有好转，食欲大开，体力增加，大便每日一行，小便略黄。视其面、目黄色已退净，肝功能化验：GPT 141 U/L，GOT 42 U/L，ALP 116 U/L，GGT 35 U/L，LDH 132 U/L，TP 82 g/L，ALB 4.6 g/L，D-BIL 35.9 μmol/L（2.1 mg/dL）。药已中的，嘱其再服14剂。

四诊：复查肝功能：ALT 241 U/L，AST 23 U/L，ALP 23 U/L，GGT 21 U/L，LDH 135 U/L，TP 136 μmol/L（8 g/dl），ALB 4.6 g/L，D-BIL（－）。面、目、身黄皆已退净，二便调，食欲增加，余症悉除，返校上课。

医嘱：注意休息，忌食肥甘厚腻，随访半年，未再复发。

（《肝胆病古今名家验案全析》）

（3）王辅民医案（苦寒败胃，阴浊上逆，坏病救逆案）

薛某，女，32岁。1993年4月26日，因黄疸、厌油腻、不欲食、倦怠乏力在当地医院诊断为急性黄疸型肝炎（甲型），遂住院治疗。经静脉滴注极化液、能量合剂、维生素等保肝药，同时服用中药。经15日病情不见好转，黄疸不退，食入即吐，饮水亦吐，遂转人民医院传染科，诊断同前，每输液后患者就感腹部胀闷，呕吐清水稀涎，饮食俱废。已下"病危"通知，特邀会诊，症见：目黄、身黄、尿黄、形体瘦弱，言语低怯，面目浮肿，腹软，肝大约肋下2 cm，质软，轻压痛，脾不大，双下肢轻度水肿，脉缓弱，舌淡嫩白苔水滑，诊断为"阴黄"。查所服处方基本以茵陈蒿汤加柴胡、龙胆草、枳实、大青叶、板蓝根、金银花、连翘等清热解毒泻火，疏肝利胆退黄之品。其人形体素弱，脾胃虚寒，中阳不足，更加苦寒败胃，致使寒浊不化，胃气上逆，发当急救胃气，保一分胃气则有一分生机。方用吴茱萸汤以降阴浊，使肝胃之气和降以平吐逆。处方：人参10 g，吴茱萸10 g，半夏6 g，大枣30 g，干姜5 g。煎汁200 mL，多次频服。

翌日复诊，呕吐止。又服3剂，知饥欲食。后以逍遥散等调理半月，纳食正常，各项化验均正常。随证半年无异常。

按："坏病"首见于《伤寒论》16条："太阳病三日，已发汗，若吐，若下，若温针，仍不解者，此为坏病，桂枝不中与之也，观其脉症，知犯何逆，随证治之。"纵观全文，显然仲景所谓之"坏病"是因医者治法不当所坏。成无己《注解伤寒论》亦注之曰："言为医者所坏病也。"坏病的另一层意思可理解为"本为顺证，变为逆证"，即柯云伯谓之"坏病者变证也"。

关于黄疸，自《内经》以来即当作病来认识，如《内经·平人气象论》中"溺黄赤安卧者，黄疸……目黄者曰黄疸"。汉代张仲景在其著作中将黄疸作为专篇论述，当今秉承其义将身目尿黄作为黄疸病的主要特征。已确诊的病毒性肝炎之有黄疸者，可称为"黄疸坏病"。

黄疸退黄当以行瘀为主，不可过用利胆，关于黄疸的形成，《内经》有"胆热液泄"之说，可能是对阻塞性黄疸的早期认识。而对"胃疸""谷疸"的认识，似乎更接近认为"肝细胞性黄疸"属"脾色溢于肌肤"。如《内经·玉机真藏论》所云："肝传之脾，病名脾风、发瘅，腹中热，烦心，出黄。"当然，限于当时的历史条件也只能是天才的思辨，而今对于黄疸的形成突出了"胆汁不循常道，溢于肌肤"，现代医学认为，当"直接胆红素"进入毛细胆管方可称之为胆液（胆汁）。在黄疸形成的复杂过程中，仅以"胆液不循常道，溢于肌肤"而了之，则过于简单。认为黄疸的形成就是"胆液不循常道"，误以为退黄就要利胆，尤其对初学者，对有利胆作用的药物，如柴胡、枳壳、枳实、大黄、芒硝等必然滥用过度，而忽视湿困脾气、寒湿、湿热郁而发黄，以致攻伐无辜，败坏脾胃。

黄疸的形成，仲景认为是"脾色必黄，瘀热以行"，是"但头汗出，齐颈而还，身无汗，小便不利"，是"寒湿在里不解""寒热湿邪外不得蒸化、内不能渗利，故郁而发黄，瘀热在里"（《伤寒论》236条、262条）与"寒湿不解"（《伤寒论》259条）。不错，但是重在"瘀"（同"郁"），而非热与阳明燥屎搏结，故当清热利湿。在病理上确属湿热内郁，自当清利，茵、栀、黄、柴、芩、枳及虎杖、田基黄、叶下珠无不可用。但如不辨证审因，因人而异，审因论治，一派苦寒，急于求成，杂药乱投，药过病所，必致败伤。如大黄能泄热退黄，就大量使用（本人经验过6 g便能致泄）。然仲景治黄疸病以泄瘀热为法，非荡燥实，且其药后反应是"小便当利，尿如皂荚汁，色正赤，一宿腹减，黄从小便去也"，使瘀热自小便排去，因此过用大黄必直迫阳明，苦寒败胃。古人的经验不可不知。

如本案即为谷疸"顺证"，误投寒凉，败坏脾胃，竟然成为"病危"重症，治疗予急救胃气，从而出现生机。

（《肝胆病古今名家验案全析》）

7. 急性无黄疸型肝炎的辨证论治

（1）湿阻中焦

主症：纳少便溏、恶心欲吐，厌油腹胀，食欲减退，大便溏薄，神疲乏力，舌苔白腻，舌体胖、色淡，脉沉细或沉滑。

治则：健脾和胃，行气化湿。

方剂：三仁汤（《温病条辨》）加减。

方药：苦杏仁、薏苡仁、白蔻仁、滑石、竹叶、通草、厚朴、甘草。

恶心欲吐明显加藿梗；食欲下降明显加谷、麦芽；腹胀满加乌药、莱菔子；无化热趋势加通草、滑石。

（2）肝郁气滞

主证：胸闷、胁肋胀痛，善太息，情志抑郁，不欲饮食，口苦，肝大或不大，妇女乳房胀痛，痛经或经期乳房作胀，食少，舌质淡，苔薄白或白滑，脉弦。

治则：疏肝理脾。

方剂：柴胡疏肝散。

药物：陈皮、柴胡、川芎、香附、枳壳、芍药、甘草。

瘀血阻滞胁肋刺痛者，加延胡索、丹参；气虚神疲乏力者，加黄芪、党参；恶心、舌苔厚腻者，加半夏、茵陈；食欲缺乏者，加神曲、山楂。

8. 历代名家治疗急性无黄疸型病毒性肝炎医案

（1）湿热蕴结案《蒲辅周医案》

许某，男，56岁。1963年1月15日初诊。2个月来腹胀，右肋下隐痛，不思食，不知饥，厌油腻，口苦，口渴思饮，下肢股内外时有颤动，睡眠不佳，常服安眠药，大便不成形，每日两三次，小便黄少，1个月前曾在某医院检查肝肿大，肝功能化验血清谷丙氨酶较高（270 U），昨日复查为680 U（该院正常范围在100 U以下），眼白珠青，微带黄色，面色微黄，舌质红，苔微黄白腻，脉弦细数，素性急，过劳。辨证属脾胃失调，湿聚热郁，肝失疏泄，三焦不和。治以调脾胃，清湿热，疏利三焦之法。方药：茵陈蒿、茯苓各9 g，猪苓6 g，滑石9 g，焦栀子4.5 g，豆卷12 g，大腹皮6 g，通草3 g，防己4.5 g，厚朴6 g，炒枳实3 g，郁金6 g，石斛12 g，炒麦芽9 g。服7剂，隔日1剂，即日午后入某院住院，仍服此中药。

1993年2月5日二诊：服药后口苦及腹胀见轻，食欲好转，小便仍色黄，大便每日2次已成形，经该院进一步检查（胆囊有炎症，谷丙转氨酶已降至125 U），诊断为急性无黄疸型传染性肝炎，脉转弦缓，舌质红稍退，苔薄白黄腻，仍宜和肝胆、调脾胃，原方去防己、大腹皮，加广陈皮4.5 g，竹茹6 g，法半夏6 g，焦栀子改为6 g。7剂，隔日1剂。

1963年2月23日三诊：服药后病情稳定，食欲增强而知饥，口苦见轻，二便同上，血清谷丙转氨酶近来检查为140 U，脉弦缓，舌质正常，腻苔见退，仍宜继续调肝脾、清湿热。处方：茯苓9 g，生白术4.5 g，泽泻4.5 g，猪苓4.5 g，茵陈蒿9 g，滑石9 g，通草3 g，豆卷9 g，薏苡仁15 g，扁豆衣6 g，海金沙9 g，麦芽6 g。7剂。隔日1剂。

1963年3月4日四诊：服药后饮食、二便皆恢复正常，已无口苦及腹胀，稍有疲乏感，近来谷丙转氨酶87 U，脉缓有力，左关微弦数，舌质正常，苔已退净，仍以和脾胃、调肝胆以资稳固。处方：党参4.5 g，白术4.5 g，茯苓9 g，炙甘草15 g，山药9 g，莲肉9 g，薏苡仁12 g，石斛9 g，鸡内金6 g，炒谷芽6 g，大枣3枚。5剂，隔日1剂。

　　以后检查一切正常，遂出院停药，以饮食调理而恢复健康。

（《蒲辅周医案》）

　　（2）刘献琳医案

　　安某，男，36岁。于1977年12月31日初诊。胃脘痛1月余，右肋不适，时有胀痛，恶心纳差，疲倦乏力，大便略稀，日一行，舌质鲜红，有齿印，苔薄白，脉弦细。查肝功谷丙转氨酶344 U，硫酸锌浊度试验17 U，麝香草酚絮状试验（＋＋＋）。血清蛋白电泳白蛋白0.8，γ-球蛋白0.28。诊断：急性无黄疸型肝炎。辨证：肝郁脾虚，阴津略伤。治则：疏肝健脾，养阴和胃。处方：黄芪30 g，党参30 g，白术12 g，柴胡9 g，香附9 g，木香6 g，沙参30 g，麦冬12 g，焦三仙各27 g，甘草6 g。每日1剂。另以五味子120 g研细粉，每次3 g，每日3次，温开水冲服。

　　1978年2月4日第七诊：因症状次第减轻，胃痛止，均守方继续服。肝区又略感疼痛，乏力稍增，口干，舌转红嫩，有齿印，苔薄白，脉弦细。再以疏肝养阴，健脾和胃，以善其后。处方：柴胡9 g，党参15 g，沙参30 g，麦冬12 g，生地12 g，川楝子12 g，丹参15 g，黄芪15 g，佛手9 g，焦三仙各27 g，甘草3 g。

　　药后诸症皆平，胃纳增加，随访至今，未见复发。

（《当代名医临证精华肝炎肝硬化专辑》）

　　（3）邢子亨医案（肝脾不和，湿热郁滞案）

　　彭某，女，6岁。1973年3月25日初诊。患儿病已四五日，大便白黏，腹胀，不能食，小便黄赤，舌红苔薄黄，脉象滑数。肝功能化验：麝香草酚浊度试验11 U，麝香草酚絮状试验（＋＋），谷丙转氨酶462 U，西医诊为急性无黄疸型肝炎。病证分析：腹胀不能食是中运不宣。小便黄赤、大便白黏是湿热中阻，肝胆疏泄不利。脉滑数是邪热内结。拟疏肝理脾、清利湿热之剂，以茵陈解毒饮加减（茵陈，猪苓，茯苓，泽泻，金银花，连翘，板蓝根，山楂，炒麦芽，生薏苡仁，甘草）。处方：茵陈15 g，猪苓10 g，茯苓10 g，泽泻10 g，苍术6 g，陈皮10 g，川楝子10 g，枳实5 g，木通10 g，大黄6 g，甘草6 g。

　　3月29日二诊：大便已转黄润，食欲仍差，是肝胆已利，中运不和。前方去大黄，加山楂、炒麦芽、神曲各6 g以健中运。

　　4月2日三诊：食欲已好，纳食增多，小便色已淡，大便正常。肝功能化验：转氨酶正常，麝香草酚浊度试验 9 U，麝香草酚絮状试验（＋）。患儿已无任何不适。前方去川楝子、枳实，加连翘、板蓝根各 9 g，金钱草 10 g 以清余邪。

（《中国百年百名中医临床家丛书：邢子亨》）

按：《素问·刺热篇》谓："肝热病者，小便先黄，腹痛多卧，身热。"这就是急性肝炎的早期诊断。湿热之邪外侵，饮食积滞内伤，肝胆郁滞，湿热内阻，胆红素不由肠道疏泄，回流入血而小便先黄。胆汁不能疏泄于肠道，则消化功能受阻，而出现腹满腹痛，不欲饮食，胆汁回流入肝、入心，迷走神经兴奋而出现多卧、嗜睡，肠道不消化，食物停滞，郁热不解，肝胆郁热不得排除，故出现身热。湿热熏蒸，巩膜首先黄染，络瘀湿热，则全身黄染，甚至热越而生呕吐。

对急性肝炎的治疗，《伤寒论》谓："小便利者，不能发黄。"人身发黄之理，皆因湿热，如黄痰、黄汗、黄带、黄涕等，小便利，湿可排，热可清，湿热不能胶结，则"黄"不能形成。中医又有"湿热生虫"之谓，有水分滋养，有温度助生发长养，则生虫。细菌、病毒、微生物即"虫"之意。所以湿热可以结成"毒"而为害，清利湿热，使"毒"无生化环境，自可灭也。

本例患者腹胀不能食是中运不宣；小便黄赤、大便白黏是湿热中阻，肝胆疏泄不利；脉滑数是邪热内结。所以，自制茵陈解毒饮治疗急性肝炎，利胆退黄和中清湿热。

（《肝胆病古今名家验案全析》）

9. 急性病毒性肝炎疗效判定标准

引起病毒性肝炎的病毒种类很多，除主要感染肝脏引起肝炎与肝细胞坏死的甲、乙、丙、丁、戊型肝炎病毒外，一些全身性病毒也可感染肝脏，引起肝炎。例如，疱疹病毒科的巨细胞病毒、EB 病毒、单纯疱疹病毒，以及麻疹病毒、风疹病毒、柯萨奇病毒、腺病毒。急性肝炎病理学上以急性肝细胞坏死和炎症反应为特点，主要临床表现以乏力、精神不振、肝部疼痛、食欲减退、恶心、厌油腻、肝大及肝功能异常为主。急性病毒性肝炎为全小叶性病变，主要表现为肝细胞肿胀、气球样变，肝细胞凋亡，出现点灶状坏死或桥接坏死，汇管区炎细胞浸润及毛细胆管胆栓形成。急性重型肝炎表现为肝细胞呈一次性坏死、亚大块坏死或桥接坏死，伴存活肝细胞的重度变性。亚急性重型肝炎表现为肝组织新旧不一的亚大块坏死，坏死区网状纤维塌陷，残留肝细胞不同程度再生。

二、慢性肝炎的中医诊疗规律研究

1. 概述

慢性病毒性肝炎是指既往有乙型、丙型或者乙型重叠丁型肝炎病毒感染半年以上并有肝炎临床表现者。组织学检查可显示不同程度的肝细胞坏死和炎症。发病日期不明显或虽无肝病史，但根据临床表现、实验室检查、影像学检查、影像学以及活体组织学检查综合分析亦可得出相应的诊断。

慢性乙型肝炎是感染 HBV 所致，慢性肝炎的发病机制取决于病毒与人体免疫系统相互作用。病毒方面包括 HBV-DNA 突变、整合，以及合并丙型、丁型病毒感染；机体免疫方面包括特异性免疫应答异常（免疫耐受）及干扰素等应答能力低下等。慢性乙型肝炎一般病程较长，在半年以上，具有湿热表现和血分症状同时存在的证候特点，既表现为肝区不适、隐痛、腹胀、纳呆、胃纳不振、乏力、下肢酸软、口苦口黏、舌苔黄腻等湿热久恋的症状，又有面色暗滞、舌红绛，瘀斑、肝掌、蜘蛛痣及齿衄、鼻衄、痤疮、关节痛等血分症状表现。部分患者有头晕、失眠、心悸、关节痛等血分症状表现，或出现黄疸、发热等。另外，可有肝外表现如肾炎、脉管炎、糖尿病、干燥综合征及贫血等。体格检查大多有肝病面容，面色多呈灰黑，面、颈、胸部皮肤可见蜘蛛痣，可有肝掌和轻、中度皮肤及黏膜黄染，肝脏轻、中度大，质地中等，有压痛及叩击痛，脾常可触及，严重者可出现腹水，下肢水肿。

HCV 具有直接杀伤肝细胞作用，这可能就是急性肝损伤的主要原因，慢性肝损伤的发病机制，目前倾向于免疫系统和病毒的共同作用。慢性丙型肝炎的临床表现与慢性乙型肝炎比较，前者症状常较轻微，重症病例少见。丙型肝炎患者大多无明显症状，据报道丙型肝炎病毒的发病史全世界极为相似，约 1/4 患者有症状，3/4 患者无症状；1/3 为黄疸型，2/3 为无黄疸型。一般临床可表现为不同程度的倦怠乏力、恶心、呕吐、纳差、厌油、腹胀脘痞、胁肋胀痛、小便黄赤、肋下癥瘕、手掌红斑、血痣赤缕、面色晦暗等。

HDV 是一种缺陷病毒，其生活周期完成依赖于 HBV 的存在。HDV 感染与致病只能在 HBV 感染的基础上发生，因此，HDV 感染就可能存在两种形式，即同时感染和重叠感染，一般认为，同时感染大多为急性乙肝的表现，如果 HDV-IgM 抗体持续升高，则可能发展为慢性 HBV-HDV 肝炎，而重叠感染大多发展成慢性肝炎。多数资料表明，慢性 HBV 感染者重叠 HDV 感染后，有加速向慢性活动性肝病和肝硬化发展的倾向。HDV 的致病机制是以直接细胞病变为介导的，而不是以免疫反应为介导的。HDV 重叠感染多发生于慢性 HBV 感染者，其临床表现主要取决于受感染者为原始 HbsAg 携带者，还是慢性乙肝患者。如果是 HbsAg 携带者，常突然出现发热、恶心、呕吐及血清 ALT 活性升高等急性肝炎临床表现；若为慢性乙肝患者，则表现为反复肝炎发作。

慢性病毒性肝炎的病理变化与临床表现的轻重程度明显相关。轻度可见肝细胞变性，点、灶状坏死，或可见嗜睡小体，汇管区扩大，并有炎症细胞浸润和轻度碎屑状坏死，但小叶结构一般均为完整，中度表现为汇管区炎症明显，伴中度碎屑状坏死，小叶内炎症重，伴有桥接坏死，小叶内纤维间隔形成，但其结构大部分保存；重度的特点为汇管区炎症重度碎屑状坏死，桥接坏死范围广泛，累及多个小叶，小叶内纤维间隔较多，小叶结构紊乱或形成早期肝硬化。

2. 慢性病毒性肝炎的病因病机

中医学中无"慢性病毒性肝炎"的病名，根据临床的观察分析，慢性病毒性肝炎在中医学中归属"黄疸""胁痛""郁证""癥积""虚劳"等范畴。《素问·脏气法时论》指出："肝病者，两胁下痛引少腹。"《素问·刺热篇》曰："肝病者，小瞳仁痛，此为肝脏劳伤所致也。"《金匮翼·胁痛统论》论述："肝郁胁痛，悲哀恼怒，郁伤肝气""肝虚者，肝阴虚也。阴虚则绌急，肝之脉贯膈布胁肋，阴血燥则经脉失养而痛"。《古今医鉴·胁痛》曰："胁痛者……若因暴怒伤触，悲哀气结，饮食过度，冷热失调，颠仆伤形，或痰积流注于血，与血相搏，皆能为痛……治当以散结顺气，化痰和血为主，平其肝而导其气，则无不愈矣。"

通过大量的临床观察，目前认为慢性病毒性肝炎的基本病机是湿热疫毒内侵，邪伏血分，以致正气亏损，气血失调。慢性病毒性肝炎以疫毒内侵为首要因素，病毒性肝炎以其感邪之众，发病之广，病状之相似，甚至阖门相染为特点，当属疫病范畴。疫毒侵入人体，久留不去，入于血分而隐伏，邪不去反伤正，而且扰乱气血，导致气滞血瘀。正气虚弱是内在条件，先天不足，素体虚弱，或久病体虚，或劳欲过度，以致精血亏损，阴阳失调。机体抗病能力低下，不能祛邪外出，以致迁延难愈。疫毒之邪，性似湿热；湿为阴邪，易损阳气，湿邪羁留体内，脾阳首受其害，肾阳和脾阳原本存在先天和后天的相互依存，脾阳需要靠肾阳推动才能运转，肾阳需靠脾阳不断化生饮食精微，才能继而不竭，脾阳既虚，肾阳最终也就耗损而成脾肾阳虚，热为阳邪，肝阴受灼，造成肝阴亏损，而肝肾同源，肝阴亏损后，渐及肾阴，终致肝肾两阴亏虚。饮食不洁或嗜酒过度，皆能损伤脾胃，以致脾胃运化功能失常，湿浊内生，郁而不化。食滞不化，阻滞气机，复又肝气不舒。脾运失司，气血化生无源，日久导致气血亏虚；酒为辛热之品，热邪伤阴耗气，可致气阴亏虚。情志抑郁，或暴怒伤肝，木失条达，气机阻滞，气滞则血行不畅，瘀血阻络，形成积聚；肝郁也可横克脾土，导致脾虚，内湿由此而生，肝气郁久而化热，以致湿热蕴结。不同类型的慢性病毒性肝炎临床表现各有不同，故而病机也有差异，关幼波老先生认为："乙型肝炎的发生，是湿热疫毒隐伏血分，再加上正虚不能抗邪所致。与甲型肝炎之不同点，犹如外感病重的新感与伏邪之别，甲型肝炎犹如新感，虽然有一定的潜伏期，是因为外邪在气分不发病，深入血分以后再发病。而乙型肝炎犹如伏邪，湿热疫毒感染后，很快隐伏血分，但是当时并不发病，如果体质好、正气足，完全可以不出现任何临床症状。如果饮食失节，劳倦过度或重感外邪，脏腑、气血功能失调，机体抗病能力降低，则湿热疫毒由血及气，以致枢机阻遏、伤及中州，壅滞肝胆则发病。其表现同样可见有湿热浸淫偏于中、上焦，或偏于中、下焦，或弥漫三焦，以及湿重、热重或湿热并重等证候。若湿热疫毒阻于血分，瘀热内燔，血脉受阻，胆汁不能循其常道，逆于肌腠，仍可瘀而发黄而出现黄疸。由于湿热疫毒隐伏血分，深侵胶固，所以往往迁延不愈，湿热困脾日久则生化无源，后天不济先天，则肾精不足；肝胆湿热，肝阴劫灼，肾水枯竭，甚至气血两虚，故临床多见有脾肾两虚，肝肾两虚或气血两虚而湿热毒邪未清等证型。"（《关幼波临床经验选》）

故而，慢性病毒性肝炎的首要病因是感受疫毒，而正气不足则为发病的内在根据，饮食不洁、情志不和乃是本病的诱发因素。病机不外乎肝胆湿热、肝郁脾虚、肝肾阴虚、瘀血阻络等主要方面。临床表现为虚实夹杂之候，其病位在肝，涉及脾、肾两脏和胃、胆、三焦之腑。

3. 慢性肝炎的诊断标准

既往有乙型肝炎、丙型肝炎、丁型肝炎或 HbsAg 携带史或急性肝炎病程超过半年的病史，目前仍有肝炎症状及体征。根据肝功能的损伤程度，临床可分为轻度、中度和重度，主要根据谷丙转氨酶、总胆红素、白蛋白、

A/g、γ-球蛋白、凝血酶原活动度的水平而定（表17-1）。进行病原学检查，慢性乙型肝炎：下列指标至少有一项为阳性。①血清 HbsAg；②血清 HBV-DNA 或 HBV-DNA 聚合酶；③血清抗 HBc-IgM 阳性；④肝组织内 HBcAg 和（或）HBsAg 阳性，或 HBV-DNA 阳性。慢性丙型肝炎：血清抗-HCV 阳性，或血清和（或）肝内 HCV-RNA 阳性。慢性丁型肝炎：血清抗-HDV 持续高滴度，HDV-RNA 持续阳性，肝内 HDV-RNA 和（或）HDAg 阳性。部分患者血常规有轻度贫血、白细胞、血小板正常或轻度减少。免疫学检查可见血清球蛋白增高，尤其是 IgG、IgM 和 IgA 亦可有不同程度增高，活动期抗 LSP 抗体、类风湿因子和单链 DNA 抗体可阳性，静止期转阴性，偶可测到低滴度的抗平滑肌抗体、抗核抗体。血清还可存在血清抑制因子（SIF）。HBeAg 阳性患者外周血 $CD4^+/CD8^+$ 比值可能会降低，抑制性 T 细胞和 NK 细胞活力下降。总补体 C3 常下降，临床好转时可回升，血清可测出循环免疫复合物。影像学检查，B 型超声波检查：慢性病毒性肝炎患者可见肝脏较正常人有增大倾向，表面尚平整，肝缘轻度钝化或正常，肝内回声增粗、增强。肝纤维化明显者，可见弥漫性散在的线状回声，血管纹理随着病情进展可显示不清，脾静脉及门静脉内径增宽，脾脏可轻度大，胆囊壁轻度增厚。肝功能损害严重者，可见胆囊腔内有低回声沉积物。CT 检查可见肝脾大，肝内可见弥散性 CT 值增高等。腹腔镜检查可见慢性病毒性肝炎患者肝脏表面粗糙不平，呈橘皮状，肝脏可见轻度肿大或缩小，肝包膜纤维增生呈灰白或黄色，纤维增生不明显处，肝组织隐约可见，呈暗红色，多种色彩相间而形成"大花肝"。肝穿刺活体组织检查可为临床提供依据，有助于判断疗效和估计预后。但亦有其局限性，如肝穿刺取样少，而且肝脏弥漫性病变并非绝对均匀，可能出现抽样误差。因此，对肝活检结果应结合临床资料进行综合判断。

表17-1 慢性肝炎的实验室检查异常程度参考指标

项目	轻度	中度	重度
ALT 和（或）AST（U/L）	≤正常3倍	>正常3倍	>正常3倍
总胆红素（μmol/L）	≤正常2倍	正常2倍~5倍	>正常5倍
白蛋白（g/L）	≥35	32~35	≤32
A/G	≥1.4	1.0~1.4	<1.0

项目	轻度	中度	重度
电泳 γ 球蛋白	≤21%	21%～26%	≥26%
PTA	>70%	60%～70%	40%～60%
胆碱酯酶（U/L）	>5400	4500～5400	≤4500

注：①有条件开展胆碱酯酶检测的单位，可参考本项指标。②B 超检查结果可供慢性肝炎诊断的参考：轻度，B 超检查肝脾无明显异常改变；中度，B 超可见肝内回声增粗，肝脏和（或）脾脏轻度肿大，肝内管道（主要指肝静脉）走行多清晰，门静脉和脾静脉内径无增宽；重度，B 超检查可见肝内回声明显增粗，分布不均匀，肝表面欠光滑，边缘变钝，肝内管道走行欠清晰或轻度狭窄、扭曲；门静脉和脾静脉内径增宽，脾大，胆囊有时可见"双层征"。

4. 慢性肝炎的辨证论治

（1）湿热中阻证

主症：右肋胀痛，脘腹满闷，恶心厌油，身目黄或无黄，小便黄赤，大便黏滞臭秽，舌苔黄腻，脉弦滑数。

治则：清利湿热，凉血解毒。

方剂：茵陈蒿汤合甘露消毒丹加减。

药物：茵陈、栀子、大黄、滑石、黄芩、石菖蒲、川贝母、藿香、射干、连翘。

随证加减：口苦而黏，小便黄赤者加车前子、滑石、泽泻、竹叶等；发热、口干、口臭、舌苔黄厚者加黄连、金银花、虎杖、白花蛇舌草；皮肤瘙痒或有皮疹渗液，口中黏、腹满、便溏者，加炒薏苡仁、土茯苓、炒白术等；牙龈红肿或鼻衄者加丹皮、青黛、小蓟。

（2）肝郁脾虚证

主症：胸胁胀满，精神抑郁，性急，面色萎黄，纳食减少，口淡乏味，脘腹痞胀，大便溏薄，舌淡苔白，脉沉弦。

治则：疏肝解郁，健脾和中。

方剂：逍遥散。

药物：柴胡、当归、白芍、白术、茯苓、薄荷、甘草。

随证加减：胁痛明显、妇女月经延期，加香附、川芎、延胡索；疲乏无力、肢倦嗜卧、入食不化、舌苔白、质淡、边有齿痕者，加炒党参、山药、黄芪、莲子肉。

（3）肝肾阴虚证

主症：头晕耳鸣，两目干涩，咽干，失眠多梦，五心烦热，腰膝酸软，女子经少、经闭，舌红、体瘦、少津，或有裂纹，脉细数。

治则：养血柔肝，滋阴补肾。

方剂：一贯煎加减。

药物：沙参、麦冬、生地、何首乌、枸杞子、山茱萸、女贞子、墨旱莲、桑葚、鳖甲。

随证加减：眩晕、耳鸣较甚者，加天麻、钩藤、磁石；腰膝酸软较甚者，加桑寄生、牛膝、杜仲、川断；属气阴两虚而兼见面黄无华、全身乏力、气促、心悸者，加入黄芪、党参、山药、白术等益气之品。

（4）脾肾阳虚证

主症：畏寒喜暖，少腹腰膝冷痛，食少便溏，食谷不化，甚则滑泄失禁，下肢浮肿，舌质淡胖，脉沉无力或迟。

治则：健脾益气，温肾扶阳。

方剂：附子理中汤合五苓散或四君子汤合肾气丸。

药物：黄芪、党参、白术、茯苓、甘草、炮姜、附子、炙桂枝、山药、黄精、生地、山茱萸、枸杞子、菟丝子、肉苁蓉。

随证加减：兼有畏寒、四肢不温或男子阳痿、女子经少或闭者，加巴戟天、仙茅、仙灵脾、补骨脂。

（5）瘀血阻络证

主症：面色晦暗或见赤缕红斑，肝脾大、质地较硬，蜘蛛痣、肝掌，女子行经期腹痛，经水色暗有块，舌质暗紫或有瘀斑，脉沉细或沉涩。

治则：活血化瘀，散结通络。

方剂：膈下逐瘀汤。

药物：当归、桃仁、红花、川芎、丹皮、赤芍、八月札、丹参、鳖甲。

随证加减：兼有气滞者，加陈皮、木香、厚朴等；舌质光红、无苔者，可加生地、北沙参、麦冬、五味子；有齿痕、鼻衄等出血倾向者，加青黛、仙鹤草、旱莲草、茜草；女子痛经、经水色暗有块者，可加鸡血藤、小茴香或合失笑散。

5. 名家医案选编

（1）刘渡舟医案（肝胆湿热胁肋痛，自拟柴胡解毒汤）（《刘渡舟临证验案精选》）

孙某，男，22 岁。患者患乙肝 1 年有余，乙肝五项检查：HBsAg（＋），HbeAg（＋），抗－HBc（－）。肝功能检查：谷丙转氨酶 230 U/L。曾服用"联苯双酯"等降酶药，谷丙转氨酶始终在 100 U/L 以上。现肝区疼痛而胀、口苦、不欲饮食、头晕、疲乏无力、腰酸痛、小便赤秽、大便不爽。望之面如尘垢不洁、舌红、苔白腻夹黄色，脉弦滑。辨证：湿热毒邪侵犯肝胆，疏泄不利。治法：清热解毒利湿，疏利肝胆气机。处方：柴胡15 g，黄芩 10 g，茵陈 15 g，土茯苓 12 g，凤尾草 12 g，草河车 12 g，炙甘草 4 g，虎杖 12 g，大金钱草 15 g，垂盆草 5 g，白花蛇舌草 12 g，土鳖虫10 g，茜草 10 g。

服药 7 剂，肝区胀痛、口苦、尿黄诸症明显减轻，饮食好转，面色转润，守方加减治疗。1 个月后复查肝功，谷丙转氨酶降至 28 U/L。再与上方加减进退，巩固疗效。其后多次化验肝功，谷丙转氨酶值稳定在正常水平。

（《刘渡舟临证验案精选》）

（2）邓铁涛医案（脾虚肝郁胁肋痛案，健脾疏肝四君子）

庞某，男，32 岁。乏力、纳差 3 个月，于 1996 年 11 月初诊。患者于 3 年前因"胆石症"手术而输血 300 mL。最近神疲倦怠，乏力，少气自汗，食欲不振，胁部不适，腹胀便溏。查皮肤、巩膜无黄染，未见肝掌及蜘蛛痣，在剑突下 2 cm 触及肝，无压痛，脾未及，舌淡红胖嫩，边有齿印，苔薄白，脉弦细。化验：谷丙转氨酶 102 U/L，谷草转氨酶 86 U/L，抗 HCV（＋），HCV-RNA（＋），白蛋白：球蛋白为 1.2：1。西医诊断：慢性丙型肝炎。中医辨证：脾虚肝郁。治法：健脾疏肝，佐以活血解毒。处方：太子参 20 g，茯苓 15 g，白术 15 g，甘草 5 g，萆薢 12 g，楮实子 15 g，黄芪20 g，丹参 30 g，珍珠草 25 g，白芍 20 g。每日 1 剂，水煎服。

坚持服上方 4 个月后复查：谷丙转氨酶 26 U/L，谷草转氨酶 18 U/L，抗 HCV（＋），HCV-RNA（＋），纳食增加，精神好转，体力明显好转，已无不适之症状。

（《国家级名老中医肝病验案良方》）

（3）朱良春医案（疫毒互结脾气虚，解毒利湿健中州）（《中医临床家朱良春》）

李某，男，25 岁，工人。患者患乙型肝炎已半年，经住院治疗，一度好转。后丙氨酸氨基转移酶升至 128 U/L，肝区疼痛，便溏，苔薄腻，质紫红，脉细弦。西医诊断：慢性活动型肝炎。中医诊断：胁痛。辨证：疫毒互结，脾气偏虚。治法：解疫毒，健中州。处方：炒白术 15 g，广郁金 20 g，蒲公英 30 g，半枝莲 30 g，淮山药 20 g，熟薏苡仁 30 g，土茯苓 30 g，甘草 6 g。

服上药 14 剂，肝区疼痛稍有减轻。便溏，乏力，苔薄，质紫红，脉细软，前法续进之。上方白术改为 20 g，白花蛇舌草 30 g，贯众 12 g，党参、宣木瓜各 15 g。

服上药 14 剂，复查肝功能：谷氨酸－草酰乙酸氨基转移酶 20 U/L，丙氨酸氨基转移酶 72 U/L，余正常，肝区仍有不适感，大便每日 2 次，胃脘怕冷，苔薄、质偏红，脉细弦，原法出入。处方：茵陈 20 g，柴胡 10 g，广郁金 15 g，蒲公英 30 g，土茯苓 30 g，怀山药 30 g，党参 12 g，贯众 15 g，炒白术 15 g，甘草 6 g。

服上药 14 剂，口干，肝区不适，大便成形，偶有恶心，苔薄、质偏红，脉细弦，原法损益。上方加姜半夏 6 g，白花蛇舌草 30 g，北沙参 10 g，川楝子 15 g，续服 14 剂以巩固疗效。

[《大国医经典医案诠解（病症篇）：肝病》]

三、重型肝炎（肝衰竭）的中医诊疗规律研究

"肝衰竭"概念出现以前，我国以重型肝炎定义类似疾病。2006 年，中华医学会感染病学分会和肝病学分会制定的《肝衰竭诊疗指南》中首次提出我国慢加急性肝衰竭定义和诊断标准。该指南分别在 2012 年和 2018 年进行更新，将肝衰竭分为急性肝衰竭、亚急性肝衰竭、慢加急性（亚急性）肝衰竭和慢性肝衰竭 4 种临床类型。乙型肝炎相关慢加急性肝衰竭是我国肝衰竭中最常见的类型，占 80%～90%。

重型肝炎是多种原因导致的以大量肝细胞炎症、坏死为主要病理特点的肝脏疾病，可引起肝功能失代偿，甚至肝衰竭，严重危及患者生命安全。重型肝炎的发病率约占肝炎的 0.5%，具有病情重、并发症多、预后差、病死率高的特点。重型肝炎是我国和日本对慢性病毒性肝炎提出的一种小范围认可的临床诊断分型；此病拖延日久、演化极快且发展至后期极难截断根治。后来我国逐渐使用肝衰竭替代慢性重型肝炎的概念，因其病理生理发展常造成肝细胞不可逆转的损伤和肝细胞大块坏死。慢性重型肝炎多由慢性病毒性肝炎失治或误治后迁延而来，其中在我国最常见的是慢性乙型肝炎。

重型肝炎的防治是危急重型医学难题，也是热门研究方向之一。虽然对其治疗手段多，药物品种不断更新，研究领域不断拓展，但其病死率、并发症发生率还很高，严重危害患者的健康。目前重型肝炎临床尚无统一有效的治疗方法，仍以内科综合治疗为主，终末期重型肝炎肝移植是目前唯一有效治疗措施，但由于其费用昂贵、肝源及术后排异问题等，为临床非常规治疗手段。近年来，中医药在防治慢性重型肝炎方面取得了较大进展。重型肝炎联合中医药治疗能极大改善患者症状，降低机体炎症风暴，减少发生并发症的风险。大部分患者在发病后会出现比较明显的消化道症状。极度乏力、黄疸，甚至出血倾向，因而需要对患者制定个体化综合治疗方案。也有部分患者发病后短时间出现大面积肝细胞死亡，进而出现黄疸、腹水、出血，甚至昏迷等表现，极大影响患者的身体健康。研究的目的就是以现有中医临床研究为基础，完善重型肝炎中医药治疗方案及策略，以此为患者的治疗提供帮助。

1. 重型肝炎病因病机

中医学没有"重型肝炎"病名，按其临床表现症状属于中医"肝厥""肝瘟""疫黄""瘟黄""急黄"等病症范畴，主要是由于湿热蕴结、毒瘀互结、毒火攻心等因素，导致气机阻滞、三焦不通，内聚水湿，进而出现热毒弥漫三焦，侵犯肝、胆、脾、胃，甚至神明受扰，临床主要表现为黄疸、腹水、出血、昏迷等。

中医对黄疸的记载首见于《马王堆汉墓帛书》，《阴阳十一脉灸经（甲本）》言"齿脉……其所产病……目黄，口干""少阴脉……其所产病……嗌中痛，瘅，嗜卧……重履而步"。其中"瘅"即是黄疸病。黄疸的病名及主要证候表现"三黄"（身黄、目黄、小便黄）最早出自于经典论著《黄帝内经》，《素问·平人气象论篇》载："溺黄赤，安卧者，黄疸……目黄者曰黄疸"。《灵枢·论疾诊尺》曰："面色微黄，齿垢黄，爪甲上黄，黄疸也，安卧，小便黄赤。"在对黄疸的病因病机认识上，《素问·玉机真脏论篇》云："湿热相交，民当病瘅。"东汉张仲景在其《金匮要略·黄疸病脉证并治》同样提出："黄家所得，从湿得之。"以上均说明黄疸发生与湿邪密切相关，湿邪内侵，久郁化热，湿热胶结，而滋生黄疸。《金匮要略·黄疸病脉证并治》又言"脾色必黄，瘀热以行"，如同隋朝巢元方在《诸病源候论》中所云"血瘀在内，则时时体热而发黄"，均提示黄疸的形成与瘀热的关系同样密切，瘀热入于血分，阻滞百脉，迫使胆汁外溢于肌肤致身目黄染。同时《诸病源候论》首次提及了"急黄"的病名,"脾胃有热,谷气郁蒸,因为热毒所加,故卒然发黄,心满气喘,命在顷刻,故云急黄也",阐述了以发病急剧、病情危笃为主要特征的黄疸危重症称为急黄,为后世医家认识与重视急黄的论治奠定了理论基础。元代医家罗天益在《卫生宝鉴》中依据黄疸的证候特征将黄疸概括为"阴黄"与"阳黄"两大类,认为湿从热化为阳黄,湿从寒化为阴黄,把阳黄和阴黄的辨证论治系统化。清朝沈金鳌在其《杂病源流犀烛·诸疸源流》提出"天行疫疠,以致发黄者,俗称之瘟黄,杀人最急。"认识到急黄发病多由感受疫毒之邪,具有传染性的特征。疫毒炽盛,迅速深入营血,充斥三焦,内陷心肝,可见率然发黄、高热烦渴、神昏谵语、痉厥出血等危象,如同《诸病源候论·诸疸源流》中所云"黑疸之状,苦少腹满,身体尽黄,额上反黑,足下热,大便黑是也"。其中"黑疸"属于急黄范畴。关于黄疸的病位,清代黄元御在《四圣心源·黄疸根源》中曰"其病起于湿土,而成于风木",说明黄疸病变的脏腑,不仅在中焦脾胃,而且与肝胆也有密切关系。同期陈士铎在《辨证奇闻·肝疸》提出"肝疸",并强调肝疸形成于"肝气之郁",叶天士也在《临证指南医案》提到"肝为起病之源"。均提示黄疸发病病位在于肝,即肝为黄疸之源也。清代医家沈金鳌在《杂病源流犀烛》中指出"又有天行疫疠,以致发黄者,俗称之瘟黄,杀人最急",认为疫毒与本病的发生有关,感染湿热疫毒,日久不愈,是本病的主要病因。中医认为重型肝炎是以湿热蕴结为基础,日久化生热毒,内结瘀血,侵犯三焦,具有邪实正虚的特征。

该病的主要病机是由于湿热疫毒瘀阻,肝脏毒素难以正常疏泄,胆汁不能按寻常道排泄而出现外溢现象,病位主要在肝、胆、脾、胃,可涉及心、脑、肾、三焦。近代名医张锡纯在《医学衷中参西录》中说"不知人之元气,根基于肾,而萌芽于肝。凡物之萌芽,皆嫩脆易于伤损""湿热疫毒"损伤肝体,久则生瘀,导致肝"体用同损""毒瘀胶着"。

周仲瑛认为慢性重型肝炎的病因有外感湿热疫毒经口直犯中焦,或饮食不洁、恣食肥甘、嗜酒太过,困遏脾运,湿浊内生,郁而化热,亦有因黄疸肝炎久延失治,或复加药毒损肝所致。而输血感染,邪毒直入血分致病亦非罕见,其病机为:湿热壅盛,内蕴中焦,脾胃湿热蕴毒熏蒸肝胆;疫毒炽盛者,迅即深入营血,内陷心肝,充斥三焦,多脏受累,病症丛生;且可因热毒内陷,阴气耗竭,导致邪闭正脱。其基本病理因素为湿、热、火、毒、瘀等。

刘洁等认为重型肝炎主要有湿热病邪致病、疫疠致病、毒邪致病等三方面，认为本病病机复杂，不可拘泥一端，需紧抓湿、热、毒、瘀、虚5个方面考虑。其中"毒""瘀"始终贯穿着疾病的本身。湿热交织于人体，必致气机受阻，久则生瘀；毒热炽盛，痰毒内闭，痰火交攻，热迫心营，脉络瘀阻，清窍受蒙，三焦不利，正虚邪陷；其病位主要在肝，横连于胆，克伐脾胃，上行于脑、心包，下涉于肾，血脉受损，脾肾不足，三焦俱损。张秋云等则认为，慢性重型肝炎的始发病因为"湿热疫毒"，继发病因有内毒和瘀血两端，进而形成"毒瘀胶着"的局面，导致"大面积肝实质坏死"，即肝脏形体实质损坏；其基本病机为"毒损肝体"，进而"体用同损"导致肝、脾、肾、气血津液病变及阴阳虚损，以肝脾严重血瘀、血分毒热炽盛、肝肾阴精亏损、脾肾阴阳两伤等为特点。总的病因病机为：肝胆热毒炽盛，或湿毒壅盛，毒瘀胶着，肝体肝用俱损，脾肾气阴或阴阳两伤。

关于重型肝炎的病因病机历代医家学者认识虽有不同，但总体可归纳为湿热瘀毒及中寒湿滞两大方面。

（1）湿热瘀毒：湿热瘀毒作为诱发重型肝炎的主要病因病机，是导致该病最为常见的致病因素。

相关研究表明，大部分重型肝炎患者是由于外感湿热毒邪，加之饮食不节、嗜食生冷、嗜酒过度或肥胖体虚等因素导致湿热瘀毒互结，造成其自身肝体严重受损，肝用失常不能发挥肝脏正常生理功能。重型肝炎患者湿热瘀毒内阻，导致脾胃运化失常，湿热熏蒸肝胆，以致肝失疏泄，胆汁外溢，进而出现尿黄、身目发黄、腹胀、纳差等症状；若热毒内盛，热动生风，可引起肝风内动等症状，严重者甚至会陷入昏迷或抽搐状态。重型肝炎后期热毒深入营血，瘀毒内结，亦可出现动血、出血等症状，从而导致肝、肾、心、脑等严重功能损伤。另外，脾胃不和、肝胆郁结、积块瘀阻等都会诱发重型肝炎发病，因而需要结合患者临床表现，完善患者病因诊治。

（2）中寒湿滞：素体脾胃阳虚，或病后脾阳受伤，湿从寒化，寒湿阻滞中焦，胆液被阻，溢于肌肤而发黄。如《类证治裁·黄疸论治》说"阴黄系脾脏寒湿不运，与胆液浸淫，外渍肌肉，则发而为黄"，说明寒湿内盛亦可导致黄疸，因而重型肝炎发病亦与中寒湿滞有关。中医认为重型肝炎发病与寒湿、浊、瘀等病理因素有一定关联。当机体受到病邪侵袭时，导致机体肝气瘀滞，阳气遏阻，湿瘀互结，肝体损伤，发为本病。重型肝炎发展过程中湿、浊、瘀三者交互影响，互为因果，严重者甚至会导致湿浊化热成毒，毒火攻心，脉络受损及三焦俱病之症。如果不能及时采取应对措施，将导致阴阳俱损而亡。所以对所有重型肝炎患者治疗中，应尽可能迅速完善病因诊断，针对病因病机治疗。除去上述两方面病因之外，中医认为暴饮暴食、嗜酒过度，或感受药毒之邪，都会影响患者肝脏功能，严重者可诱发肝衰竭。如饮酒嗜酒过度不仅会增加肝脏负担，轻者出现酒精中毒，重者可诱发重型黄疸型肝炎，危及生命。部分重型肝炎患者可多种因素叠加出现，该类患者病死率较高，临床尤须重视。

2. 重型肝炎辨证分型

（1）卫气营血辨证：卫气营血辨证是重型肝炎患者中医辨证治疗的常用辨证方式之一。对重型肝炎患者给予中医辨证治疗，可从卫气营血辨证着手。清代医学家叶天士治疗该病曾提出，"病以湿得之，有阴有阳，在脏在腑""阳黄治在胃，阴黄治在脾"的从脾从胃论治学说。但对以湿热蕴毒、热毒内盛为病机特点的重型肝炎患者，灵活运用卫气营血辨证，采用清热、解毒、凉血、活血、化瘀等治疗措施，能有效改善患者症状及机体炎症反应。也有患者在发病后会出现气津不足、阴阳俱损等症状，所以在给予患者辨证治疗指导中，可酌情运用卫气营血辨证分析病程阶段、病变深浅及病情轻重，完善相关辨证指导，以提高诊治水平。

（2）脏腑辨证：脏腑辨证治疗是中医临床治疗过程中最重要、最常用的辨证方法。对重型肝炎患者运用脏腑辨证，分清病变部位及脏腑气血阴阳亏损，辨明病机特点，明确病理因素，对制定临床辨证施治有着重要作用。通过脏腑辨证治疗能明确患者病位、病理因素及特点，对提高临床治疗疗效尤为重要。如辨证过程中发现患者有肝胆湿热、肝郁脾虚、肝肾阴虚、湿热瘀毒等病症特点，需紧抓病症因素及病机特点，个体化辨证制定治疗方案。

朱文峰提出"证素"这一辨证要点，并将其指导本病辨证分型的研究。方兴刚等综合分析99例慢性乙型重型肝炎患者的临床资料，将本病分为早、中、晚期，认为湿、热、气虚贯穿疾病全过程；病机早期以阴虚、阳虚、血虚为主，中晚期以血瘀、痰为主。毛德文等通过查阅文献、专家咨询等方式，将有关重型肝炎、肝衰竭信息综合分析后认为，本病主要可分为热毒炽盛证、热毒入营（血）证、热入心包证、痰浊蒙窍证、寒湿发黄证等五种证型。胡建华等认为慢性乙型重型肝炎病机可分为本虚和邪实：邪实证型有肝脾血瘀、水浊内停、湿浊困阻、湿毒壅盛、热毒炽盛、血热证；本虚证型主要有肝肾阴虚、脾气虚、肾气虚、肝阳虚、脾肾阳虚、肝气虚；另外，针对毒的特点，进一步分为阳毒、阴毒和阴阳毒。而有中医学者在继承传统的阴黄、阳黄辨证基础上提出了"阴阳黄"的新证候，认为本病有一部分患者既非阳黄，也非阴黄，并初步建立了"阳黄—阴阳黄—阴黄"的辨证论治模式；还提出湿热、血瘀和脾虚三者在"阳黄证—阴阳黄证—阴黄证"之间具有一定分布特点和变化规律的观点。

3. 治则治法

（1）益气养阴法：重型肝炎后期病机为正气不足，邪毒亦盛，阴津耗损，毒瘀互结，病机特点为虚实夹杂，正虚邪恋，治疗以益气养阴为主，佐以解毒活血。该期临床辨证选择北沙参、黄芪、党参、麦冬、虎杖、三七等中药处方用药，契合气阴亏虚、毒瘀互结的病机特点，能改善患者整体治疗效果及各项生化治疗指标，临床总体疗效较好，值得临床推广。该期病变入营入血，亦可运用卫气营血辨证进行辨证施治。

基于"久病及阴"理论，有学者认为本病后期应注意"益气""养阴"，并提出以"存津液""保胃气"为指导原则组方用药。陈定潜认为慢性重型乙型肝炎多为"阴黄"，自拟肝脾疏络饮，在治疗中时时顾护脾胃之阴，取得了较好临床效果。张旸观察 60 例慢性重型肝炎患者，将其随机分为对照组 30 例（常规内科综合治疗）、治疗组 30 例（对照组基础上加服益气养阴中药煎剂）。结果显示，益气养阴法治疗慢性乙型重型肝炎在控制患者黄疸水平、改善凝血功能及降低 MELD 评分等方面有明显优势。李晶滢等认为，慢性重型肝炎患者出现黄疸，与气阴两虚、血瘀、血热有关；在西医基础上加用益气养阴法（益气养阴汤，组成包括西洋参、五味子、生地黄、大黄、蒲公英、麦冬、赤芍）治疗慢性乙型肝炎，结果显示总有效率为 66.67%，临床症状、肝功能指标改善明显（$P < 0.05$）。

（2）清热解毒、活血化瘀法：重型肝炎患者治疗中应重视清热活血法在临床中的应用，该法切合重型肝炎患者中医热、毒、瘀的病理特点，辨证运用该法可改善患者的临床病症，提高治疗疗效。以清热活血法为原则辨证处方，选择性使用赤芍、丹参、茵陈蒿、当归、丹皮、栀子、三七等中药，遣方用药，辨证配伍，能有效改善患者临床症状，且能降低重型肝炎患者临床并发症，临床疗效显著。

韦艾凌等从"毒浊瘀"致病观点出发，在西医治疗的基础上运用"解毒化浊祛瘀"法治疗慢性肝衰竭 50 例，并与对照组 50 例单纯西医治疗作对照，治疗后两组患者症状、体征均有改善，治疗组在临床疗效、降低病死率和并发症发生率方面均优于对照组（$P < 0.05$ 或 $P < 0.01$）。石磊将 102 例慢性重型肝炎患者随机分为对照组 52 例（西医综合疗法）和治疗组 50 例（对照组基础上加服解毒退黄汤），治疗 2 周，治疗组总有效率（88.4%）优于对照组（64.0%）；治疗组在总胆红素、主要临床症状、肝功能、凝血酶原时间等方面较对照组改善明显（$P < 0.05$）。胡建华等以"毒损肝体"为治疗思路，提出在本病的进展期治以解毒化瘀、截断病势为主，认为清热解毒是截断的关键，通腑攻下是截断的转机，凉血化瘀是截断的要点。

汪承柏教授首先提出重用赤芍的凉血活血法，谌宁生教授首先提出解毒化瘀法。解毒凉血化瘀法为凉血活血、解毒化瘀法两者结合；临床运用也取得较好疗效。刘丽、刘政芳等都有用凉血解毒化瘀方治疗慢加急性肝衰竭，发现凉血解毒化瘀方可以改善慢加急性肝衰竭患者肝功能，提高临床疗效。

（3）利湿疏肝泄浊法：由于重型肝炎与湿热毒邪密切相关，病位主要在肝、胆，涉及脾胃，临床辨证时亦需注意利湿、疏肝、泄浊治疗的运用。辨证选择柴胡、枳壳、茯苓、泽泻、鸡骨草、茵陈蒿、大黄等中药，并结合个体临床表现特点，辨证化裁处方，从而改善重型肝炎患者的临床症状，提高治疗疗效，值得临床进一步研究和推广。

（4）温补脾肾法：伍玉南等提出本病应采用以顾护脾阳为主的温法治疗，该法治疗慢性重型肝炎阴阳黄证，不仅可提高疗效，而且安全性较好。余世敏等在中医解毒化瘀法治疗基础上加用附片、砂仁治疗慢性重型肝炎患者，治疗 4 周后，患者血清学 PTA、TBIL、ALT 等指标较治疗前明显改善（$P < 0.05$），未发现黄疸加深、肝性脑病等预后不良并发症。轩杰等将 80 例辨证为阴黄的慢性重型肝炎患者随机分为 2 组，各 40 例，对照组给以西医综合治疗，治疗组加以中医温阳法（方选茵陈术附汤加味）治疗，发现同期疗效相比，治疗组在肝功能改善程度（胆红素、白蛋白、凝血酶原活动度）及临床症状（腹胀、发热）缓解方面均有明显优势。

4. 辨病论治

虽然中医治疗疾病以辨证论治为主，亦有同病异治的治疗原则，但辨病论治在目前的临床治疗中也有着不可忽视的作用，也是重型肝炎患者治疗过程中需加重视的。重型肝炎患者病变主要在肝脏，能影响肝脏的疏泄、藏血等生理功能，进而会出现情志失调、消化吸收障碍、气血运行失常等病症特点，因此治疗过程中所有重型肝炎患者均需重视条达肝脏的生理功能，从而提高临床治疗效果。对重型肝炎的治疗需采用辨证论治与辨病论治相结合的治疗方法，将病症结合，综合分析，从而更好把握重型肝炎的病机特点，有利于临床辨证遣方，提高中医药疗效。

5. 中成药制剂

（1）苦黄注射液：由苦参、大黄、大青叶、茵陈蒿等组成，方中茵陈蒿为君，祛湿热、利黄疸；苦参、大黄清热燥湿、利胆泻火，两者合用增加清热泻火之功，共为臣药；大青叶、柴胡疏肝解郁、和解表里、清热解毒、凉血止血，为佐药。全方疏肝利胆、燥湿退黄，以消退肝经湿热，恢复肝胆疏泄，使诸症自除。而中医认为重型肝炎由湿热疫毒感染引起，侵犯脾胃，蕴结肝胆，或热毒炽盛弥漫三焦，痰热互结，因此苦黄注射液正契合该病湿热蕴结之病因病机。现代药理研究表明，本药具有良好的抗菌、抗病毒作用，可保护肝细胞，促进肝细胞的修复和再生，同时促进胆汁分泌和排泄，达到利胆的效果。因此该药用于重型肝炎属湿热蕴结型的患者疗效肯定，能帮助患者改善临床症状，对稳定患者治疗效果有一定帮助。通过联合苦黄注射液治疗能明显改善患者病症，且其临床各项生化指标恢复均明显好于单纯西医治疗。

（2）丹参注射液：是中药丹参提取的活血成分制剂，具有抗凝和抗炎等作用，能扩张外周血管，降低门静脉压力，从而改善肝脏微循环障碍，具有显著的利胆、降酶、降胆红素作用，能清除细胞内的氧自由基，减轻肝细胞脂质过氧化反应，减轻肝细胞变性坏死，同时降低肝细胞膜通透性，有助于保护肝细胞膜结构的完整性。有研究表明，丹参注射液能改善重型肝炎患者临床症状，降低肝脏炎症水平，改善肝功生化指标，对提高临床治疗效果有一定帮助，临床可酌情选择使用。

6. 中医外治法

（1）中药灌肠：中药灌肠法作为中医药传统治法中最常用最经典的治法之一，在干预和辅助治疗现代疾病谱中发挥着积极作用。高西绪研究发现，重型肝炎患者使用西医治疗联合中药灌肠，采用大黄 30 g，乌梅 30 g，枳实 10 g，厚朴 10 g，黄连 10 g，赤芍 15 g 作为灌肠基础药物，并根据患者病情加减，联合中药灌肠治疗与对照组单纯使用西药治疗效果有显著差异。采用大黄、乌梅等水煎煮后制成灌肠药剂，给予患者保留灌肠，通过肠道黏膜吸收从而起到通腹泄浊的作用，以改善患者症状及生化指标，降低并发症，提高治疗效果。中药灌肠治疗可将药物直接送入患者直肠黏膜中，加快药物的吸收并提高效率，能直接到达血液中，药效发挥较快。但是在灌肠治疗中需要对药物温度进行合理的控制，最佳温度 37～40 ℃，可更好地发挥药物疗效，且不会给患者带来不适感。张文思等研究也发现，中药灌肠治疗重型肝炎可明显改善患者肝功生化指标，并能在一定程度上改善患者的预后。总体来说，中药灌肠治疗能充分发挥患者肠道功能，调节肠道菌群，促进药物快速吸收，对消化道症状及各项指标改善效果明显，并可降低重型肝炎相关并发症，如肝性脑病等，对重型肝炎患者中药灌肠治疗值得临床推广运用。

（2）结肠透析：结肠透析治疗是通过对肠道进行清洗，扩大结肠黏膜清洗面积，清除肠道内的有毒物质，缓解内毒素血症，有效促进肝功能恢复，对降低患者胆红素水平具有显著作用。肠源性内毒素血症与重型肝炎的病情变化有密切联系。中医学认为，重型肝炎肠源性内毒素血症其病因主要为热毒，病机特点为毒瘀互结，病理机制为热毒内蕴、瘀血内阻。采用厚朴、大黄、莱菔子、丹参、蒲公英、水牛角可有效帮助患者健脾和胃、活血化瘀、利胆退黄，对改善患者症状及临床用药效果，提高治疗疗效有一定帮助。重型肝炎患者实施结肠透析时应加强护理干预，可让患者在更短的时间内建立积极治疗心态，对于病情的缓解和稳定有重要意义。由于大部分重型肝炎患者腹胀、恶心、呕吐等消化道症状明显，常规给药方式效果欠佳，运用结肠透析治疗通过肠道高位给药充分发挥肠道功能，在改善重型肝炎患者内毒素血症及提高临床用药效率方面有着重要作用，因此在对重型肝炎患者治疗过程中应该完善相关策略，为其提供科学化、个体化的治疗方案。

（3）穴位治疗：经络为气血运行的通道，如果内脏发生病变，就会相应地反应在异常脏腑所属经络。药物穴位贴敷通过渗透皮肤，刺激穴位、经络，直达病位，发挥药效，使气血流动通畅，对恢复正常脏腑经络功能起到调节、振奋作用。因此，重型肝炎患者可通过药物穴位贴敷、穴位电刺激等治疗措施，改善机体气血运行，调节脏腑阴阳，从而缓解病情。穴位电刺激是中医在临床实践中形成的特色治疗手段，该种方法将针灸治疗和电流刺激进行有机融合，通过刺激穴位从而达到调理肝脾、舒畅气机、平调阴阳的作用，能帮助患者缓解病症。针刺足三里、三阴交可发挥调理脾胃、行气活血、扶正固本的效果，针刺肝俞、脾俞具有疏肝利胆、调和脾胃的作用。处方穴位针刺治疗能改善重型肝炎患者症状，对改善病情有着积极作用。

（4）熨帖法：广西中医药大学第一附属医院肝病科运用中药（没药、

续断、乳香、自然铜、红花等）组成复方十一方，将其烫熨肝区治疗慢性重型肝炎早期患者，对于该法治疗已有多年的经验，取得了良好的临床疗效。席玉红等采取中药穴位贴敷腹部、涂擦肝区等方法，治疗阴黄患者18例，结果显示总有效率达88.9%，并指出此法能让药物有效成分快速透过皮肤，且操作简单、安全。

7. 预防与调摄

有慢性肝病基础的患者，应严格戒酒，避免过度劳累，保持情志舒畅，HBV感染者应定期到专科医院随访，有抗病毒治疗适应证时应及时进行抗病毒治疗。服用抗病毒药物期间应加强用药依从性，不得自行停药。慢性肝病患者应定期复查，以便及时发现病情变化。

8. 总结

综上所述，中医药治疗重型肝炎过程中，由于中医治疗方式的不同，最终治疗的效果也不尽相同。在重型肝炎中医药治疗过程中应主要从五方面着手，即辨证治疗、专法治疗、辨病论治、中成药治疗和中医外治法五方面。重型肝炎治疗难度较大，会出现较多的并发症，预后较差，且病死率极高，因此临床上治疗重型肝炎需中西医结合综合治疗，充分发挥中医药辨证论治与辨病论治相结合，中医内治与外治相结合的优势。通过上述治疗方案的选择和构建，能为重型肝炎患者提供更好的帮助，对改善患者病症有一定帮助。所以在给予患者治疗指导时，应该将中医药治疗与西医治疗结合，发挥中医的特色治疗手段和优势，以此达到提高重型肝炎治疗效果的目的，为更多的患者带来福音。

参考文献

［1］刘永升. 全本黄帝内经［M］. 北京：华文出版社，2010.

［2］刘渡舟. 伤寒论校注：中医古籍整理丛书重刊［M］. 北京：人民卫生出版社，2013.

［3］张仲景述，王叔和集. 金匮要略方论［M］. 北京：人民卫生出版社，1963.

［4］华佗. 中藏经［M］. 北京：学苑出版社，2007.

［5］巢元方. 诸病源候论［M］. 北京：中国医药科技出版社，2011.

［6］孙思邈. 千金方［M］. 刘更生点校. 北京：华夏出版社，1993.

［7］王怀隐，田文敬，王明，等. 太平圣惠方校注［M］. 郑州：河南科学技术出版社，2015.

［8］苏颂. 本草图经［M］. 尚志钧辑校. 合肥：安徽科学技术出版社，1994.

［9］张仲景. 注解伤寒论［M］. 汪济川校. 2 版. 北京：人民卫生出版社，1963.

［10］许敬生.《儒门事亲》校注［M］. 郑州：河南科学技术出版社，2015.

［11］李东垣. 中医文化经典必读丛书：脾胃论［M］. 太原：山西科学技术出版社，2018.

［12］王履. 医经溯洄集［M］. 章升懋点校. 北京：人民卫生出版社，1993.

［13］朱震亨. 丹溪心法［M］. 彭建中点校. 沈阳：辽宁科学技术出版社，1997.

［14］虞抟. 医学正传［M］. 郭瑞华点校. 北京：中医古籍出版社，2002.

［15］江瓘. 名医类案［M］. 焦振廉等注释. 上海浦江教育出版社，2013.

［16］王肯堂. 证治准绳·杂病［M］. 倪和宪点校. 北京：人民卫生出版社，1991.

［17］缪希雍. 中医非物质文化遗产临床经典读本：先醒斋医学广笔记［M］. 杨洁校注. 北京：中国医药科技出版社，2011.

［18］缪希雍. 先醒斋医学广笔记［M］. 上海：上海科学技术出版社，1958.

［19］张景岳. 质疑录［M］. 南京：江苏科学技术出版社，1981.

［20］李中梓. 医宗必读［M］. 上海：上海科学技术出版社，1959.

［21］陈士铎. 石室秘录［M］. 北京：北京科学技术出版社，1984.

［22］吴少祯. 中医非物质文化遗产临床经典名著：张氏医通［M］. 李玉清校注. 北京：中国医药科技出版社，2011.

［23］李潆. 身经通考［M］. 北京：中医古籍出版社，1993.

［24］何梦瑶.《医碥》全本校注与研究［M］.广州：广东科技出版社，2018.

［25］尤怡.金匮翼［M］.许有玲校注.北京：中国中医药出版社，1996.

［26］俞震.古今医案按［M］.刘永辉，周鸿飞点校.郑州：河南科学技术出版社，2017.

［27］俞震.古今医案按［M］.袁久林校注.北京：中国医药科技出版社，2014.

［28］俞震.古今医案按［M］.焦振廉，张琳叶，赵琳，等校释.上海浦江教育出版社，2013.

［29］俞震.古今医案按［M］.达美君等校注.2版.北京：中国中医药出版社，2008.

［30］何清湖.中医古籍必读经典系列丛书：古今医案按［M］.太原：山西科学技术出版社，2013.

［31］吴鞠通.吴鞠通医案［M］.焦振廉，胡玲，徐伟，等校释.上海：上海浦江教育出版社，2013.

［32］吴瑭.吴鞠通医案［M］.北京：中国中医药出版社，2006.

［33］程杏轩.杏轩医案［M］.北京：中国中医药出版社，2009.

［34］黄凯钧.医话名著注释丛书：友渔斋医话［M］.乔文彪，张亚密，马建东注释.上海：上海中医药大学出版社，2011.

［35］王泰林.王旭高临证医案［M］.北京：中国医药科技出版社，2019.

［36］尤在泾.柳选四家医案［M］.盛燕江校注.北京：中国中医药出版社，1997.

［37］王吉匀.医学衷中参西录：精华本［M］.石家庄：河北科学技术出版社，2006.

［38］张锡纯.医学衷中参西录［M］.石家庄：河北科学技术出版社，2007.

［39］秦伯未.清代名医医案精华［M］.上海：上海科学技术出版社，2011.

［40］南京中医学院伤寒教研组.伤寒论译释［M］.上海：上海科学技术出版社，1959.

［41］中医研究院.蒲辅周医案［M］.北京：人民卫生出版社，1972.

［42］中医研究院.蒲辅周医疗经验［M］.北京：人民卫生出版社，1976.

［43］秦伯未.谦斋医学讲稿［M］.上海：上海科学技术出版社，1978.

［44］史宇广，单书健.当代名医临证精华：肝炎肝硬化专辑［M］.北京：中医古籍出版社，1988.

［45］刘炳凡.奇效验案［M］.长沙：湖南科学技术出版社，1992.

［46］陈明，刘燕华，李方.刘渡舟临证验案精选［M］.北京：学苑出版社，1996.

［47］伊广谦，李占永.明清十八名家名医医案［M］.北京：中国中医药出版社，1996.

［48］陈明，刘燕华，李方.刘渡舟验案精选［M］.北京：学苑出版社，1996.

［49］刘更生.医案医话医论名著集成［M］.北京：华夏出版社，1997.

［50］严世芸，林泓，王莉，等.内科名家严苍山学术经验集［M］.上海：上海中医药大学出版社，1998.

［51］崔应珉.中华名医名方薪传：肝胆病［M］.郑州：河南医科大学出版社，1999.

［52］单书健，陈子华. 古今名医临证金鉴：黄疸胁痛臌胀卷：上［M］.北京：中国中医药出版社，1999.

［53］张小萍，陈明人. 中医内科医案精选［M］.上海：上海中医药大学出版社，2001.

［54］朱良春. 中国百年百名中医临床家丛书：朱良春［M］.北京：中国中医药出版社，2001.

［55］刘平. 现代中医肝脏病学［M］.北京：人民卫生出版社，2002.

［56］刘燕玲. 肝胆病［M］.北京：人民卫生出版社，2002.

［57］张林国. 肝胆病古今名家验案全析［M］.北京：科学技术文献出版社，2004.

［58］李可. 李可老中医急危重症疑难病经验专辑［M］.太原：山西科学技术出版社，2005.

［59］中国中医研究院. 岳美中医案集［M］.北京：人民卫生出版社，2005.

［60］高辉远. 蒲辅周医案［M］.北京：人民卫生出版社，2005.

［61］贺立山，翁孝刚. 内科学［M］.6 版. 西安：第四军医大学出版社，2005.

［62］赵伯智. 关幼波肝病医案解读［M］.北京：人民军医出版社，2006.

［63］北京中医医院. 关幼波临床经验选［M］.北京：人民卫生出版社，2006.

［64］刘更生. 中医必读百部名著：医案卷［M］.北京：华夏出版社，2007.

［65］孙洪生. 失眠：心系病证医家临证精华［M］.北京：人民军医出版社，2008.

［66］王富春，洪杰. 针灸对症治疗学［M］.北京：科学技术文献出版社，2008.

［67］桑希生，白玉宾，包大鹏. 内科临证医案［M］.北京：人民军医出版社，2010.

［68］徐江雁，刘文礼，杨建宇，等. 国家级名老中医肝病验案良方［M］.郑州：中原农民出版社，2010.

［69］朱抗美. 上海浦东名医集萃［M］.上海：上海科学技术出版社，2010.

［70］周福生. 肝病中医临证指要［M］.广州：广东科技出版社，2010.

［71］张镜人. 中国百年百名中医临床家丛书：张镜人［M］.北京：中国中医药出版社，2011.

［72］单书健，陈子华. 古今名医临证金鉴：中风卷［M］.北京：中国中医药出版社，2011.

［73］孙曼之. 朱丹溪医案评析［M］.北京：中国中医药出版社，2011.

［74］刘杨，江泳. 中国百年百名中医临床家丛书：郭子光［M］.北京：中国中医药出版社，2011.

［75］王庆国，刘燕华. 新编伤寒论类方［M］.北京：人民卫生出版社，2013.

［76］赵伯智. 关幼波肝病杂病论［M］.北京：中国医药科技出版社，2013.

［77］邢睿贞. 中国百年百名中医临床家丛书：邢子亨［M］.北京：中国中医药出版社，2014.

［78］秦伯未，孙其新，孙丽那. 谦斋医学文稿［M］.北京：中国中医药出版社，2014.

［79］陈会君．中医内科学教学医案选编［M］.北京：中国中医药出版社，2015.

［80］陆小左，李庆和，魏平，等．尤在泾医学全书［M］.北京：中国中医药出版社，2015.

［81］常占杰，宋春荣．大国医经典医案诠解（病症篇）：肝病［M］.北京：中国医药科技出版社，2016.

［82］李斯炽．李斯炽医案206例［M］.北京：中国中医药出版社，2016.

［83］单书健．重订古今名医临证金鉴：头痛卷［M］.北京：中国医药科技出版社，2017.

［84］单书健．重订古今名医临证金鉴：眩晕卷［M］.北京：中国医药科技出版社，2017.

［85］单书健．重订古今名医临证金鉴：黄疸卷［M］.北京：中国医药科技出版社，2017.

［86］单书健．重订古今名医临证金鉴：中风卷：上［M］.北京：中国医药科技出版社，2017.

［87］邓中光．邓铁涛新医话2000—2013年［M］.北京：中国医药科技出版社，2014.

［88］季光，高月求，邢练编．海派中医肝病名家医案集［M］.上海：上海科学技术出版社，2018.

［89］许彦来，谢文英．肝胆病名医验案解析［M］.北京：中国科学技术出版社，2018.

［90］胡希恕．胡希恕医论医案集粹［M］.2版.北京：中国中医药出版社，2018.

［91］宁泽璞，蔡铁如，杨建平．国医大师专科专病用方经验（第2辑）–妇科病分册［M］.北京：中国中医药出版社，2018.

［92］杨云松．中医各家学说：临床案例版［M］.武汉：湖北科学技术出版社，2020.

［93］王富国．暖肝煎验案二例［J］.四川中医，1987（11）：13.

［94］汤淳康，汤承祖．肝阳虚证验案［J］.上海中医药杂志，1990（9）：16.

［95］中华医学会传染病与寄生虫病学分会，肝病学分会．病毒性肝炎防治方案［J］.中华内科杂志，2001（1）：65–71.

［96］王辅民．黄疸坏病救逆案及反思［J］.中西医结合肝病杂志，2002，12（3）：173–175.

［97］胥晓芳．曲直汤治疗风湿病验案［J］.上海中医药杂志，2005（12）：31.

［98］陈枫，赵大伟，李宏军，等．急性病毒性肝炎的CT及MRI表现［J］.放射学实践，2014，29（8）：965–669.

［99］沈宏辉，貌盼勇．人类非嗜肝病毒性肝炎研究进展［J］.传染病信息，2014，27（2）：122–125.

［100］王祥红，王立志，陈登科，等．仲景《金匮要略》旋覆花汤中新绛新考［J］.亚太传统医药，2018，14（12）：113–116.

[101] 张守林. 中医辨证治疗肝病 [J]. 现代中西医结合杂志, 2019, 18 (20): 2439 – 2440.

[102] 王慧杰, 沈悦情, 周天梅. 国医大师熊继柏运用补肝汤经验探讨 [J]. 浙江中医药大学学报, 2021, 45 (6): 603 – 606.

[103] 汤琪, 黄万凌, 张超, 等. 张锡纯治肝四法探析 [J]. 中西医结合肝病杂志, 2021, 31 (3): 281 – 282.

[104] 曹幽子. 肝藏象与肝藏象证候相关性的文献研究 [D]. 北京: 北京中医药大学, 2007.

[105] 陈琼. 中医肝肾相关理论探讨与《临证指南医案》肝肾相关医案分析 [D]. 广州: 广州中医药大学, 2010.

[106] 都亚楠. 《黄帝内经》肝系疾病名义考 [D]. 沈阳: 辽宁中医药大学, 2012.

[107] 司鹏飞. 基于知识考古学的中医肝虚实概念与补泻治法的历史考察 [D]. 北京: 北京中医药大学, 2014.

[108] 于宁. 两汉与当代肝藏象理论对比研究 [D]. 北京: 北京中医药大学, 2014.

[109] 王莉媛. 基于考古学的汉唐时期与现代中医 "肝窍理论" 的比较研究 [D]. 北京: 北京中医药大学, 2015.

[110] 王维广. 基于考古学的中医肝阴阳理论及其诊治体系的历史考察 [D]. 北京: 北京中医药大学, 2015.

附1 慢性乙型肝炎中医诊疗指南（2018 年版）

慢性乙型肝炎中医诊疗指南（2018 年版）中华中医药学会
肝胆病专业委员会，中国民族医药学会肝病专业委员会

1. 定义

慢性乙型肝炎是指由 HBV 持续感染引起的肝脏慢性炎症性疾病，可以分为 HBeAg 阳性慢性乙型肝炎和 HBeAg 阴性慢性乙型肝炎。

2. 慢性乙型肝炎的病因病机

中医学认为慢性乙型肝炎由湿热疫毒之邪内侵，当人体正气不足无力抗邪时发病，常因外感、情志、饮食、劳倦而诱发。其病机特点是湿热疫毒隐伏血分，引发"湿热蕴结证"；湿阻气机则肝失疏泄、肝郁伤脾或湿热伤脾，可导致"肝郁脾虚证"；湿热疫毒郁久伤阴可导致"肝肾阴虚证"；久病"阴损及阳"或素体脾肾亏虚感受湿热疫毒导致"脾肾阳虚证"；久病致瘀，久病入络即可导致"瘀血阻络证"。本病的病位主要在肝，常多涉及脾、肾两脏及胆、胃、三焦等腑。病性属本虚标实，虚实夹杂。由于本病的病因、病机、病位、病性复杂多变，病情交错难愈，故应辨明"湿、热、瘀、毒之邪实与肝、脾、肾之正虚"两者之间的关系。由于慢性乙型肝炎可以迁延数年甚或数十年，治疗时应注意以人为本，正确处理扶正与祛邪，重点调整阴阳、气血、脏腑功能平衡。

3. 慢性乙型肝炎的分型论治

慢性乙型肝炎以中医证候为诊疗指标，恢复或改善肝与肾、脾、胆、胃、三焦等脏腑的生理功能和气血平衡；以肝脏生化功能、乙型肝炎病毒学、肝脏组织学等为疗效指标，恢复或改善肝脏的生理功能；抑制病毒复制、提高抗原阴转率和血清转换率、阻断肝病的传变和演变。

最常见的中医证型是肝胆湿热证、肝郁脾虚证、肝肾阴虚证、瘀血阻络证、脾肾阳虚证。但临床需注意兼证或合证，上述证型如出现兼杂，可根据临床表现辨证为复合证型。

3.1 肝胆湿热证

临床表现：胁肋胀痛，纳呆呕恶，厌油腻，口黏口苦，大便黏滞秽臭，尿黄，或身目发黄。舌苔黄腻，脉弦数或弦滑数。

主症：①胁肋胀痛；②舌苔黄腻。次症：①纳呆呕恶，厌油腻；②尿黄；③身目发黄。

辨证要求：①具备所有主症者，即属本证；②具备主症第一项及次症3项中的任何2项者，即属本证；③具备主症第二项及次症第一、第二项者，即属本证。

治法：清热利湿。

推荐方药：茵陈蒿汤或甘露消毒丹加减。

茵陈、栀子、大黄、滑石、黄芩、虎杖、连翘等。（Ⅴ，推荐）

3.2 肝郁脾虚证

临床表现：胁肋胀痛，情志抑郁，纳呆食少，脘痞腹胀，身倦乏力，面色萎黄，大便溏泄。舌质淡有齿痕，苔白，脉沉弦。

主症：①胁肋胀痛；②腹胀便溏。次症：①纳呆食少；②身倦乏力；③舌质淡有齿痕。

辨证要求：①具备所有主症者，即属本证；②具备主症第一条及次症第二、第三条两项者，即属本证；③具备主症第二项及次症3项中的任何2项者，即属本证。

治法：疏肝健脾。

推荐方药：逍遥散加减。

北柴胡、当归、白芍、白术、茯苓、薄荷、甘草等。（Ⅴ，推荐）

3.3 肝肾阴虚证

临床表现：胁肋隐痛，遇劳加重，腰膝酸软，两目干涩，口燥咽干，失眠多梦，或五心烦热。舌红或有裂纹，少苔或无苔，脉细数。

主症：①胁肋隐痛；②腰膝酸软；③舌红少苔。

次症：①五心烦热；②失眠多梦；③脉细数。

辨证要求：①具备所有主症者，即属本证；②具备主症3项中的任何2项及次症3项中的任何2项即属本证；③具备主症3项中的任何1项及次症3项中的任何2项者即属本证。

治法：滋补肝肾。

推荐方药：一贯煎加减。

当归、北沙参、麦冬、生地、枸杞子、玄参、石斛、女贞子等。（Ⅴ，推荐）

3.4 瘀血阻络证

临床表现：两胁刺痛，胁下痞块，面色晦暗，或见赤缕红丝，口干不欲饮。舌质紫暗或有瘀斑、瘀点，脉沉细涩。

主症：①两胁刺痛；②胁下痞块；③舌质紫暗或有瘀斑、瘀点。次症：①面色晦暗，或见赤缕红丝；②脉沉细涩；③口干不欲饮。

辨证要求：①具备所有主症者，即属本证；②具备主症及次症各 1 项者即属本证；③具备次症中的 3 项即属本证。

治法：活血通络。

推荐方药：膈下逐瘀汤加减。

当归、桃仁、红花、川芎、赤芍、丹参、泽兰等。（Ⅴ，推荐）

3.5 脾肾阳虚证

临床表现：胁肋隐痛，畏寒肢冷，面色无华，腰膝酸软，食少脘痞，腹胀便溏，或伴下肢浮肿。舌质暗淡，有齿痕，苔白滑，脉沉细无力。主症：①胁肋隐痛；②畏寒肢冷；③舌质暗淡，有齿痕。次症：①腰膝酸软；②腹胀便溏；③脉沉细无力；④下肢浮肿。

辨证要求：①具备所有主症者，即属本证；②具备主症 3 项中的 2 项及次症 4 项中的任何 2 项者，即属本证；③具备次症中的 3 项即属本证。

治法：温补脾肾。

推荐方药：附子理中汤合金匮肾气丸加减。

党参、白术、制附子、桂枝、干姜、菟丝子、肉苁蓉等。（Ⅴ，推荐）

附2 病毒性肝炎的中医辨证标准（2017年版）

中华中医药协会肝胆病分会

本标准规定了病毒性肝炎中急性肝炎、慢性肝炎、淤胆型肝炎、重型肝炎及慢性乙型肝炎病毒携带者的常见证型辨证标准，包括临床表现、主症、次症和辨证要求。肝衰竭各期纳入重型肝炎进行辨证分型。本标准适用于病毒性肝炎中医证型的辨识与判定。

1. 急性肝炎

1.1 湿热内蕴证

临床表现：纳呆，呕恶，厌油腻，右胁疼痛，口干口苦，肢体困重，脘腹痞满，乏力，大便溏或黏滞不爽，尿黄或赤，或身目发黄，或发热，舌红苔黄腻，脉弦滑数。

主症：①纳呆或呕恶；②右胁疼痛；③舌红苔黄腻。

次症：①脘腹痞满或肢体困重；②口干口苦；③脉弦滑数。

辨证标准：①具备所有主症者，即属本证；②具备主症 2 项及次症 2 项者，即属本证。

注：具备主症及次症第二项属于热重于湿证；具备主症及次症第一项者，属于湿重于热证；具备全部主症及次症者，属于湿热并重。

1.2 寒湿中阻证

临床表现：纳呆呕恶，腹胀喜温，口淡不渴，神疲乏力，头身困重，大便溏薄，或身目发黄，舌淡或胖，苔白滑，脉濡缓。

主症：①纳呆呕恶；②腹胀喜温；③舌淡或胖，苔白滑。次症：①头身困重；②大便溏薄；③脉濡缓。

辨证标准：①具备所有主症者，即属本证；②具备主症 2 项及次症 2 项者，即属本证。

2. 慢性肝炎

2.1 湿热内结证

临床表现：纳差食少，口干口苦，困重乏力，小便黄赤，大便溏或黏滞不爽，或伴胁肋不适，恶心干呕；或伴身目发黄，舌红苔黄腻，脉弦数或弦滑数。

主症：①纳差食少；②口干口苦；③舌红苔黄腻。次症：①大便溏或黏滞不爽；②困重乏力；③脉弦数或弦滑数。

辨证标准：①具备所有主症者，即属本证；②具备主症中的任何 2 项及次症 2 项者，即属本证。

2.2　肝郁脾虚证

临床表现：胁肋胀痛，情志抑郁，身倦乏力，纳呆食少，脘痞，腹胀，便溏，舌质淡有齿痕，苔白，脉弦细。

主症：①胁肋胀痛；②腹胀或便溏；③舌质淡，有齿痕，苔白。次症：①情志抑郁；②身倦乏力；③脉弦细。

辨证标准：①具备所有主症者，即属本证；②具备主症 2 项及次症 2 项者，即属本证。

2.3　瘀血阻络证

临床表现：胁肋刺痛，面色晦暗，口干但欲漱水不欲咽，或胁下痞块，赤缕红丝；舌质紫暗或有瘀斑、瘀点，脉沉涩。

主症：①胁肋刺痛；②面色晦暗；③舌质紫暗或有瘀斑瘀点。次症：①赤缕红丝或胁下痞块；②口干但欲漱水不欲咽；③脉沉涩。

辨证标准：①具备所有主症者，即属本证；②具备主症项及次症 2 项者即属本证。

2.4　肝肾阴虚证

临床表现：胁肋隐痛，腰膝酸软，两目干涩，口燥咽干，失眠多梦，或头晕耳鸣，五心烦热，舌红少苔或无苔，脉细数。

主症：①胁肋隐痛；②腰膝酸软；③舌红少苔或无苔。次症：①五心烦热；②失眠多梦；③脉细数。

辨证标准：①具备所有主症者，即属本证；②具备主症 2 项及次症 2 项者，即属本证。

2.5　脾肾阳虚证

临床表现：畏寒喜暖，面色无华，少腹、腰膝冷痛，食少脘痞，腹胀便溏，或伴下肢浮肿，舌质暗淡，有齿痕，苔白滑，脉沉细无力。

主症：①畏寒喜暖；②少腹、腰膝冷痛；③舌质暗淡，有齿痕。次症：

①面色无华；②腹胀便溏；③脉沉细无力。

辨证标准：①具备所有主症者，即属本证；②具备主症 2 项及次症 2 项者，即属本证。

3. 淤胆型肝炎

3.1 湿热瘀滞证

临床表现：身目俱黄，色泽鲜明，皮肤瘙痒，胁肋胀痛，口干口苦，或大便灰白，尿黄，舌暗红，苔黄腻，脉弦数。

主症：①身目俱黄，色泽鲜明；②口干口苦；③舌暗红，苔黄腻。次症：①皮肤瘙痒；②尿黄；③脉弦数。

辨证标准：①具备所有主症者，即属本证；②具备主症 2 项及次症 2 项者，即属本证。

3.2 寒湿瘀滞证

临床表现：身目俱黄，色泽晦暗，皮肤瘙痒，胁肋刺痛，脘痞腹胀，尿黄，或大便灰白，舌暗淡，苔白腻，脉沉缓。

主症：①身目俱黄，色泽晦暗；②脘痞腹胀；③舌暗淡，苔白腻。次症：①皮肤瘙痒；②胁肋刺痛；③脉沉缓。

辨证标准：①具备所有主症者，即属本证；②具备主症 2 项及次症 2 项者，即属本证。

4. 重型肝炎（肝衰竭）

4.1 急性、亚急性重型肝炎（急性、亚急性肝衰竭）

急性、亚急性重型肝炎是临床常见的重危证候，其病机复杂，病情演变快，病死率高。由于中医治疗急性、亚急性重型肝炎缺少公认的临床经验积累和循证医学依据，故暂不拟出相应的辨证标准。但是，根据多年临床经验，建议根据疾病发展中出现的不同并发症，将其分别归属于中医的"急黄""瘟黄""鼓胀""血证"等范畴。根据不同的临床证候及相关检查，将其辨证为热毒瘀肝证、瘀血内阻证、阴虚血热证、脾肾阳虚证、痰闭心窍证和邪陷正脱证等证型进行辨证论治，也可针对其主要并发症，从黄疸、腹水、出血、昏迷等进行辨病辨证论治。

4.2 慢性重型肝炎（慢加急性、亚急性肝衰竭/慢性肝衰竭）

4.2.1 湿热蕴毒证

临床表现：身目俱黄，或迅速加深，极度乏力，脘腹胀满，纳呆呕恶，口干不欲饮，小便短赤，大便溏或黏滞不爽，舌红苔黄腻，脉弦滑数。

主症：①身目俱黄，小便短赤；②脘腹胀满；③舌红苔黄腻。次症：①极度乏力；②大便溏或黏滞不爽；③脉弦滑数。

辨证标准：①具备所有主症者，即属本证；②具备主症中 2 项（主症第一项为必备症）及次症中 2 项者，即属本证。

4.2.2 瘀热蕴毒证

临床表现：身目俱黄，或迅速加深，极度乏力，纳呆呕恶，口干，尿黄赤，大便秘结，或鼻齿衄血、皮肤瘀斑、昏狂谵妄、胁下痞块，舌质绛红，瘀斑瘀点，舌下脉络增粗延长，脉弦数。

主症：①身目俱黄，小便短赤；②鼻齿衄血，或皮肤瘀斑，③舌质绛红。次症：①极度乏力；②纳呆呕恶；③脉弦数。

辨证标准：①具备所有主症者，即属本证；②具备主症中 2 项（主症第一项为必备症）及次症中 2 项者，即属本证。

4.2.3 阴虚瘀毒证

临床表现：身目俱黄、色泽晦暗，腰膝酸软，神疲形衰，胁肋隐痛，失眠多梦，尿色深黄，舌质暗红，苔少或无苔，脉细涩。

主症：①身目俱黄、色泽晦暗；②神疲形衰；③舌质暗红，苔少或无苔。次症：①腰膝酸软；②胁肋隐痛；③脉细涩。

辨证标准：①具备所有主症者，即属本证；②具备主症 2 项（其中主症第一项必备）及次症 2 项者，即属本证。

4.2.4 阳虚瘀毒证

临床表现：身目俱黄、色泽晦暗，形寒肢冷，极度乏力，腹胀纳呆，便溏或完谷不化，但欲寐，或有胁下痞块，舌质淡胖有齿痕，苔白，脉沉迟。

主症：①身目俱黄、色泽晦暗；②形寒肢冷；③舌质淡胖有齿痕，苔白。次症：①极度乏力；②腹胀纳呆；③脉沉迟。

辨证标准：①具备所有主症者，即属本证；②具备主症 2 项（其中主症第一项必备）及次症 2 项者，即属本证。

5. 慢性乙型肝炎病毒携带者

5.1 湿热内伏证

临床表现：食少纳差，口黏口苦，脘腹痞满，胁肋不适，大便不畅，尿黄，舌红苔腻，脉弦滑。

主症：①胁肋不适；②脘腹痞满；③舌红苔腻。次症：①口黏口苦；②大便不畅；③脉弦滑。

辨证标准：①具备所有主症者，即属本证；②具备主症 2 项及次症 2 项者，即属本证。

5.2 肝郁脾虚证

临床表现：胁肋隐痛，情志抑郁，乏力，腹胀便溏，舌淡，苔白，脉弦细。

主症：①胁肋隐痛；②情志抑郁；③舌质淡苔白。次症：①腹胀或便溏；②乏力；③脉弦细。

辨证标准：①具备所有主症者，即属本证；②具备主症 2 项及次症 2 项者，即属本证。

5.3 脾肾亏虚证

临床表现：面色无华或萎黄，腰膝酸软，腹胀便溏，小便清长，舌淡胖或有齿痕，苔白，脉沉细无力。

主症：①面色无华或萎黄；②腹胀便溏；③舌淡胖或有齿痕，苔白。次症：①腰膝酸软；②小便清长；③脉沉细无力。

辨证标准：①具备所有主症者，即属本证；②具备主症 2 项及次症 2 项者，即属本证。

.